中国百年百名中医临床家丛书

叶　橘　泉

马永华　叶加南
叶庭兰　叶晓南　编著

中国中医药出版社

·北京·

图书在版编目（CIP）数据

叶橘泉 / 马永华等编著 . —— 北京：中国中医药出版
社，2004.09（2025.5 重印）
（中国百年百名中医临床家丛书）
ISBN 978 - 7 - 80156 - 594 - 5

Ⅰ. ①叶… Ⅱ. ①马… Ⅲ. ①中医学临床—经验—中
国—现代 Ⅳ. ① R249.7

中国版本图书馆 CIP 数据核字（2004）第 042633 号

中国中医药出版社出版

北京经济技术开发区科创十三街 31 号院二区 8 号楼
邮政编码 100176
传真 010-64405721
廊坊市佳艺印务有限公司印刷
各地新华书店经销

开本 850 × 1168 1/32 印张 13 字数 295 千字
2004 年 9 月第 1 版 2025 年 5 月第 4 次印刷
书号 ISBN 978 - 7 - 80156 - 594 - 5

定价 49.00 元
网址 www.cptcm.com

服务热线 010-64405510
购书热线 010-89535836
维权打假 010-64405753

微信服务号 zgzyycbs
微商城网址 https://kdt.im/LIdUGr
官方微博 http://e.weibo.com/cptcm
天猫旗舰店网址 https://zgzyycbs.tmall.com

如有印装质量问题请与本社出版部联系（010-64405510）

内容提要

叶橘泉，我国著名的中医中药学家，中国科学院学部委员。叶橘泉先生从医执教七十余载，在继承发展中医药学的长期实践中，勤求古训，博采众方，颇多心得和感悟，形成了自己独到的学术思想和风格。

本书通过医家小传、专病论治、诊余漫话、年谱四个栏目详细介绍了叶老的学术思想和治疗经验。本书适合中医药教学、科研、临床工作者参阅。

出版者的话

祖国医学源远流长。昔岐黄、神农，医之源始；汉仲景、华佗，医之圣也。在祖国医学发展的长河中，临床名家辈出，促进了祖国医学的迅猛发展。中国中医药出版社为贯彻卫生部和国家中医药管理局关于继承发扬祖国医药学，继承不泥古、发扬不离宗的精神，在完成了《明清名医全书大成》出版的基础上，又策划了《中国百年百名中医临床家丛书》，以期反映近现代即20世纪，特别是新中国成立50年来中医药发展的历程。我们邀请卫生部张文康部长做本套丛书的主编，卫生部副部长兼国家中医药管理局局长佘靖同志、国家中医药管理局副局长李振吉同志任副主编，他们都欣然同意，并亲自组织几百名中医药专家进行整理。经过几年的艰苦努力，终于在21世纪初正式问世。

顾名思义，《中国百年百名中医临床家丛书》就是要总结在过去的100年历史中，为中医药事业做出过巨大贡献、受到广大群众爱戴的中医临床工作者的丰富经验，把他们的事业发扬光大，让他们优秀的医疗经验代代相传。百年轮回，世纪更替，今天，我们又一次站在世纪之巅，回顾历史，总结经验，为的是更好地发展，更快地创新，使中医药学这座伟大的宝库永远取之不尽、用之不竭，更好地服务于人类，服务于未来。

本套丛书第一批计划出版140种左右，所选医家均系在中医临床方面取得卓越成就，在全国享有崇高威望且具有较高学术造诣的中医临床大家，包括内、外、妇、儿、骨伤、针灸等各科的代表人物。

本套丛书以每位医家独立成册，每册按医家小传、专病论治、诊余漫话、年谱四部分进行编写。其中，医家小传简要介绍医家的生平及成才之路；专病论治意在以病统论、以论统案、以案统话，即将与某病相关的精彩医论、医案、医话加以系统整理，便于临床学习与借鉴；诊余漫话则系读书体会、札记，也可以是习医心得，等等；年谱部分则反映了名医一生中的重大事件或转折点。

本套丛书有两个特点是值得一提的：其一是文前部分，我们尽最大可能收集了医家的照片，包括一些珍贵的生活照、诊疗照，以及医家手迹、名家题字等，这些材料具有极高的文献价值，是历史的真实反映；其二，本套丛书始终强调，必须把笔墨的重点放在医家最擅长治疗的病种上面，而且要大篇幅详细介绍，把医家在用药、用方上的特点予以详尽淋漓地展示，务求写出临床真正有效的内容，也就是说，不是医家擅长的病种大可不写，而且要写出"干货"来，不要让人感觉什么都能治，什么都治不好。

有了以上两大特点，我们相信，《中国百年百名中医临床家丛书》会受到广大中医工作者的青睐，更会对中医事业的发展起到巨大的推动作用。同时，通过对百余位中医临床医家经验的总结，也使近百年中医药学的发展历程清晰地展现在人们面前，因此，本套丛书不仅具有较高的临床参考价值和学术价值，同时还具有前所未有的文献价值，这也是我们组织编写这套丛书的初衷所在。

中国中医药出版社
2000 年 10 月 28 日

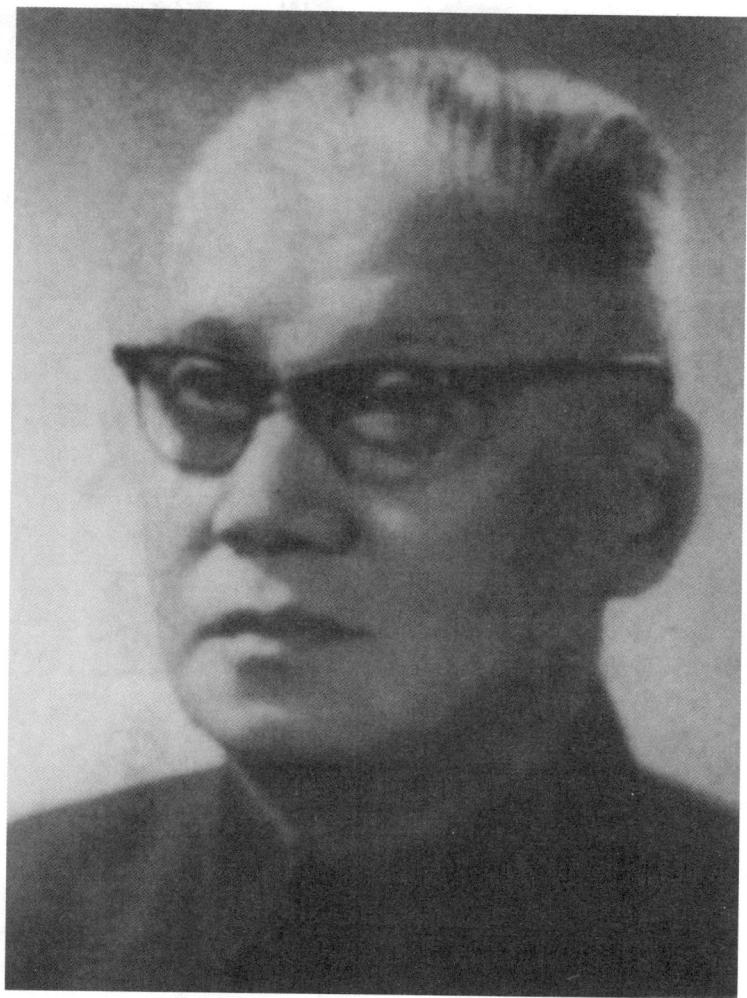

1965 年叶橘泉先生留影

博大精微·道全邃備

堪為中醫藥學一代宗師

為父中醫藥學大師葉桔泉侍此題

钱信忠

一九九一年七月

原国家卫生部部长钱信忠题词

衷心祝贺"中国医学大师专科系列文库"陆续出版

辨证与辨病相结合，中

继承与创新相结合；西

医结合，精神康复，

勤政，节制育，九

十岁名老中医究风尚！

卢嘉锡

一九九一年九月

中国科学院原院长、全国政协副主席卢嘉锡题词看病有术，治病有方：祖国传统，亟待发掘。医药分治，更起手长。

书赠药学权威、桔泉老友。一九八七年夏，周谷城

全国人大常委会原副委员长周谷城题词

生而隱人無數，死而遺著
救人。仁術仁心，以參贊天
地之大德，故其名長留世
宇。

葉橘泉先生傳 陳立夫題

陈立夫先生题词

精神萬古

氣節千載

戊辰冬　橘泉年八十

叶橘泉先生手迹

海外存知己 天涯若比邻

矢数道明道兄 □念
栗菴泉园博士九
一九八九年一月

叶橘泉先生为日本汉方医学权威矢数道明博士题词

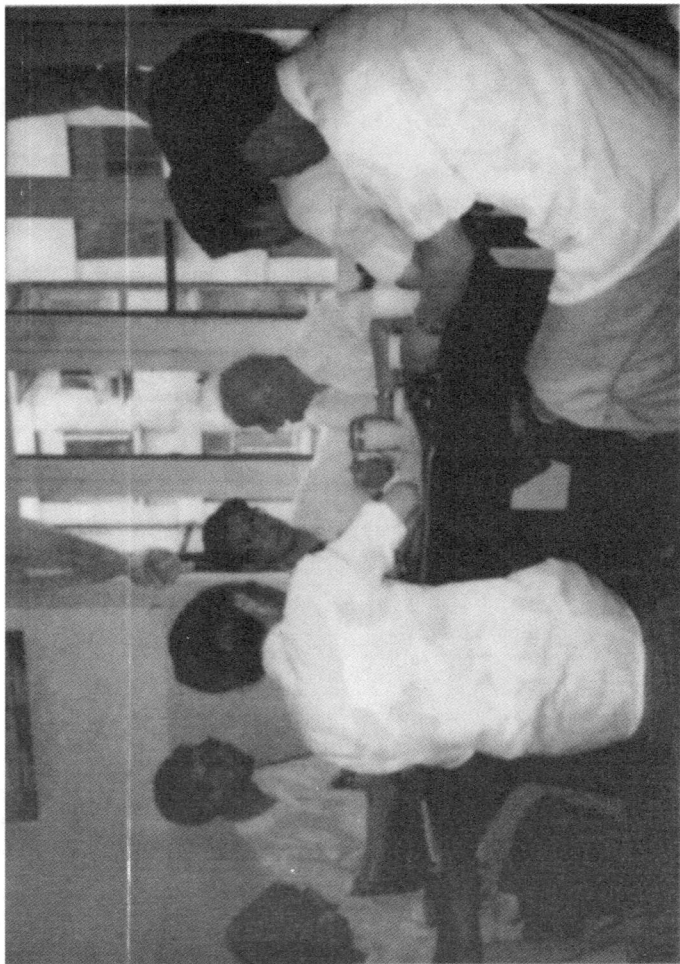

1985 年叶橘泉先生和中国药科大学专家们商议中医药如何进一步研究开发走出国门

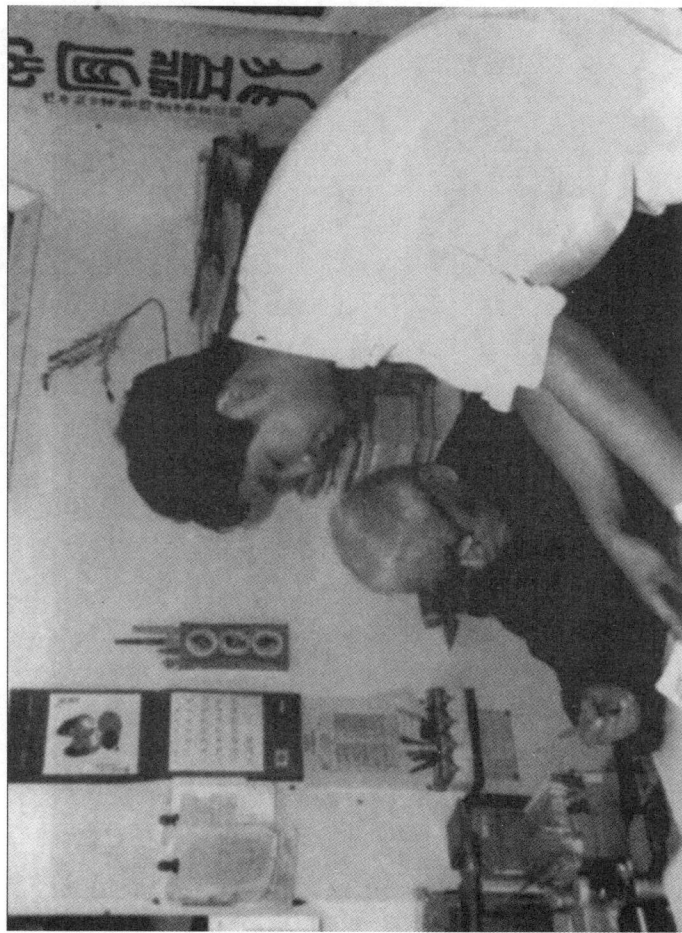

叶橘泉先生正在指导儿子叶晚南进行中医药研究工作

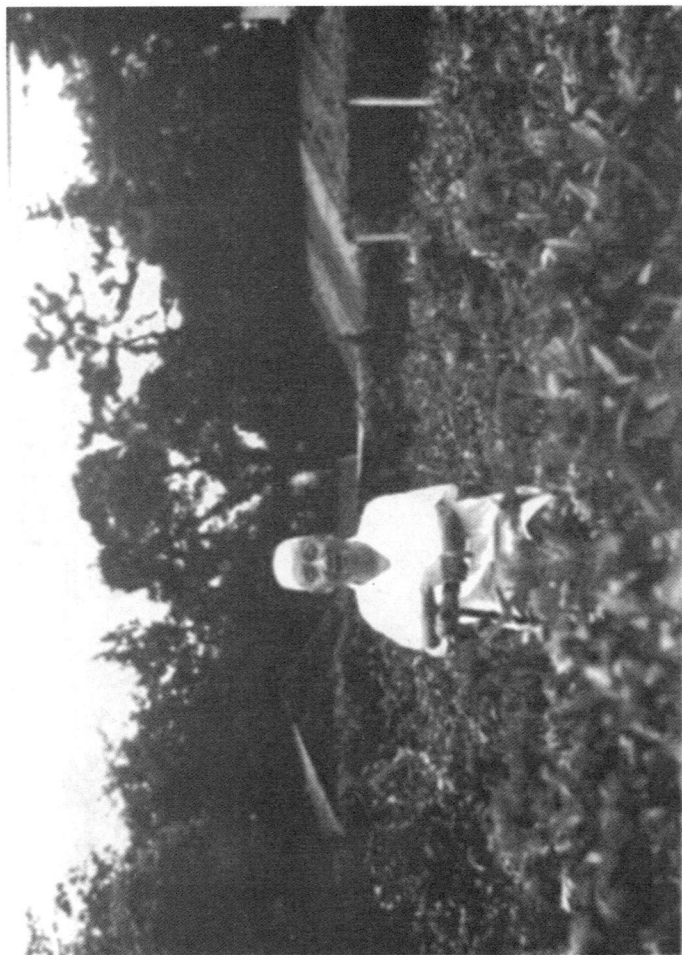

叶橘泉先生在植物园中

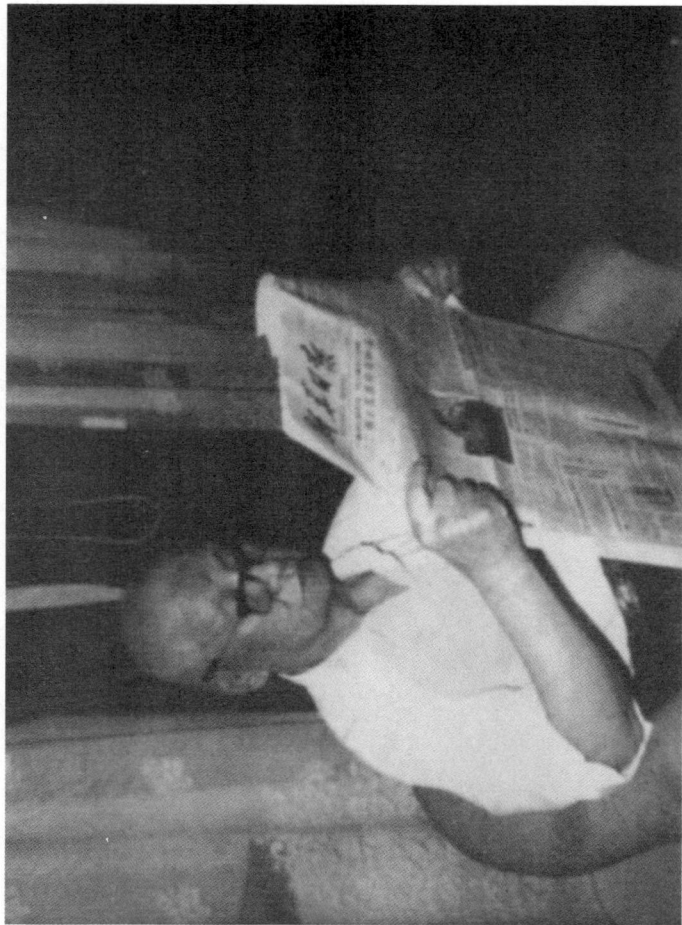

1988 年叶橘泉先生（92 岁）读报留影

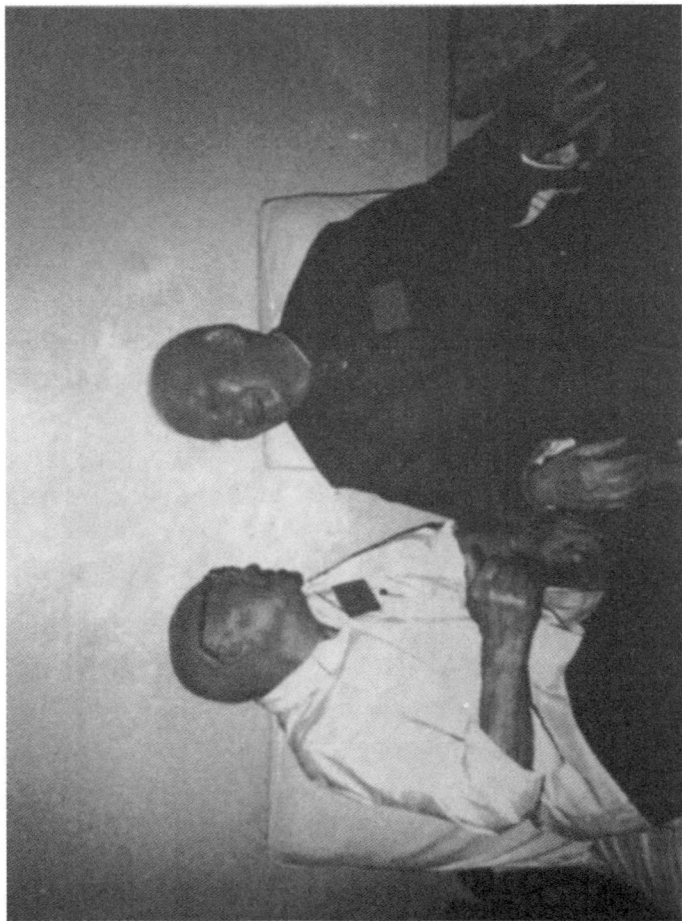

叶橘泉先生（右）在政协会议上

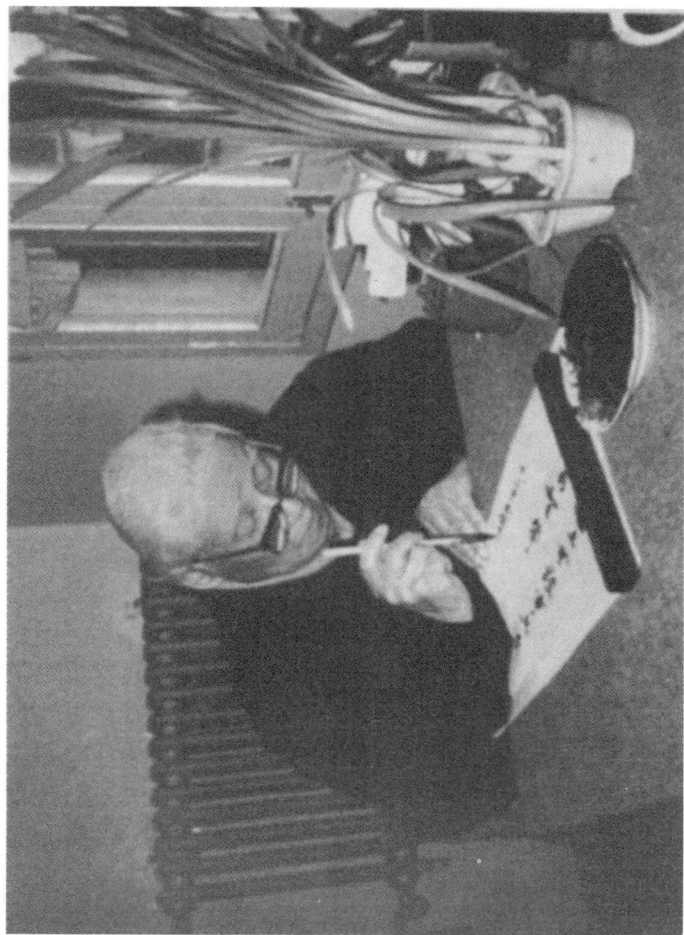

1988 年冬叶橘泉先生在挥毫题词

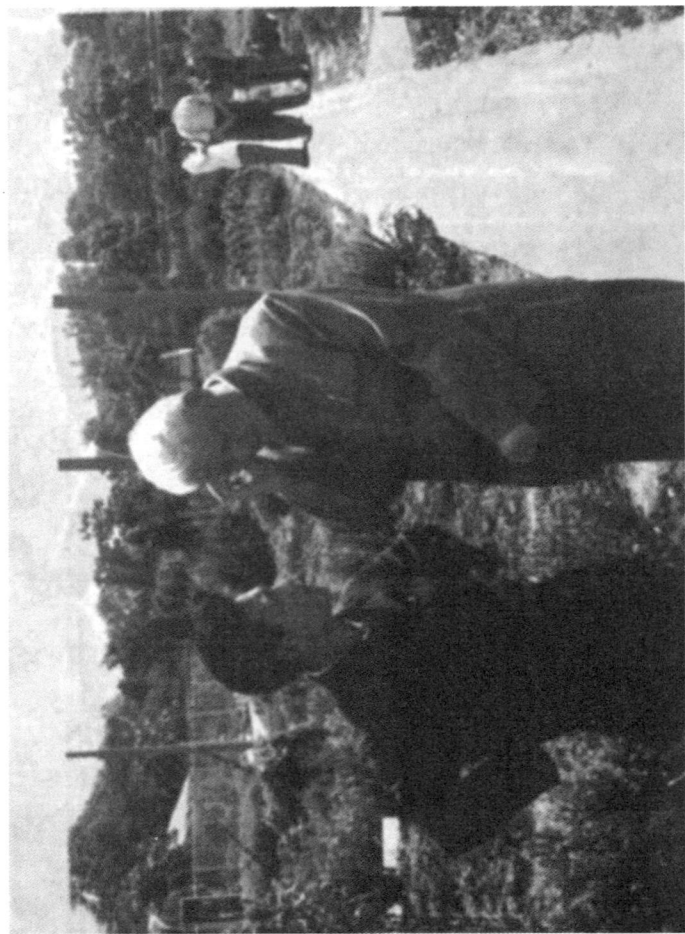

叶橘泉先生在药草园中和科研人员商讨有关中药研究与开发问题

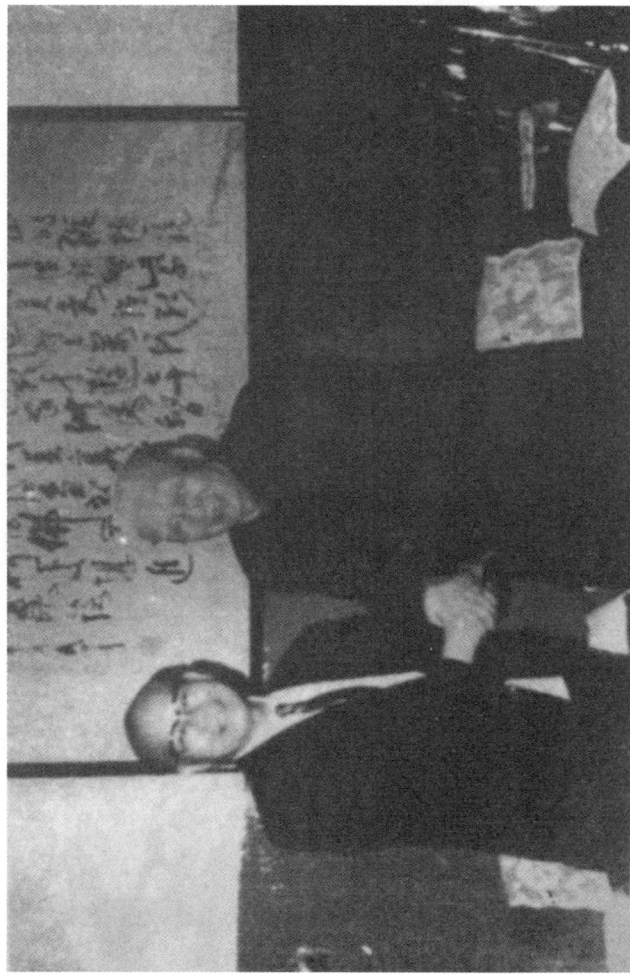

1986 年 11 月 6 日，81 岁的日本汉方医学权威数道明博士专程来宁拜会叶橘泉先生，两位老人终于在神交 50 年后白首之年相聚一堂

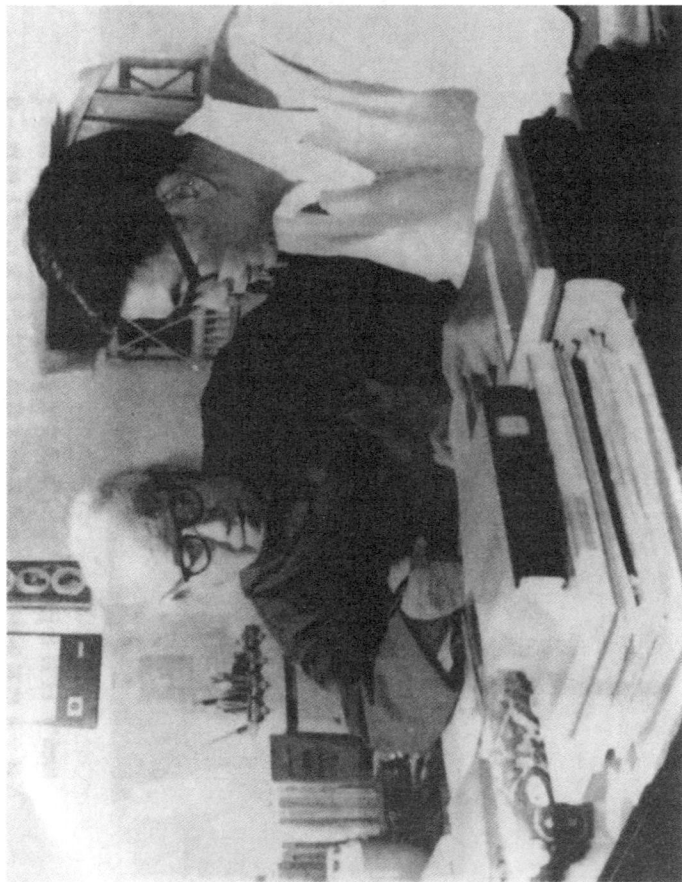

叶橘泉先生和女婿马永华切磋医道

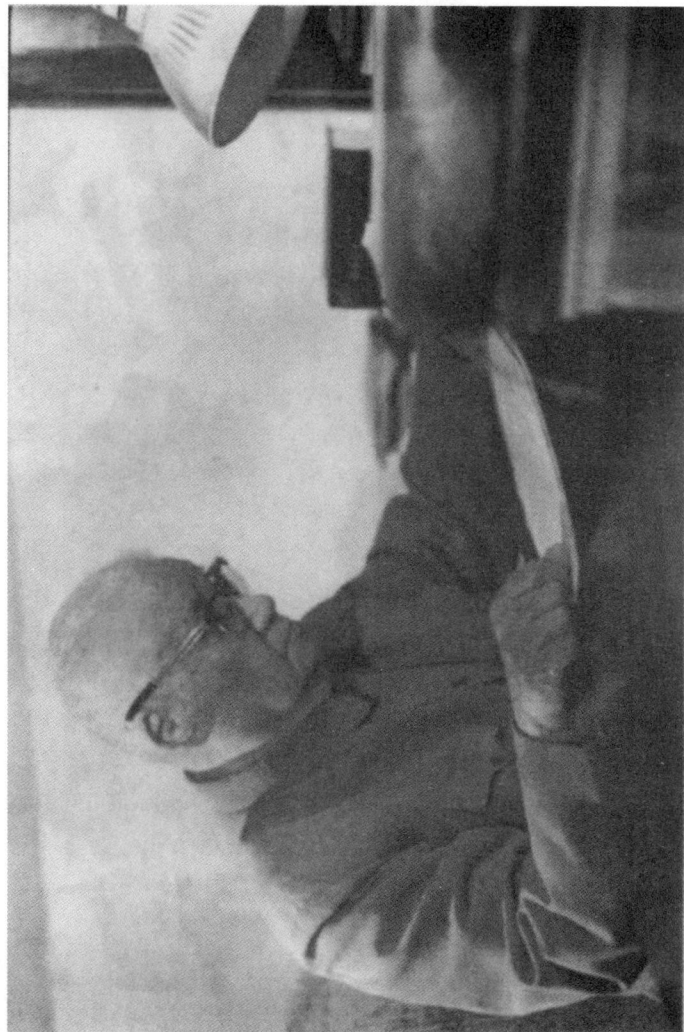

叶橘泉先生在全国政协会议期间阅读文件

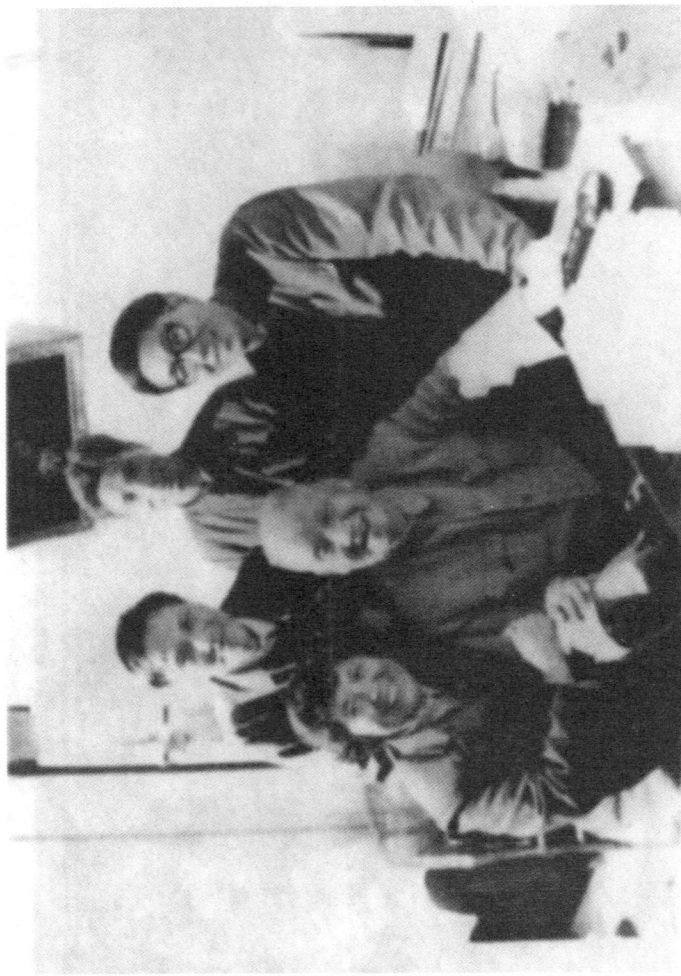

1984 年叶橘泉先生接受《健康报》记者采访时合影

编写说明

中国科学院学部委员、中医药大师叶橘泉先生从医执教 70 余载，在继承发展中医药学的长期实践中，勤求古训，博采众方，颇多心得和感悟，形成了自己独到的学术思想和风格。他先后编著出版了中医药著作 28 种，共 36 册。

早在 1935 年，先生率先提出"整理中国医药须设医院实验说"这个划时代的论点，主张建立设备完善的医院，集中中西医双方的医师，采用中医的辨证论治，结合西医的诊断，根据临床观察和病历记载，统计治疗成绩，公开发表，希望能总结出一套全新的经验和研究方法，教授给青年实习医师。

在中医药事业发展的历史长河中，留下了先生的足迹：腹证的研究、方证辨证的运用、中药剂型改革、精简处方组合、小剂量定型方剂、中药保健品开发、倡导自然医学等。先生常说："笨鸟先飞，笨者先行，总要达到终点。"他自己就是这样事事想在先、样样做在先、步步行在先。

先生在浩如烟海的中医药文献宝库中，博览群书，广采众方，遵古而不泥古。他对医圣张仲景的《伤寒论》《金匮要略》情有独钟，尤其对仲景的"方证学"。从中领悟到中医辨证论治得以执简驭繁的精髓所在。

先生强调"方证学"是中医学的主要特色，有是证，用是方，方证相应，并在他一生的医疗实践中贯穿始终。先生曾撰文道：不拘古方和时方，均应据证、据方、方证相应，当出现奇迹般的疗效时，就要紧紧抓住，加以总结，如实地传之后代。

为此我们从先生的遗稿中选编了部分治验的方证辨证案例，

供读者参考学习。从本书选编的医案中可以看出，先生治病不拘成见，不仅收集古方、时方、海内外经验方，同时还收集民间实用经效单验方，通过自己的临床实践，去验证、总结、提高。

先生学术思想中的另一特色，是强调医药一家不可分割。中医中药两者为唇齿相依，唇亡则齿寒。先生曾鲜明地指出："无论怎样有名的医生，如果不能判定药物的真伪，即使开出正确的处方也难以取得理想的疗效。"他提倡必须纠正只搞医不问药的偏向，研究中药、掌握中药，并身体力行。他不仅撰写了大量中医临床诊疗著作，而且出版了多部有关方剂与中药的专著。

在具有深厚的传统文化根底和中医理论的基础上，先生还具有渊博的本草学和药用植物学知识，从而在精辟辨证辨病的同时，善于准确地处方用药，以达到药到病除的疗效。

先生从年轻时就开始自学日文和英文，他密切注视着日本汉方医药的研究动向和方法。与日本汉方医学界的学术交流长达五十多年。

叶先生的一生，是用小跑步走完的一生。他几十年如一日，晨昏笔耕不辍，直到生命的最后。先生常说："我要尽快地把我的经验都写出来，免得与草木同腐。"

今天，中国中医药出版社从继承中医药事业的目的出发，组织编写《中国百年百名中医临床家丛书》，因此我们整理和搜集了先生不同时期的部分论著及临床经验总结。在编写本书的过程中得到南京中医药大学研究生胡森等同志的协助，在此谨表谢意。本书的出版希冀从不同侧面反映出叶先生的学术思想精华，同时希望能给后学者以启迪。

马永华　叶加南　叶庭兰　叶晓南
2001 年 4 月

目　录

医家小传

叶橘泉先生是我国著名的中医中药学家，中国科学院学部委员。1896 年 8 月 28 日出生于浙江省吴兴县双林镇鹧泊乡的一个农民家庭。7 岁时父母送他读私塾。塾师张天源先生见他勤奋好学，在他 17 岁时介绍他拜该县名医张克明为师，学习中医。业师是三代祖传名医，学宗仲景，擅长经方，临证处方，药简效宏，往往一二剂立起沉疴，乡里人无不称颂。这位严师语重心长地告诉叶橘泉："中国古典医书是很深奥的，非费毕生之力难以贯通，况且临床上又是变化繁杂，所以古人说'此事难知'，只有多读多写多记多用，熟能生巧，才能豁然贯通。"

1919 年，学成回乡的叶橘泉，一面在家乡独立行医，积累临床经验；一面于次年参加了上海恽铁樵创办的中医函授学校的学习，进一步充实自己。不几年，因频频妙手回春，"神医"的美名已远播桑梓。

青年时代的叶橘泉，牢记塾师的教诲："你去学医，回来一定要心存济世，为乡里造福。"因此后来他名其诊所为"存济医庐"。他对终年辛劳，不得一饱的农民深怀同情。在家乡开业时，他除为群众解除疾病痛苦外，同时还与乡村里的有识之士一起作一些有益于社会的工作，如改进私塾、创办国民小学、提倡饲养改良蚕种、使用化学肥料等。

他在临诊工作中，常用中草药治病，每见奇效。如用鲜蒲公英治一患阻塞性黄疸卧床年余的病人，竟得痊愈。经过这些事例，加深了他对中药使用方法的认识，对症单用大量鲜草药，其力专，其效确。

为了筛选经效单方，1933年他办过一个"单方实验研究社"，选辑经验单方，按期出版，征集临床实验的疗效，互相交流。

1934年他的《近世内科国药处方集》第一集出版。该书序言在北京《明日医药》月刊上发表后，日本著名汉方医学家大塚敬节先生（后任日本东洋医学会会长）通过《明日医药》编辑部转来他的《康平伤寒论》，要求与叶先生交换著作，之后又有药学博士清水藤太郎，医学博士矢数道明（后任日本东亚医学协会理事长）来信并寄书要求交换作品。大塚敬节为此在《东亚医学》上撰文，题为《读叶橘泉氏之近世内科国药处方集》的书评，详细地介绍了该书内容，结论中说："此为划时代的佳作。"

1935年叶先生发表了《整理中国医药须设医院实验说》（载于《明日医药》），主张整理中国医药必须开设医院进行科学实验研究，受到国内医药学界和日本汉方医学家的赞同。

1935年叶先生受苏州国医专科学校之聘，到苏州担任该校中医学教师。并在苏州马医科开业。叶先生在校担任教学时，力图把中医深奥难懂的内容讲得具体易懂，还常把学生带到诊所去实习，结合病例验证课堂所讲的内容。后来学校停办了，还有许多学生专程来跟他学习。

对中医的研究，叶先生始终坚持实践第一的观点，从临床入手，认真地验证先辈的经验，然后加以总结提高和发展。多年的临床经验使他认识到中药是中医治病的重要武器。工欲善其事，必先利其器。因此他非常重视整理中药文献，在临床经验中注意统计中药的疗效。他先后编著了《现代实用中药》《近世内科国药处方集》《临证实用药物学》《近世妇科国药处方》《古方临床运用》《临证实用方剂学》等。通过临床实践，他深深体会到"复方"方剂的研究比研究单味中药更为重要，而这方面的研究工作尤为艰巨。为了开展中医药的研究和对外交流，他刻苦学习了日语和英语。他密切关注着日本汉方医药的研究动向和方法，努力学习现代医药科学知识。经过长期的努力自学，他能够阅读日文原版的汉方医药书籍，曾于1939年翻译出版过日本歧阜药科大学教授嶋野武原著的《动植物民间药》，大塚敬节先生的《腹诊考》、《方证论》等。

1937年，抗日战争全面爆发，苏州国医专科学校被迫停办，叶先生深受颠沛流离之苦，曾一度迁居苏州郊区农村，继续为民治病，救死扶伤。他对日本侵华战争有着切肤之痛。对爱国将士，他不避风险尽救死扶伤的职责。

他是中医中药优秀传统的清醒的继承者，认为"古人并不明生理和药理的作用，然已熟知药物之功效；虽不知病理和病原的真相，然已详审其病势之趋变"，故"理论虽不尽完善而经验的药物和治法确有良效"，常有"立竿见影之愈病奇绩"。

　　叶先生融会中西医的灼见真知不只停留在理论上，还反映在实践中。

　　他根据长期的临床实践，结合现代医学的测试方法，按微观辨证所获得的认识论治，以提高疗效。他与西医取长补短，互通有无，使西医也感佩不已。

　　解放后，每当在北京参加会议，与张孝骞、黄家驷、林巧稚、吴阶平等西医名家见面时，叶先生都爱与他们切磋一番。偶遇难题，不耻当面讨教。

　　或许是遵古派的偏见与误解，有人视其力主改变医不钻研药，药不介入医的观点和实践为"废医存药"，叶老不为所动。他在《本草钩沉》自序中强调，"中医中药之间，互相依存不可或缺"，"既不可有医无药，也不可有药无医"。1986年，叶老在《我对中西医结合的认识和体会》中重申："中西医结合，不仅是继承和发扬中医药学问题，而且是丰富现代西医的实践和理论问题。可以说，中西医结合是中医现代化，西医中国化，是我国医药学向前发展而成为中国特色的新医学新药学的问题。"

　　他一贯提倡并坚持以现代科学方法研究中医，并坚持中西医结合研究，写了不少这方面的论文和著作，并把研究成果运用于教学和医疗实践。

　　中医授徒历来门规森严以庭训为主。往往视独到经验、看家本领为可居之奇货，一家之专利，秘而不宣，互相封锁。叶橘泉大师无意另立门户。早在1936年，他就公开声称"著者平素研究医学不分门户"。不管是经方派、时方派、温补派、寒凉派、滋阴派、攻下派，他都一视同仁，兼收并蓄，通过自己反复的临床实践加以验证，从而兼取百家之长，终成一家之言，源于百家，又高于百家。

1954 年他出席了江苏省中医代表大会。同年他参加了江苏省中医院的筹建工作，被任命为该院第一任院长，并兼任江苏省中医学校副校长，不久又被调到江苏省卫生厅任副厅长。

他力除门户之见的宽阔胸襟，从其 1954 年受命筹建江苏省中医院而调兵遣将可见一斑。

江苏是全国中医人才荟萃之地，门派也多。叶先生选聘人员，不分什么温补派、寒凉派，唯德才是用。凡各地知名医家，饱学同道，他必礼贤下士，虽三顾而不辞。正是这种顾大局，讲团结，不分彼此的精神，使许多名家对省中医院心向往之，为中医院的建立和日后的发展奠定了坚实的基础。这家中医院著名的内科专家徐景藩、儿科专家江育仁、耳鼻喉科专家干祖望等，都是当时应叶先生之请从江苏各地汇聚到金陵古城来的。谈到这段创业史，他们无不对叶老充满由衷的敬意。

从 1955 年起，他当选为中国科学院学部委员。此后，他兼任过江苏省中医研究所所长，中国医学科学院江苏分院副院长。在此期间积极组织有关同志，调查研究江苏省的医药文献及中药工作；领导中医研究所同志编辑江苏省现存中医药书籍联合目录，并写了《江苏中药名实考》一书；收集了本省各县、市地方志中有关中医历史人物资料。1960 年，他撰写了《本草推陈》正、续篇二册。1959 年起，兼任江苏省血防研究委员会副主任，卫生部医学科学委员会血吸虫病专题委员会委员。在此期间，叶先生经常下乡蹲点。在吴县、昆山等地开展中医中药防治血吸虫病的研究工作，并参与上海毛守白教授主编的《血吸虫病学》一书中的中医治疗部分的编写工作。同时兼做江苏医院中医科临床研究工作，组织该科同志研究固定方剂小剂量的临床观察，并有总结资料。

在下乡防治血吸虫病期间，他采用中草药进行灭螺和防治。为了帮助农村中的中医防治传染病，提高他们的水平，撰写了《传染病提要》《伤寒与副伤寒》《疟疾与痢疾》《麻疹》《肺炎》《钩虫病》《医学问答汇编》《实用经效单方》等，供他们阅读，先后函授培训了300多人。

1956年叶先生在北京参加全国科学规划会议期间，周总理等中央领导同志接见与会代表。当总理来到叶先生的面前时，范长江同志介绍说："他是江苏省卫生厅副厅长……"总理接过话讲："我知道的，你叫叶橘泉，是很有名的中医吧！"数日后，总理专门找叶先生谈话，总理亲切地询问了中医中药研究、中西医结合，江苏省血吸虫病防治方面的情况。叶先生向总理汇报了用中医治疗晚期血吸虫病腹水症和中草药灭钉螺所取得的初步成果。总理听了以后，高兴地说："中草药很有希望，你们要好好研究。"中央领导对中医药的热情关怀，使叶先生倍受鼓舞。他以极大的热情投入到中医药学的科研和临床工作中去。

他一生正道直行，为政清廉，忠"官"之职，却从不以"官"自居，以权谋私。任江苏省卫生厅副厅长期间，国家给几位厅局级干部配备了小车，他上下班却很少坐车，坚持步行或坐公共汽车。

不知始于何年何月，每次领了工资，他都要叫子女去买30元钱的邮票。这笔固定开支，大大增加了他的工作量，几十年乐此不疲。对于病家的来信，叶老几乎每信必复，有求必应，有应必果。或开处方，或指点治疗要旨，或提出注意事项，甚或寄药上门。

　　"文革"期间，叶先生被扣上了"反动学术权威"等莫须有的罪名，遭到极不公正的待遇，这些他都无所谓，而最使他痛心的是他那几十年积累下来的书稿、笔记、资料都因抄家而荡然无存。尽管在这样的逆境之中，他白天挨批斗，晚上回到家里又专心致志写作。25万字的《食物中药与便方》于1973年出版了。由于该书深受国内外读者的欢迎，几次再版，还被香港商务印书馆翻印，向海外发行。香港大公报发表了消息和书评，认为"这是值得家备的一本好书"。日本东京"中国汉方"株式会社来信征求意见，准备译成日文发行（已于1997年4月译成日文在日本出版发行）。

　　1969年叶先生下放到句容县的江苏省"五七"干校，继续接受"审查"和参加劳动。在干校的3年时间，他协助校部创建了一所土药厂，以加工和生产中草（成）药为主。他先后为药厂设计和生产了几十个品种，由于价廉效确，深受群众的欢迎。如"感冒冲剂""肝炎冲剂""气管炎冲剂""冻疮防治冲剂""复方刺五加片""珠光层粉""溃疡丸"等。有些品种直到现在还在继续生产使用。这个土药厂就是现在的镇江市第三制药厂的前身。除了在药厂工作，他每天坚持在干校中心医务室为下放干部、周围的农民和当地驻军官兵看病，还为生产大队培训赤脚医生，为"西医学习中医班"的同志讲课。门诊人数最多的时候，一个上午有五十多人，其中有不少人是疑难杂症，他总是耐心地坚持看完。

　　在这里，他发现、验证了罗布麻降低血压的奇特功效，写信给德国的同行设法引种。

　　在这里，他发现、验证了山豆根的抗癌的作用。获悉台湾山豆根药效最佳时，他不避风险，给华南植物研究所的友人、著名植物分类学家陈焕镛先生去函，询问是否可以在海南引种。

1973 年起，叶先生任南京药学院副院长，院学术委员会副主任。平时他除了坚持为上门求医者看病外，还经常亲自回答来自全国各地问病问药的来信。他亲自指导对植物药"水飞蓟"和"陆英"等的研究。他编写和已交稿的著作有：《临床经验回忆录》《古方今用》《续本草推陈》（三、四辑）、《腹诊与方证》《方剂辨证与临床》《抗癌食物与中药》等，还应各地医药杂志和一些高等院校校刊之约，撰写稿件。他曾多次向有关方面建议，要重视中药、发展中药，集中力量研究中药，改进中药制剂，研究发展中成药，代替原料药材的出口，开发药材资源，争取外汇，提高经济效益。他建议和撰文宣传综合利用罗布麻和收集蜜源花粉等营养食品并参加指导研究与开发。

业精于勤，荒于嬉；行成于思，毁于随。人生有限，医道无涯，叶老一生，对后学诲人不倦，对自己学而不厌。他惜时如金，几十年如一日，晨昏笔耕不辍。

他常常对子女说："生命有限而知识无涯，我已经浪费不起了。"

"人不能与草木同腐""要用小跑步走完人生"是他身体而力行的信条。

92 岁时，他在答电视记者问中还念念不忘他那中医药的神圣事业："中医辨证施治非常复杂，要研究一世，我现在已经研究到老了。如果再让我活几年，我还要搞点东西出来，很多东西要写出来……"直到仙逝前，他都保留了一个习惯：即使在睡觉时，灵感突至，偶有所得，他也会翻身而起，奋笔疾书。

对自己用无私的奉献、毕生的心血建筑起来的这座丰碑，他直到迟暮之年还在精雕细琢，拾遗补缺。

在案头高高垒着的叶老的著述中，有多本留下他校阅、增补的文字，有的添头和两侧空白处写着密密麻麻的蝇头小字。有行文、字词的勘误或更改，有药性、医理的进一步阐述，有医案、验方的充实等。

半个世纪以来，他将几十部著作的稿酬，大多捐献给了医药研究机构。

1987年12月8日，91岁的叶老挥毫给苏州市人民政府，写下了捐房文书：

我是浙江吴兴县人，为了执教行医，旅苏20余年。当时自以为医生应当存心济世，因此把自己的诊所命名为"存济医庐"，在苏州西美巷九号自置的一所房子墙上制有"存济医庐"四字。我对苏州人民有着深厚感情，现在我年老矣，不打算回苏州居住，决定把此房屋前后共十三间，全部捐献给苏州市人民政府。

这位著述等身的学者驾鹤西去时，留给子女的除了许多书籍、笔记和尚待整理的几部书稿外，唯有两袖清风，一生正气。

1989年7月7日，这位中医药学界的一代宗师走完了他93年的人生旅程，安卧于鲜花、松柏丛中。他是"用小跑步走完人生"的，他太累、太累了。

生前，他是中国科学院学部委员（院士）中的中医代表、一级教授，曾历任江苏省中医院第一任院长、南京中医学院副院长、江苏省卫生厅副厅长、江苏省中医研究所所长、中国医学科学院江苏分院副院长、南京药学院副院长、江苏省中医学会副会长、中国农工民主党中央委员会副主席、全国政协常务委员等职。

身后，他 70 余年从医执教生涯中治愈的万千患者，培养的满天下桃李，传颂着他那传奇式的精湛医术，圣贤般的高风亮节，与他高达 500 余万字的笔耕成果，成了中医药学宝库中一座泽被后人的不朽丰碑。

1996 年 12 月 18 日，江苏省委统战部、省政协、中国药科大学、农工民主党江苏省委在宁隆重集会，纪念叶橘泉先生诞辰 100 周年，江苏省委副书记顾浩代表省委、省政府在纪念大会上讲了话。他指出：

我们今天纪念叶橘泉先生，就是要学习他孜孜不倦、锲而不舍、治学严谨的科学态度和求实精神；学习他救死扶伤、治病救人、全心全意为人民服务的良好医德医风；学习他一心为公、不谋私利、作风俭朴、勤政为民的高尚情操。

是的，作为中医药学界的泰斗，叶橘泉先生的人品、医德、医术，是永远值得我们学习和发扬光大的。

专病论治

病证治验

胆囊炎、胆结石的辨证论治

胆囊炎、胆石症是现代医学的病名，大体属于中医的"胁痛""胃脘痛"之范畴，主要临床症状是胃脘部或右上腹部胀痛，恶心呕吐，有时出现黄疸，乃至寒热往来，胸胁苦满，大便秘结，疾病发作时往往呈现少阳、阳明病类型的症候群，其中所谓湿热型占多数，按照"六腑以通为用"的原则，叶先生常用的基本方有大柴胡汤、茵陈蒿汤、大承气汤、郁金姜黄猪胆丸等。其他常用药物有四川大金钱草、郁金、蒲公英、熊胆、猪胆等。

叶先生认为胆囊炎、胆石症在治法上要着眼于"通"，但患者并非都是实证。由于本病缠绵不愈，以致正气虚弱，在这种情况下也要注意"调补"。特别是要以保护脾胃，健脾和胃为基础，在适当时候佐以舒肝利胆，脾胃运化得力，气机调畅，湿热得以清化，则肝胆得以通利，便于结石排出。鉴于这个中医理论，临证时叶先生也多加用六君子汤、丹栀逍遥散、保和丸等方。

另外，精神因素所造成的心脾两虚，饮食限制造成的肝血不足等证型，在临床也经常可以遇到，因此不能过于拘泥"六腑以通为用"，而应该灵活运用辨证论治，该"攻"的时候攻，该"调补"的时候调补，方可事半功倍，取得治疗效果。

叶先生还指导我们在治疗中要注意以下几个问题：

1. 容易患胆囊炎、胆结石的患者，相对女性多见，特别是40岁以上，体型偏肥胖，所谓水湿型体质，平时看上去很健康，精神很振作，有慢性便秘的习惯。

2. 一般来说，对于泥沙样结石或直径小于1厘米的结石，服用中药后比较容易排出，结石的直径大于2厘米，无论有无临床症状，建议用手术切除，因为长期放置下去，有演变成胆囊癌的可能。从结石的分布位置看，胆管和总胆管处的结石，以中药排石为最佳，肝管的结石，特别是毛细肝管的结石治疗比较复杂，患者的体质不加以改变，治疗也不易彻底。由于长期饮食习惯的改良，动物性脂肪摄取量的减少，植物性纤维食品的增多，例如尽可能多食蔬菜等，这样可逐渐减少肝内结石的形成。

即使胆囊内的结石直径小于1厘米，对于久病或高龄患者，胆囊的功能低下者，中药排石有时也不易成功。

3. 如有条件，在中医治疗以前，先经现代医学明确诊断，结石的大小，所在部位等。胆囊炎、胆石症在急性发作时属于急腹症，特别是对重症患者，要请西医大夫配合，对于危重病人，一定要采用中西医结合治疗。

4. 治疗胆囊炎、胆石症也和其他疾病一样，是否使用道地中药关系到疗效的好坏，大柴胡汤的主药柴胡，应该指定应用北柴胡（伞形科 Bupleurum chinense DC.）的根，效果最好，其茎叶也有类似功效，如应用柴胡茎叶时，须比根的剂量增加 2 倍，作药用的柴胡有 20 多种，其中有一种分布在东北三省、内蒙古、甘肃等省的大柴胡（B. longiradiatum Turcz.）的根不能直接作丸、散剂，否则有中毒致命的危险，但如作水煎剂，则其挥发性毒性成分在加热的情况下因挥发而去除，故应用本品必须特别注意有关剂型问题。

病案举例：

1. 陈某，男，32 岁，自由职业。

初诊：1952 年 9 月 2 日。昨日午饭后，突然恶寒高热，右上腹剧痛，恶心呕吐，开始吐出胃内食物，后为黄绿色胆汁。腹痛时患者呈惊怖颜貌，甚至用自己的手指压自己的舌根，欲促其呕吐。叶先生观其身强体壮，皮肤及眼结膜的黄疸鲜明，面目如装金，便秘，脉弦滑数，舌苔黄腻。

辨证：阳明腑实证。

治则：通腑泻热排石。

拟方：大柴胡汤加芒硝。

药物：柴胡一钱，黄芩二钱，枳实二钱，半夏二钱，芍药二钱，生姜二钱，大枣三钱，生大黄四钱，元明粉四钱。以上 8 味，水共煎，日分 2 次服。

另以熊胆四分，1 日分 2 次吞服。时值夏令，嘱多吃西瓜，便于利水。上方服 15 剂后，大便逐渐通畅，黄疸亦有减退，一日服中药后泻下稀便，因来不及赶到厕所，便下于搪瓷痰盂内，忽听到一阵撒石声，便后捡得结石 20 余粒，大者如黄豆，小者如绿豆，圆形、菱形不等，结石的表面呈黄色，剖视内面呈黑褐或兼有灰白色。此后逐次以原方加减，服药 2 个月，该患者系叶先生的同乡，一直保持联系，据称在此以后的 4 年胆石症未再复发过。

2. 姚某，女，50 岁，农民。

初诊：1953 年 3 月 5 日，数年来常发右上腹痛，近来发作频繁，经苏州博习医院诊治摄片，证实胆囊里有结石，建议手术做胆囊摘除。患者经济困难，且害怕手术，每天唉声叹气，犹豫不决，到叶先生处就诊，观其皮肤呈老黄色（深暗黄色），眼结膜呈绿黄色。患者称近两三个月来，右上腹大痛，已发作十多次，甚为痛苦。黄疸在这数年中始终未退，大便干结，五六天解一次，似兔粪，小便量少。测其体温正常，右上腹有轻度压痛，诊其脉沉弦，舌苔黄腻且厚。证属肝气郁结，邪滞胆腑。

治法：疏肝利胆，通泄排石。用大柴胡汤加茵陈、郁金、猪胆汁（另吞）。

药物：柴胡二钱，黄芩一钱，枳实二钱，半夏二钱，芍药二钱，茵陈三钱，郁金二钱，生大黄二钱（后下），生姜一钱，大枣二钱。另以猪胆汁做成丸药，一日两次，一次三钱。

持续服上方 1 个月，服药期间，疼痛发作次数逐渐减少，大便也渐渐通畅，小便量增多。皮肤和眼结膜的黄疸逐渐变淡。患者自以为病愈而停药，照常劳动。约经三四个月，因吃了油炸花生米，又突然发作，右上腹疼痛、恶寒发热、恶心呕吐、皮肤和眼结膜又出现黄疸，仍以大柴胡汤加黄连、生山栀。药物：柴胡二钱，半夏二钱，黄芩二钱，枳实二钱，白芍二钱，生姜一钱，大枣二钱，生大黄三钱（后下），黄连一钱，生山栀二钱。上方连服一个月后，用郁金、姜黄、猪胆汁各等分炼蜜为丸，以春柴胡二钱、芍药三钱、甘草二钱，枳实三钱（一日量），煎汤送服。这样又持续服药三个月，以后的两年内未见复发。

注：本法有疏肝利胆、通泄排石的作用。"六腑以通为用"，"不通则痛"，故用大柴胡汤为基本方，主在理气通降，导之下行。方中柴胡、白芍疏肝柔肝；郁金、枳实理气解郁，茵陈、黄芩清热利胆退黄；甘草配白芍以缓解挛急；大黄荡涤下行，导结石从大便排出。猪胆汁能去肝胆之火，有利胆、消炎、解热、止痛、解痉挛之功。诸药合用，共起排石退黄的作用。

3. 刘某，男，41岁，小学校长。

初诊：1953年6月9日，患胆石症已五六年（由上海某西医院诊断），经多方医治，不能根除，1星期前又从浙江省长兴县去上海求治，外科医师建议做胆囊手术摘除，患者踌躇不决，返时路过苏州，来叶先生处门诊。观患者沉默寡言、精神忧郁、面色黝黑、形体消瘦，测体温正常，皮肤呈现青褐色，眼白（球结膜）呈青绿色，全身皮肤瘙痒落屑。虽然近来已无上腹剧烈疼痛，但上腹部常有闷痛感，有时放射至肩背部。小便呈深褐色，大便坚硬如羊屎，脉细微数，舌苔薄白，舌边缘呈紫暗色。证属阴黄之证兼有瘀血夹杂。治则温阳祛肝胆之湿，佐以活血化瘀。用茵陈蒿汤合大柴胡汤加味。处方：柴胡二钱，黄芩一钱，芍药二钱，半夏二钱，枳实二钱，茵陈蒿三钱，山栀子二钱，制附子二钱，干姜一钱，当归二钱，桃仁二钱，大枣二钱（切）。另以郁金姜黄猪胆丸，一日两次，一次三钱，汤丸交互间服。另嘱于大便不行时用大黄一钱，玄明粉三钱，开水泡浸顿服。

因思顽固久病，应设法改变其体质，因介绍进行饮食疗法，嘱其尽量多吃蔬菜，例如，蔬菜煮粥，或者吃菜饭、菜面。浙江省长兴县是柿子的产地，嘱其每天吃 2~3 个，保持大便的通畅。患者回家后坚持服中药和饮食疗法，两个月后来信称：不服泻药（大黄、玄明粉）每天大便自能排出，上腹部的闷痛牵至肩背部的症状大有好转，皮肤瘙痒渐退，皮肤及眼结膜的黄疸亦有改善。嘱按此法再服 3 个月。3 个月后的翌年春季，患者来信说症状已完全消失了。

写信回答他汤药可以停服，以柴胡、茵陈两味药煎汤代茶，送服郁金姜黄猪胆丸。如有条件可续服 1 年，饮食疗法可以一直坚持下去。

4. 何某，47 岁，女，农民。

初诊：1953 年 9 月 20 日，患胆石症已数年，曾在苏州博习医院诊断为胆石症，发作时右上腹剧痛，只有注射止痛剂才能将剧痛抑制住，但近年来屡屡复发，病缠多年，近来体弱而卧床不起，因连年医治服药，生活极度困难，自认无治愈之望，听之而已。适叶先生去蠡墅出诊，乃邀附带看一下，观其颜面萎黄，色如烟熏，略带浮肿，胸胁部有胀闷感，饮食不振，大便艰难，脉沉迟细，舌淡苔白腻。测体温偏低，仅 36℃。辨证：寒湿内郁，肝胆受阻。西医诊断：胆石症。治法：祛寒利湿，疏肝利胆。处方：茵陈术附汤加味。药物：茵陈四钱，白术二钱，制附片二钱，黄芪三钱，柴胡二钱。另以郁金姜黄猪胆丸及更衣丸交互服用，2 周后，患者的大儿子持方来说，其母的病已好多了，又问要不要再服药了？叶先生根据他的诉述加减了原方，嘱其转告母亲继续再服 2 周。叶先生见他面有难色并说"家里没有钱了"。这句话让叶先生回忆起以前曾到过他家，见过他家的景象，确实很困难。叶先生再三考虑后，决定改变计划，让他自己为母亲去挖掘蒲公英，每天一至二两，洗净，全草连根煎汤服用。如便秘严重时，另以更衣丸二钱顿服。蒲公英在苏州郊区被叫做奶汁草，田间路旁到处可见。患者的儿子也认识，按照叶先生嘱咐的那样每天挖掘煎汤让其母服用。大约半年后的一天，叶先生又去蠡墅出诊，忽来一妇人向他道谢，愕然间，那位妇人说："先生您忘了吗？我的病吃了先生的中药和很多奶汁草，现在完全好了。"听了以后，叶先生才知道即是半年前治疗的胆石症患者，现在已能帮她儿子收稻草了，听她讲了自己的近况，看她的面色和神气，以及脉象和舌象，已与常人无异，因为家庭经济状况，患者未去西医院做检查，胆囊内的结石是否已排除，或者结石虽未排出，因为利胆疏肝的中药的效果，肝管、胆囊，或者总胆管内的结石处于静止状态，如能和西医大夫们配合研究，也许可以了解到一些中药的作用机制。

尿路结石的中医药治疗

尿路结石，包括肾盂结石、输尿管结石和膀胱结石。结石有大有小，或大如石、或细似砂，当排出时，尿路收缩或痉挛而发生刺痛或绞痛，同时可出现尿血。在中医学中证属"石淋""砂淋""血淋"。病由肾和膀胱气化功能不利而致本病。此外，相关病因为肥甘辛辣之饮食习惯。本病多基于下焦湿热蕴结、湿热煎熬尿液，导致尿中浊质逐渐凝结而成砂石。因砂石阻塞尿路的排泄通道，气滞不能宣通，不通则痛，临床则见突然腰部刺痛或绞痛，或见排尿频急、困难、涩痛、尿线中断等症状，或砂、石擦伤尿路，或湿热灼伤血络，症见尿血。病延日久，尿路梗阻，尿液内停，挤压肾脏实质，导致肾虚，进而损伤肾脏功能。本病的主证是湿热蕴结下焦而致石淋。除见上述临床症状外，尚见舌苔多黄腻，脉弦滑。治法以清热利湿，排石通淋为主，实际以临床所见为依据，进行辨证施治，加减用药。

主要方药：以八正散（《局方》）主之。木通三钱，车前子三钱，萹蓄三钱，大黄三钱，滑石三钱，甘草梢三钱，瞿麦三钱，栀子三钱，金钱草三钱，灯心草三钱。每日一剂，水煎服。

方解：本病主症为小便淋涩不通，小腹胀急，溺时有血而痛，口渴咽干。此均由湿热郁结在下焦而引起，所以用木通、瞿麦、灯心草，降心火、清小肠、利小便、去湿热而止血。栀子、大黄、车前子、滑石，泻上中下三焦之火，清肺利膀胱，滑窍通小便，再配合利水通淋的萹蓄和止痛解痉的甘草梢，使湿热从小便而去，热淋和尿血也就去除了。所以本方是治疗湿热蕴结下焦的有效方剂。

由于临床证情多样，还要按照临床辨证规律进行加减，根据叶先生的临证经验，欲消除尿路炎症并排石者，必在处方中加冬葵子与连钱草，以增强排石功效

病案举例：

王某，女，13岁，学生。

初诊：1970年9月8日，反复发作的腰腹绞痛，排尿不畅6个月。患者自1970年3月始，间断地出现小便艰涩，有时下腹疼痛、腰痛，严重时伴有汗出，恶心呕吐，食欲不振，尿频，尿液有时混浊，有沉淀物，大便两日一次，偏干结。在南京市第一人民医院外科诊治，尿检查红细胞（+++）（未做腹部 x 线平片摄影），诊断为尿路结石。由江苏

省五七干校安置组介绍到五七干校的校部中心医务室叶先生处就诊。来诊时患者面容憔悴，体格瘦小，语声低弱，苔薄黄，质偏红，诊其脉弦数。此属湿热下注膀胱，治则清利湿热、利水通淋。因予以八正散去山栀子加粉萆薢，大黄改用青宁丸（南京同仁堂制，为熟大黄制剂）。处方：车前子三钱，木通三钱，瞿麦三钱，萹蓄三钱，飞滑石五钱，甘草梢二钱，粉萆薢三钱，灯心草三钱。每日1剂，水煎服，另吞青宁丸。嘱服7剂，如觉合适，可再服7剂。两周后来复诊。仍然如是，不进亦不退，唯觉大便顺调，每天1次，小便的沉淀物略减少，排尿时下腹部仍有痛感，患者诉手心发热，心烦口渴，夜眠不安，改予清心莲子饮加冬葵子、连钱草。处方为：党参二钱，茯苓二钱，麦门冬二钱，莲子三钱，车前子三钱，黄芩二钱，黄芪二钱，地骨皮二钱，甘草梢一钱，冬葵子二钱，连钱草五钱。嘱服7剂，如合适可再服7剂。两周后，患者带着笑容来到叶先生面前，同时带来一个旧报纸包，包内有尿中排出的结石七八粒，颜色褐黑，似煤渣，形状不规则，最大的一块约1厘米×0.3厘米，患者称结石排出以后，小便已通畅，腹痛亦消失，但食欲仍不佳，再以原方加黄芪三钱，嘱再服7剂，可隔日服1剂。以后患者的小便异常及腹痛的症状未再出现。尿液澄清，精神状况亦转佳，食欲与睡眠均有改善，面色亦渐渐转红润，尿中的红细胞消失。乃予小建中汤合茯苓泽泻汤调理半个月。为防止尿路结石的再发，嘱患者每次饭后尽可能多喝1~2杯温开水，多吃蔬菜，平时注意参加运动，避免精神和肉体上的劳累。1年以后患者的母亲来信称，患者已恢复健康，能参加学校的支农运动。

按：石淋的证型有多种，湿热蕴结型是其中多见的一个证，由于湿热下注膀胱，导致尿频，尿急，小便艰涩，腹痛，尿中有沉淀物，尿液混浊等症状，湿热蕴结而易形成结石、血尿等。临床上也常见腰痛，舌苔黄，脉数等症。服八正散两周后，诸症稍有缓解，但仍处于不进不退的状态，结石亦未见排出，再次辨"证"，观察到患者有手心发热，心烦口渴，夜眠不安。考虑到患者得病已半年之久，影响学习和生活，精神上负担较大，加之平素胃肠虚弱，体力不足，决定换方以清心莲子饮加冬葵子、连钱草。此方源自《太平惠民和剂局方》，其"证"为：①平时体力和胃肠功能较弱，比较怕冷，过敏体质的患者。②疲倦乏力，五心烦热，口干舌燥。③排尿困难，残尿感，或排尿时疼痛。

冬葵子，这味中药在《神农本草经》就记载有利尿作用。《名医别录》也记载有排石功效。叶先生在治疗泌尿道炎症和尿路结石患者时常将冬葵子与连钱草合用，本例中用的连钱草是金钱草的一种，属唇形科植物，主产于我国南方各省，其学名为：Glechoma longituba（Nakai）Kupr. 叶先生在几十年的实践中认为：此种金钱草（连钱草）对尿路结石效果最佳，连钱草的利尿作用强，可以增加尿流量，促进输尿管和膀胱的运动，加快结石的排出，特别对输尿管的下段结石和膀胱结石效果较好。但临床上常常与其他几种金钱草混淆，要注意区别，才可确保疗效。

常常与连钱草混淆的有以下四种

①报春花科过路黄（Lysimachia christinae Torstx.）

②旋花科马蹄金（Dichondra repens Forst.）

③伞形科白毛胡荽（Hydrocotyle sibthorpioides Lam. Var. batrachian（Hance）Hand.–Maz.）和天胡荽（Hydrocotyle sibthorpioides Lam.）

④豆科龙鳞草（Desmodium styracifolium（Osbeck）Mer）

中医中药治疗血吸虫病初探

中医中药治疗血吸虫病的经验，也和中医其他治疗经验一样，蕴藏在中医药文献中和分散地掌握在各地中医师手中，也有一部分流传在广大民间，都是非常丰富的。

大家都知道中医中药的理论体系和现代医学有所不同，中医诊断是根据病人的体征，运用辨证方法，所以中医诊断的病名，多为证候名，西医治疗的特点，主要在排除细菌和病毒，解除病理生理机能的障碍。中医中药治愈疾病的道理，是直接治疗机体的本质，恢复机体的功能，提高体内的抵抗力，可能因而间接地消除了病原。所以研究和寻找治疗血吸虫病的中药，应结合中医方法来研究，不必局限于现代医学一般的研究方法。

"按照中医方法使用中药"这句话是正确的，如果刻意地去寻找哪些中药能杀灭血吸虫，是有困难的，应该按照中医诊断治疗方法应用中药。中医认为鼓胀的治其鼓胀，癥积痞块的治其癥积痞块，瘀血的去其瘀血，寒性的用温药，虚证用补剂，实证用泻剂，完全根据中医理论，运用多种多样的方法，解除病人的疾苦，恢复病人的体力，把病治好。

我们运用中医中药及民间验方草药治疗血吸虫病，取得了初步的效果。发现了中医中药治疗血吸虫病的新途径。

1. 龙虎草（扬州的民间经验方）：用龙虎草的新鲜草根，每次5~6两，服后1~2小时，即发呕吐和下泻，腹水很快消退了。经它治愈的腹水症已不少，其中有2例是因血吸虫病引起的腹水，治好后，大便检查虫卵为阴性，后来都健在，能参加农业劳动。

2. 天平一枝香（苏州郊区一位中医的经验方）：用俗名"天平一枝香"的草根磨成粉吞服，同时用此草的茎叶泡汤代茶喝。此草产于苏州天平山，服后也有呕吐下泻的反应，但消水除胀的效果很好，深受群众信赖。龙虎草及天平一枝香，经初步鉴定，都是大戟科的京大戟，可能和中药店的红芽大戟是同类。红芽大戟是中医习用的中药，《神农本草经》记载"主治蛊毒，十二种水，腹内急痛，积聚等"；《大明本草》谓"泻毒药，泄天行黄病，温疟，破癥瘕"；张洁古《活法机要》曰："腹大如鼓，用红芽大戟一斤，大枣一斤，加适量的水，煮至汤干，去大戟，食枣，自少至多，以泻下为度，不尽剂而愈。"大戟内服，刺激胃肠，容易呕吐，张洁古用大枣煮服的方法，可以减少刺激，值得仿效。

3. 虫笋、葫芦（上海民间方）：在无锡血吸虫病防治所试用23例晚期血吸虫病腹水症，其利尿作用很显著。葫芦的利尿，亦有古人经验的记载。陶弘景《名医别录》云："葫芦利水道。"杨起简便方用"亚腰葫芦，治腹胀黄肿，十余日即愈"。"虫笋"是虫蛀的竹笋，此物供应较困难，但一般的竹笋，均有利尿的记载。《食医心镜》云："苦竹笋，利水道，下气化痰。"《名医别录》云："诸竹之笋，甘微寒无毒，主治消渴，利水道。"如果虫笋办不到，改用一般竹笋或笋干。

4. 生鹅血（苏州木渎的民间方）：有一晚期血吸虫病患者，肝脾肿大，腹部胀满，身体衰弱消瘦，有人传给此方，饮用生鹅血，每日一杯，黄酒冲服，不久居然治愈。当时在吴县，如法试用于同样患者数十例，效果显著，肝脾缩小，体质改善，大部分恢复了劳动力；其中有4例，检查虫卵转成阴性。鹅血缺乏时，曾用鸭血或鸡血，同样有效。这个单方，本草书上也有记载。陶弘景《名医别录》云：鹅血，主治"射工毒"（巢氏《诸病源候论》云："江南有射工毒蛊，夏月在水内，人入水洗浴或遇牛马等，含沙射影便病，初得病时或如伤寒。"）。李时珍云"鹅血能解药毒"；《普济良方》："治痞块，用鹅血生饮之，能消灭于无形。"鸭血，《名医别录》记载："乘热饮之，能解诸毒并治射工毒。"又《事林广记》："白鸭血乘热食之，解百蛊毒。"《外台秘要》云："鸭头丸，治阳水暴肿，烦躁喘急，小便涩，用葶苈子、汉防己研细，以绿头鸭之血，同鸭头全捣为丸，服之其效如神。"又摘玄方："野鸭血，解挑生蛊毒，乘热饮之甚效。"《中国医学大辞典》云："南方有挑生蛊毒者，人中其毒，则发胸腹胀痛。"鹅血、鸭血，在本草书上，有这样类似的记载。值得我们注意的是，今后在临床上，应作进一步研究。且这些禽类生血，既有营养价值，又无不良反应，值得推广使用。

5. 半边莲：桔梗科山梗菜属小草本植物，民间用为治毒蛇咬和疔疮初起之外用捣敷药，本草虽无利尿等记载，但在安庆专区医院 40 例晚期血吸虫腹水症治疗中，好转者 80%，内有 8 例恢复了体力已参加劳动，尿量增加者 92.5%，腹水消失者 77.5%，腹围缩小者 90%，食量普遍增加，脾脏缩小者 40%，肝功能好转者 64.9%，红血球及血色素增加者 70%，他们的用量是干燥的全草每人每日 10~45 克煎汤，加些砂糖服，香甜可口，并无副作用。

中医中药对血吸虫病各期症状的治疗药方，是有很多的。例如依据张仲景《伤寒论》的治疗规律，以柴胡汤类治往来寒热，白虎汤治高热烦渴，葛根芩连汤、白头翁汤等治热痢血痢，五苓散类之利尿，桃仁承气汤、抵当汤类之下瘀血，陷胸汤类之治心下结实硬满，栀豉汤类之治心中懊恼烦躁，茵陈栀子汤类之治黄疸，乌梅丸之治虫厥，当归四逆汤之治贫血厥冷，四逆汤类之治虚寒症状。不拘何种类型，都有相应的治疗方剂。对于血吸虫病展开中医中药治疗，应充分发挥中医固有的经验，根据中医方法使用各种各样的中药治疗，吸取广大群众的经验，在中西医团结合作紧密配合下，治疗、研究、观察、检查，一定能得出好的疗效。

研究中医中药，离不了下列三条路线，即：①中医药文献的记载；②各地中医师掌握的经验；③人民群众中流传的验方草药。我们寻找治疗血吸虫病的方药，除了②、③两项外，还要主动地研究中医学文献，因为书本上的记载，即是古代群众的经验。现在以个人主观的理解，根据历代诸家本草的记载，举例地提出数种中药和方剂，以供研究参考。

1. 阿魏：《唐本草》云：“杀诸小虫，去臭气，破癥积，下恶气，除邪鬼蛊毒。”中医经验以阿魏为消痞块要药，文献中有很多用阿魏为主药的处方，有外用者，亦有内服者，对肝脾肿大有效。

2. 芦荟：《开宝本草》云：“……疗五疳，杀三虫。”唐·甄权云“单用杀疳蛔”；李时珍云“芦荟乃厥阴肝经药也，其功专以杀虫清热”；苏颂云“研末敷䘌甚妙”。中医经验，芦荟常用为泻肝药，又为通经药，用作泻肝火、治虫积，成方有“朱砂芦荟丸”，主治黄疸便秘。

3. 鬼箭羽：一名卫矛。《神农本草经》云“除邪，杀鬼毒，蛊疰”，《名医别录》云“中恶腹痛，去白虫，消皮肤风毒肿”，《大明本草》云“破癥结，杀腹脏虫，通月经”。中医经验，鬼箭羽为通经去瘀、杀虫药，并有泻下作用。

4. 芜荑：《神农本草经》云“主治五内邪气，散皮肤骨节中淫淫温毒，去三虫化食"，《名医别录》云"逐寸白虫"，《蜀本草》云"主积冷气，杀中恶蛊毒诸病"。中医经验，芜荑为杀虫要药，并有缓下作用。

5. 槟榔：《名医别录》云"消谷逐水，除痰癖，杀三虫、伏尸、寸白"，唐·甄权云"宜利五脏六腑壅滞，破胸中气，下水肿，治心痛积聚"，《大明本草》云"除一切风，下一切气，通关节，利九窍，补五劳七伤，健脾调中除烦，破癥结"，李时珍云"治泻利后重，心腹诸痛，大小便气秘，痰气喘急，疗诸疟，御瘴疠"。中医经验槟榔治多种寄生虫，如蛔虫、绦虫、姜片虫、钩虫等均有效，并有缓下及利尿作用。

6. 木香：《神农本草经》云"治邪气，辟毒疫，温疟……"，《名医别录》云"消毒杀鬼精物，温疟，蛊毒……"，唐·甄权云："九种心痛，积年冷气，痃癖癥块胀痛，壅气上冲，烦闷羸劣……"。中医经验，木香常用为治腹胀下痢。

7. 姜黄：《唐本草》云"治心腹结痃忤，下气破血，除风热，消痈肿，功力烈于郁金"，《大明本草》云"治癥瘕血块，通月经，治扑损瘀血"，苏颂云"祛邪辟恶，治气胀、产后败血攻心"。

8. 郁金：《唐本草》云"主治血积，下气，破恶血……"，甄权云"单用治女人宿血气心痛，冷气结聚，亦治马胀，李东垣治阳毒入胃，下血频痛"。李时珍云"治血气心腹痛，癫狂蛊毒"。

9. 蓬莪术：即莪术。《开宝本草》云"主治心腹痛，中恶痃忤，鬼气霍乱冷气，吐酸水，解毒，又疗妇人血气结聚，丈夫奔豚"，甄权云"破痃癖冷气，以酒醋磨服"。王好古云"通肝经聚血"，《大明本草》云"通月经消瘀血，止扑损痛下血，及内损恶血"。

姜黄、郁金、蓬莪术都是蘘荷科郁金属植物之根，据范行准考据认为血吸虫病可能是我国古时之蛊病，并谓古以蘘荷治蛊病，以上三种对治疗血吸虫病有研究的价值。且姜黄、郁金，均含姜黄素，能利胆，对肝脏有消毒作用。中医经验，郁金治瘀血心腹痛，黄疸肝胀。蓬莪术消坚块、血气胀痛。

10. 泽漆：《神农本草经》云"治皮肤热，水气腹胀大，面目四肢浮肿，丈夫阴气不足"，《名医别录》云"利大小肠，明目轻身"，唐·苏恭云"主治蛊毒"，《大明本草》云"止疟疾，消痰水，退热"。中医经验，泽漆为极有效之利尿药，用以治腹水或瘰疬等症，民间用它治疗疟疾，也有用它治痢疾的。《乾坤秘韫》"治水气蛊病，用鲜猫儿眼睛草晒干为末。枣肉为丸如弹子大，每服二丸，白汤化下，日二服，觉腹中暖，小便利为度"，《太平圣惠方》"治十种水气，用泽漆十斤，夏月取嫩茎叶入水一斗，研汁去渣，将汁慢火熬如饴，每日空心温酒调服一匙，以愈为度"。猫儿眼睛草，为泽漆之土名，尚有灯台草、五凤草、绿叶绿花草等名。此物是大戟科泽漆属，肉质多汁的植物，春夏之间，田野遍地自生，茎柔如马齿苋，绿叶如苜蓿叶，倒卵形，黄绿色，颇似猫眼睛，顶端五叶轮生，顶叶间分抽小茎五枝，每枝缀小花，绿黄色，复有小叶承之，花状类"灯台"，花茎五枝轮生整齐，故有"灯台草""五凤草""绿叶绿花""猫儿眼睛"等名。笔者曾将鲜泽漆捣后取汁，慢火上蒸发水分待干，呈干膏状，略加茯苓细粉，搓成丸如黄豆大，每回3丸，每日2~3次，利尿解毒，治水肿腹水效果颇著，并无呕吐泻下等反应。

《杨华亭药物园考》：瘰疬外贴药膏，处方鲜泽漆 2130 克，鲜芫花根 5330 克，切研入锅熬烂，去渣，再熬浓，另用降香 180 克，蓖麻子 40 克，铜绿 30 克，孩儿茶 60 克，杏仁 60 克，麻油 1060 毫升，先将麻油熬去水分，再入降香、蓖麻子、孩儿茶、铜绿、杏仁等。煤枯，过滤后，与泽漆、芫花根汁合并入锅，再加松香 120 克，慢火熬至成膏为度，贴颈项瘰疬，不论已溃未溃，均效。

泽漆、芫花均有利水之效，并能治瘰疬，外用或内服，均有显著功效，其作用机理的研究，有赖于今后的努力。

11. 马鞭草：陈藏器《本草拾遗》云"癥瘕、血瘕、久疟、破血、杀虫"，《大明本草》云"治血气肚胀，女子月候不匀，通月经"，《千金方》用治"痰疟寒热"，《卫生易简方》用治"鼓胀烦渴，身干黑瘦"，《肘后方》治"大腹水肿"，《医方摘要》治"赤白下痢"等，都用一味马鞭草。

12.《六科准绳》·木香散：主治单腹胀。

木香、青皮、白术、姜黄、草豆蔻各半两，阿魏，荜澄茄各一两，以上为丸，如绿豆大，每服 20 丸，日 2～3 回。

13.《卫生宝鉴》·见晛丸：治积聚坚大久不消者。

附子、鬼箭羽各三两，木香、槟榔各二两五钱，水蛭一两（炒），荆三棱五两，桃仁二两，大黄二两。以上为丸，如梧桐子大，每服 20～30 丸，食前温酒送服。

14.《六科证治准绳》·积块丸：治癥瘕积聚癖块，难消难化，腹胀，或虫积疼痛，皆能取效如神，不伤元气。

荆三棱、蓬莪术（各用醋炒）、自然铜、蛇含石（各烧红醋淬，如是者 7 次），以上各二两；雄黄、蜈蚣（焙煤）以上各一两二钱；木香一两五钱，铁华粉（用米醋炒）一两；朱砂、沉香各八钱；冰片五钱；芦荟、天竹黄、阿魏、全蝎，以上各四两。上述药研为极细末，用雄猪胆汁炼为丸，如梧桐子大，每服 7~8 分，重者用一钱，空腹时黄酒送服，块消即止，不必尽剂。

15.《证治准绳》·蒜丸：治腹胀如鼓，青筋浮起，坐卧不得者。

丁香、木香、沉香、砂仁、青皮、槟榔、陈皮、蓬莪术、草果、牵牛子各一两，粉霜、煨肉果各一钱，茯苓、人参各五钱，大蒜二百瓣。上述药研极细末，用生大蒜捣和为丸，如梧桐子大，每服 5~7 丸，渐加至 15 丸；食后服，忌酸碱鱼酢、茶酒、生冷之类，只可食淡白粥百日。

16. 全婴方：治五疳八痢面黄肌瘦。

大干蟾蜍一个，焙研细，皂角一钱，烧存性，蛤粉三钱，麝香一钱。为末，米糊为丸，如粟米大，每次空心米饮下 30 粒，每日 2 次（此为小儿量，大人可加倍）。

17.《万病回春》·治血鼓方：腹胀如鼓，周身老黑色，皮内有紫黑斑点者是。

雄猪肚一具，茜草一两，雄鸡矢白四两（炒焦），紫背浮萍一两，老丝瓜筋半条。共装在猪肚内，用线缝好，煮熟，去药，将肚切片，仍入原汤内，再加蚂蝗（烧枯存性）一条，干漆（煅令烟尽）三钱、炒虻虫、真花蕊石、真血竭各三钱，红花、降香各五钱，甘遂、大戟（加面粉裹煨）、芫花（醋沙）各二钱。文武火煮透，去药食肚与汤，分作 2~3 次服。服后以大便下黑水数次为验，其鼓自消。严禁食盐酱 120 天。

18. 蟾桔丸：干蟾皮（焙燥研粉）一两、桔梗二两、陈皮一两。共研为细末，蜜为丸如小豆大，1 日 2~3 次，每次 1~2 钱，食后服，治鼓胀腹膨。

19. 蟾皂丸：蟾酥一钱，猪牙、皂角各二钱，雄精（雄黄之最好者）三钱，甘草四钱。以上各研细末，用红枣肉为丸，如绿豆大，每服2、4、6粒，每日2~3次（剂量视情形斟酌）。据中央卫生研究院华东分院研究，中药杀血吸虫以蟾酥为最大，在试验管里，以五万分之一，尚能杀死血吸虫成虫。中医经验，蟾酥制剂如六神丸、蟾酥丸等，亦有作内服之用者，其次中药含有皂碱素者，如皂角、桔梗、沙参等，均有杀血吸虫之效，以上两种，可与去腹水消鼓胀之方剂交互应用。

20. 苏木贯槟汤：苏枋木（简称苏木）、贯众、槟榔各三钱，每日一剂煎服，此方据兽医杂志报告，治牛马肝蛭虫有效，作体外试验亦证明能杀死肝蛭虫，亦可试用于血吸虫。

21. 红紫甲茴酒：红花、紫草根、炮山甲、小茴香各二两。用70%之酒精，浸3天，去渣，取药酒150毫升，加单糖浆60毫升，共成210毫升，每日3次，每次10毫升，共服7日为1疗程。据江苏省新沂县的报告，此方治血丝虫病很好，连服3个疗程，有100%的效果，移用于血吸虫病也有使用的价值。

用中医中药治疗血吸虫病是一种新的工作，以上所举出的中药和成方，是根据古代记载，参以个人经验认为理论上比较接近的，但理论必须与实际相结合，我们今后在治疗工作中，当有更可靠的方药发掘出来，这里仅为初步工作，以供研究参考。

中药治疗血吸虫病，应广泛吸取各方面的经验，多方面参考，全面地进行治疗。中药剂量，在临床上依患者体力病情，由医师掌握，既不可拘泥成法，又不可孟浪，最好先用小量，逐渐增量，以知为度。譬如泽漆一两至数两，以利尿为度；马鞭草一至二两，以泻下为度，不可再加，服药中如有反应者，即终止剂量的增加。又因患者的体质和忍耐力不同，不能据此以概其余，要在"胆大心细"的工作中，摸索经验，创造出既能消除症状又能根治病原（杀灭寄生虫）的良好办法。

湿温治验

湿温一证，多为湿邪与热邪之相合侵入人体所致病证，常见于长夏（农历六月前后）的季节。特别是江南地区，阴雨连绵，潮湿之空气四处弥漫，这种自然界的湿热之邪，一旦交阻于人体之脾胃，则逐渐发病，其临床特点是，身热缠绵伴有消化道症状。正如古人所指："热得湿而愈炽，湿得热而愈横。"

湿温证，包括现代医学的多种疾患，例如各种类型的感冒、急性胃肠炎、细菌性痢疾、伤寒、副伤寒等，凡是有湿温之证候者，都可按湿温辨证治疗。

叶先生指出，中国地广人多，湿温一证的临床表现也是错综复杂的，归纳起来大约有两种类别，一种是感受长夏湿热之邪，临床症状以表湿为主。另一种是素来饮食不洁，湿困脾胃，一旦感受外邪，造成表里合邪，临床治疗则以里湿为主。前者多以芳香化湿法，而后者则多以健脾疏运合利湿芳化法为主。

病案举例：

叶某，女，成年。

1940年5月25日初诊，产后湿温，病已半月，发热弛张，胸闷烦渴，红疹白痦，满布胸部，脉细数，苔黄腻。拟轻清宣透法。牛蒡子、知母、连翘、泽泻各9克，黑山栀、赤苓、鸡苏散（包）各 12 克，清炙柴胡 6 克，淡芩 4.5 克，姜川连 1.5 克，制川朴 3 克。

5 月 27 日二诊，投清透达邪法，红疹白瘩稠密异常，胸闷为之顿释，热度因而降低，但脉搏未静，舌苔未化，还须清达湿邪。鸡苏散（包）、冬瓜仁、赤苓各 12 克，炒牛蒡子、瓜蒌仁、泽泻、知母各 9 克，清炙柴胡 6 克，淡芩、泔茅术、川贝各 4.5 克，制川朴 3 克，姜川连 1.5 克。

5 月 29 日三诊，湿邪深蕴于募原，投轻清透达之剂，夜得安寐，痞闷已释。产经十七朝，夜晚适又潮来，痞闷发热复作，盖湿邪之为病，如烟如雾，氤氲于三焦，势必逐步而达，还须分利祛邪。佩兰、知母、川贝各 6 克，清炙柴胡、炒草果、淡芩各 4.5 克，连翘、青蒿、广藿香、银花各 9 克，通草 3 克，冬瓜皮、玉泉散（包）各 12 克

6 月 1 日四诊，湿邪深蕴，且因产后气血两虚，正气不胜抗邪，缠绵已久，投轻清透达之剂，身热已退，唯脉细心悸多汗，拟轻清化邪之中须兼扶正。太子参、浮小麦、知母各 9 克，大白芍、青陈皮各 6 克，玉泉散（包）15 克，炙桂枝 2.4 克，冬瓜皮 12 克，炒草果 4.5 克。

按： 本例系产后营阴内损，湿热之邪乘虚而入。治以因势利导，轻清透痞，透则邪退，邪退则正安，诚辨证施治之良法也。

哮喘治验

哮喘病是一种发作性或非发作性喘息、哮鸣疾患。其病理病机，是起因于机体素质、阴阳失调，再受外感，不合理饮食及病后体弱等因素的影响，导致体内水液代谢与运行受阻，而停积体内，形成痰饮内蕴，进一步造成哮喘发病。

哮喘发病时，临床上主要表现为咳嗽气喘，咯吐痰涎，呼吸困难，尤其是呼气性困难，增加肺内余气，进而发展为肺气肿。本病初发时，主要是痰气阻肺，以邪实为主，病情反复发作，必致肺脏气阴受损，久必累及脾肾。如果病程迁延日久，则肺虚不能主气、肾虚不能纳气。再者，宿痰内蕴者易导致肺脾气虚，甚则及阳，发展为脾肾阳虚，故在间歇期多见虚象，发作时则出现邪实正虚的错杂现象。

因此，在临床辨证论治时，当应从寒热虚实区分。病初多为实证，日久则见虚实夹杂。发作时以邪实为主，平时以正虚为重，治法应灵活掌握，本例正处发病，当先从实从标论治，以化痰平喘为先，再有寒饮壅肺，则追以温肺化饮之法，以达预期之效。

病案举例：

季某，男，72岁，商人。

1940年4月12日初诊，咳嗽气喘，痰涎稀薄，起经多年。晨晚咳嗽较甚，腰部沉重，畏寒，脉迟。此属脾肾阳虚，拟麻附细辛汤加味。炙麻黄、细辛各2.4克，淡附片4.5克，姜半夏、陈皮各6克，生草3克，杏仁、象川贝，桔梗、前胡、款冬花各9克。

4月14日二诊，咳嗽稍减，咳痰较浓，唯气息短促，尺脉独弱，肾气不纳，心悸怔忡，再以温肺纳肾，黑锡丹加减。黑锡丹、叭杏仁、怀山药、茯苓各12克，淡附片4.5克，小茴香1.8克，炙甘草3克，白芍6克，款冬花、盐水炒牛膝各9克。

4月16日三诊，气息喘促，痰浓不松，咳嗽形寒，四肢清冷，此肺肾两虚，再以温纳法。蛤蚧尾1对（研粉分3次吞服），桑白皮、款冬花、咸附子（温水洗）各9克，灵磁石、叭杏仁12克，桔梗、旋覆花各6克，五味子3克（淡干姜1.2克拌），官桂3克，枇杷叶（去毛）3片。

4月18日四诊，前方出入再进。

4月24日五诊，投龙牡镇逆、姜附温阳之剂后，畏寒已退，喘息咳逆较减，唯晨起动则喘息，脉虚弱，再以温摄法。大茴香（后下）2.4克，胡芦巴、巴戟肉、川桂尖各9克，黄附块、五味子各3克，怀山药、茯苓、灵磁石（研包）各12克，黑锡丹15克，陈萸肉6克。

六、七诊，续以温肺纳肾法治之。

5月3日八诊，屡投温肺纳肾法，畏寒疲惫等衰弱症状皆减轻，而咳逆仅限于晨起，咳痰较松，脉较振，再以六君子汤加减：潞党参、茯苓、苏子、桑白皮各9克，白术、当归各6克，沉香（后下）、木香各1.2克，陈皮4.5克，炙甘草3克，砂仁（后下）、川朴丝各2.4克。

按：咳嗽喘息，动则为甚，其病在肺，其本在肾。初用麻黄、附子、细辛不中，因非寒邪痰饮在肺，二诊开始以黑锡丹、龙骨、牡蛎温肾摄纳定喘之剂而收效。

咳嗽（急性支气管炎）治验

支气管炎，主要症状是咳嗽，当属中医学的"咳嗽"范围。急性支气管炎多为外感暴咳，本病多因肺的卫外功能失健，以致天气寒冷、或气候突变时不能适应，而易感风寒或风热之外邪，以致发病。治则当因风寒、风热而分别治之，再结合个体差异，进行辨证论治。

病案举例：

刘某，女，18岁，学生。

初诊：1971年7月5日。主诉：咳嗽两个多月，有时痰中带血。

患者两个多月前因感冒、发热、咳嗽，经西医诊治，热退、诸症亦减轻，唯咳嗽不见缓解，痰白色，有时痰中夹有鲜红色血丝，有时气喘。再去西医院作胸部 X 线透视未发现病变，被诊为急性支气管炎，患者自觉心烦口渴、欲饮凉水，经常感到手心发热，月经正常，食欲尚可，大便两天一次，偏干结，脉虚数，舌偏红少津苔亦少。证属：肺阴不足，肃降失调。治则：养阴润肺，止咳化痰。处方：清肺汤加减，麦门冬三钱，天门冬三钱，生地三钱，川贝母三钱，桔梗二钱，桑白皮二钱，生栀子二钱，杏仁三钱，竹茹二钱，甘草一钱，麦斛三钱。

二诊：服前方 7 剂，咳嗽有明显改善，血痰亦减少。再服前方 14 剂。

三诊：咳嗽仍有少许，血痰偶而出现，有时仍感气喘心烦、口渴、手心发热，患者因经济困难要求叶先生给她开单方草药服用。叶先生带她到野外，教她自采麦斛草，每日 1 两煎服。

四诊：患者服鲜麦斛草已 2 个多月，咳嗽止，血痰愈，气喘口渴诸症平，继续以鲜麦斛草调治而安。

按：本例患者原属阴虚体质，因外感风热而致咳嗽发热。肺为娇脏，肺阴渐渐不足，津液受损伤而导致肺燥，进而影响到肺的肃降功能而出现干咳，肺燥的另一个特征是痰少，由于肺络的损伤，痰中夹血，另外肺阴虚致心烦口渴，欲饮凉水，手心发热。

过去这类肺阴亏耗咳嗽多见于肺结核，近年来年轻人中亦不罕见，特别是瘦型体格，原来体质偏于阴虚者，西医用抗生素治疗后，可暂时缓解，但易再复发。此属肺阴虚不胜外邪，应以养阴润肺，佐以宣肺之品，俾正强邪灭则愈。

对这种类型的患者，叶先生多加用有效的草药（就是被忘记了的中药）。本例中，叶先生加用了麦斛草（《本草钩沉》第一卷，叶橘泉著，中国医药科技出版社，1988年，169页）。麦斛草，早在《唐本草》中已有记载，兰科石豆兰属植物，药用部分是其鳞茎。全年可采收，主要分布在我国长江流域西南至东南部各省，多生于阴湿的树、石上。麦斛草性凉，味甘淡，有养阴、生津、清肺、止咳之功。可治热病伤津，肺热干咳，急性支气管炎，支气管扩张，肺结核咳血等。

本例患者收效如此之快，也与麦斛草的功效分不开的。

应用参苓白术散治疗慢性泄泻的经验和体会

《太平惠民和剂局方》参苓白术散，原方主治脾肺气虚，泄泻，困倦无力，饮食不思，为和中化湿，行滞调气，脾虚泄泻之要方。用于慢性衰弱病人的腹泻，消化滞钝，肺结核无热，面色苍白萎黄，脉迟缓，舌淡白，咳稀薄痰而腹泻者，及慢性胃肠病之泄泻，神经衰弱，有贫血虚寒症状和初期肠结核等，确有满意的效果。曾治一患者患慢性腹泻一年余，原有肺结核病史，衰弱疲惫，腹泻晚间较甚，中西医药，应用殆遍。后经上海某医院诊断为"肠结核"，用"次硝酸铋"，虽见效一时，但稍着寒，或偶吃了一点油脂类，又泻不止，至衰弱疲乏，面无血色，食欲不振，脉虚软无力。因嘱服参苓白术散粉剂，每日三回，每回二至三钱，红枣汤调服。一方面吃红枣糯米粥，有时把药粉和入粥内吃。特别注意饮食，保温腹部，防止寒冷，这样，连续服食三个月，不仅腹泻症状消失了，而且改善了消化和食欲，全身营养状况亦大为改善，获得了根本的治愈。

一些体会：①参苓白术散须用粉剂内服，效果始显，如作为煎剂，效力则减弱。②方中扁豆、莲肉、薏苡仁，必须炒熟后研粉，山药不能炒应生研，因山药含有淀粉酶，炒则易破坏它的助消化作用，其他药味略为焙燥，粉剂应研至极细，越细效果越好。③如果改制剂型的话，建议将本方加入等量的糯米粉和入红枣泥、砂糖，制成糕点，是一种理想的制剂。

甲状腺机能亢进治验与体会

甲状腺机能亢进，证见甲状腺肿大，属于中医学"瘿病"的范围。在临床上除了瘿病特征外，尚见其他许多全身性症状。本病的病因病理，多与素体肝气偏盛有关，常在郁怒忧思等精神刺激的情况下诱发。肝气郁结不畅，气滞不能运行津液，乃津液凝聚成痰，气滞日久又导致血瘀，气、痰、瘀三者壅结于颈前，以致逐渐肿大成"瘿"。

然而，本例患者初起乃因自己的初生婴儿患重病，在产后体虚的情况下，受到如此严重的精神打击，造成终日心悸，惊恐不安，心情焦急，少寐多梦，手抖多汗，小便频数等。中医学认为：惊恐伤肾，心肾不交，肝经郁火，亢进上越，终致本病。本病临床表现以颈部有形瘿肿为特征，故治疗上当以化痰软坚为大法，再结合具体症状辨证论治，如有火郁阴伤则配合清火养阴，如有瘀血征象则配合活血化瘀。重要的是还要注意结合腹证进行辨证，才能处方正确，方证相应，疗效更佳。

病案举例：

1. 杨某，女，27岁，技术员。

初诊，1975 年 11 月 23 日。主诉，1974 年秋季，初产后，因婴儿患重病，非常着急，以致心悸不眠，时有饥饿感，1 天吃 1 斤米饭，身反而消瘦。10 月份曾在北京某医院检查，诊断为甲状腺机能亢进症。最近又来南京检查，同样诊断为甲亢。诊其脉弦大而数，舌苔薄白尖红，自觉心脏似将跳出胸腔，惊恐，心情焦急，少寐梦多，汗易出，小溲频数，并觉下腹部有麻痹感。中医学认为，惊恐伤肾，心肾不交，肝经郁火，亢逆上越，由于汗多尿频，少腹拘急，脉洪而大，梦扰。此在《金匮》属桂枝加龙骨牡蛎汤证。《内经》云："肝苦急，急食甘以缓之。"应予甘麦大枣汤合桂枝加龙骨牡蛎汤加减。

蜜炙细桂枝三钱，大白芍三钱，炙甘草三钱，化龙骨三钱，生牡蛎五钱，淮小麦一两，大枣六枚，海藻带各四钱。

同年 12 月 11 日二诊：服药 7 剂，病情好转，心跳显著减少，汗出亦减，饥饿感已不明显，颇感疲劳，心慌胆怯，寐中仍有梦扰，脉象滑数结促，歇止不整，心率 100～110 次 / 分。此心阴耗损，予原方合生脉散加减。

潞党参五钱，黄芪三钱，五味子一钱半，麦冬三钱，龙骨三钱，牡蛎四钱，桂枝二钱，白芍二钱，炙甘草二钱，云苓三钱，石决明四钱。

1976 年 2 月 14 日三诊：一切自觉症状均减轻，脉象缓弱，心率 80 次 / 分，唯睡眠欠佳，仍感疲倦。最近去北京医院作了检查，基础代谢已基本正常。拟方如下，嘱间日服一剂，持续服若干剂可以停药。

党参三钱，白芍二钱，云苓三钱，五味子一钱，海藻带各四钱，黄药子四钱，桂枝一钱半，牡蛎五钱，麦冬三钱，酸枣仁三钱，远志一钱，甘草二钱。

2. 李某，女，30岁，中学教师。

初诊：1977年4月17日。自诉：本年2月中旬，突发高热两天，此后在37.5~38℃之间，持续一月余，在某医院检查，抗"O"及血沉均正常，近来自觉胸闷，心前区偶有疼痛，心情烦躁，易出汗，月经正常，大便时而腹泻，时而干结，左眼发胀。医院诊断：①贫血；②风湿性心脏病；③甲亢待排除。

脉象弦滑而数，舌苔薄白边红，无热，口渴喜凉饮，精神兴奋易出汗，睡眠不宁，眩晕心悸，极度疲劳，行动时"身为振振摇"，面色㿠白。证系心脾营阴不足，浮阳郁火上越，拟甘麦养心，龙牡镇逆，苓桂术甘汤合柴胡龙牡汤出入：

化龙骨三钱，生牡蛎五钱，炙甘草二钱，麦冬三钱，白芍二钱，桂枝一钱半，红枣六枚，柴胡一钱半，泽泻一钱半，茯苓三钱，黄芩一钱半。

5月2日二诊：据称已经某医院确诊为甲状腺机能亢进，因此心情更为忧虑，焦急异常，通宵不寐，汗出，左目胀，眼微突，右目也觉胀，心跳120次/分。乃予大剂潜阳镇逆及甘以缓急，处方如下：

石决明、珍珠母、生牡蛎各一两，漂海藻四钱，炙甘草三钱，红枣十枚，淮小麦一两，炙桂枝一钱半，大白芍三钱，朱砂拌茯神四钱，生栀子二钱，小川连五分。

5月10日三诊：上方服7剂，心跳已减，每分钟74~80次/分，但疲劳倦怠甚，药既见效，仍守原法。前方去栀子、川连，加丹参四钱，黄药子四钱。

5月20日四诊：颇感乏力，汗多，心跳见慢，58~59次/分，眼胀已退，前方去珍珠母、石决明，加党参、黄芪各4钱，嘱服7剂，再诊时心跳已恢复至75次／分，汗出未敛，改用桂枝加龙牡汤合生脉散出入：

桂枝二钱，白芍二钱，炙甘草二钱，龙骨三钱，生牡蛎五钱，云苓三钱，生姜二片，红枣八枚，东北红参一钱，麦冬三钱，五味子一钱半，海藻带各四钱。嘱再服7剂，可间日服药。

7月17日又来诊，据称前因心跳已逐渐恢复到正常80次／分，停药在家休息，近因返校，工作紧张劳累，以致又感烦热，心慌心悸，少眠多汗，左眼又胀，左侧甲状腺呈肿胀，处方如下：

黄药子四钱，海藻带各四钱，贝母二钱，云苓三钱，生牡蛎四钱，夏枯草五钱，石决明四钱，双钩藤各三钱，炒山栀二钱，黄芩一钱半。此方服3剂，自觉症状已减退，目前仍在治疗休息中。

腰腿寒湿痹痛（坐骨神经痛）治验

坐骨神经痛，其常见原因是腰椎间盘突出，或腰椎软骨形成，压迫坐骨神经，进而引起腰部疼痛，甚则放射到下肢。

临床上，腰椎间突出症的主要症状为一侧，偶有二侧腰腿痛。发病之初，大多因腰部扭伤，或因前伏久坐的工作体位所致，往往病程较长或反复发作。

腰部是处于人体中央特殊部位，它承担着上半身的全部重量，而且上半身的俯仰侧转均依赖腰的支持。如有不慎，对腰部略有损伤，就有可能导致腰椎间盘的脱位，压迫坐骨神经，在临床上均可引起腰腿痛。

腰为肾之府，腰部损伤，可内及于肾而致肾虚，或肝肾素虚，易因外伤而致腰痛，日久且易兼感寒湿外邪，以致气血瘀滞，脉络失调而迁延反复，甚则下肢痿弱，疼痛麻木，坐卧不安。

临床辨证，当从临床证候及病理本质入手，论治必须考虑到肾虚、伤筋及血瘀三个辨证要点，相应采取益肾、舒筋、活血三种基本论治方法，然后再结合个体的差异，进行辨证论治，以达到满意疗效。

病案举例：

苏某，女，42岁，农民。

初诊：1972年3月27日。右侧腰腿痛已4~5年，开始是涉水受寒而引起，疼痛时轻时重，劳累或受寒后疼痛更甚，阴雨天或气候、季节变化时疼痛也易发作。疼痛时难卧难伸，患部厥冷，曾用西药和针灸治疗，但效果不显，乃于求治。见患者盖厚被静卧，沉默寡言，形体消瘦，面色少华，呈轻度贫血貌，睡眠、饮食、大小便均无异状，脉象沉细，舌淡苔薄。

其丈夫告之：一个多月前，在镇江市某医院做X光摄片，认为第三、四、五腰椎有软骨形成。现右侧腰腿痛，可能是右侧坐骨神经被压迫所致。按中医辨证，右侧腰腿疼痛的原因是寒湿所致，治法应以祛寒化湿着手，西医的诊断亦很有参考价值。腰椎间有软骨形成乃退行性病变，是老化的一种表现，肾主骨，处方中应加入补肾药。拟《局方》五积散去厚朴、半夏、陈皮，加怀牛膝、威灵仙，嘱服7剂，但患者服了15剂竟告痊愈，以后的三四年未见复发。

按：受湿又感寒，称为寒湿，常见于虚寒及阳气不足之人，或生活环境潮湿，季节变化或寒冷季节。本例患者原有右侧慢性腰腿痛，其原因是涉水受寒而起，以后每逢季节变化或劳累受寒而疼痛加剧。观患者呈现一片阳虚体寒之症状，加之现代医学的检查，发现有腰椎的软骨形成，不能排除右侧坐骨神经被压迫的可能性，X线的检查结果使我们处方用药有了新的依据，于是在祛寒化湿、补肾壮骨的处方中加入了能"溶化软骨"的威灵仙。由于辨证与辨病相结合得当，15剂大瘥。

癫病（精神分裂症）治验

癫病，为精神失常、精神抑郁之疾患。现代医学中相当于癔病、精神分裂症等疾病。临床表现为：意识模糊，语言不清，甚至昏迷，喉有痰声，面色晦滞，舌苔白腻，脉滑，或为多疑善虑，精神抑郁，表情淡漠，神志痴呆，喜独居暗室，喃喃自语，或悲或泣，或笑或歌，举止失常，莫可名状，甚至萌自杀之念。

本病多由肝气郁结、气郁生痰、痰浊上蒙心窍所致。临床症状千变万化，常因个体差异极大，治法也常不相同。所以，只能临证时视患者症情具体辨证论治。尤其应参照腹证，处方将更加准确，疗效更显。

病案举例：

1. 孙某，男，22岁，1976年2月27日初诊。据称于本月15日开始发病，精神错乱，恐怖惊疑，不食不眠，目直神呆，情绪忧郁，时时叹息，胸胁抑闷，按之有蹙眉苦满感，大便偏干，间日一次，按中医理论，乃属阴证，阴盛则为癫，主要症候是"胸胁苦闷"，压迫感，是为柴胡汤证，因此投以柴胡加龙牡合温胆汤加减：柴胡9克，半夏6克，黄芩6克，桂枝6克，茯苓9克，甘草6克，龙骨9克，牡蛎15克，远志4.5克。4剂后，诸症明显好转，又来复诊，略为加减，续服 4 剂而愈。

2. 刘某，男，24 岁，1978 年 10 月 17 日，其父忧愁地对叶先生说，其子精神病又复发，日夜不眠，白天外出乱跑乱说，还骂人打人，到某精神病医院就诊，诊断为精神分裂症，服了数种西药，病情未得到控制，一个多月来，两眼发赤，大便多日不解。叶先生根据"头痛目赤，不大便"乃阳明病也；呓语、烦躁、不得眠、打人骂人，此为阳盛则狂的道理，开了一帖大剂桃仁承气汤加味方：生大黄 9 克，芒硝 12 克，桃仁 12 克，桂枝 9 克，生甘草 4.5 克，化龙骨 9 克，牡蛎 15 克，柴胡 9 克，朱砂拌灯芯 3 克。服后大便多次，熟睡了一夜，醒来病情大减。再将原方略为加减，减少大黄、芒硝之量，嘱再服 2 剂而痊愈上班。

癫痫治验

癫痫，古名"痫证"，临床证见发作性神志异常。其主要病机在肝脾肾，肾虚则肝失濡养，肝火上炎。脾虚则精微不布，痰涎内结。肝火挟痰随气上逆，清窍被蒙蔽而突然发作。通常治疗癫痫，多在发作之时，常见患者胸胁苦满，腹拘挛悸动。叶先生常以柴胡桂枝汤为主方，再随证加减治疗，每每收效明显。

病案举例：

汤某，男，38 岁。1972 年 9 月 10 日初诊。

主诉：因患血吸虫病，今春口服锑剂疑中毒，经当地中西医多次治疗。半年以来，多次发作，每次发作约两三分钟，痉挛咬牙，口吐白沫。患者体格瘦长，面容忧郁，六脉沉细，舌苔白腻舌尖红。胸胁苦满，腹肌拘挛悸动，头痛甚剧，心慌，睡眠不安，大小便正常。当时认为病属癫痫，但考虑到头痛甚剧，嘱其再去神经精神病专科医院诊查，排除脑型血吸虫及脑肿瘤等脑部器质性病变。

再诊：同年11月8日。曾去镇江、南京等神经精神病医院检查，诊断为癫痫病，给服苯妥英钠、鲁米那、利眠宁、眠尔通等西药，虽能昏糊入睡，醒来后头痛更甚，发作次数更加频繁，最近1个月，连续发作4次，发病前头痛更剧。诊其脉沉细弦紧，两侧腹肌拘挛，且紧张动悸，胸胁苦满，食欲锐减。患者呈焦急惊怖、神情紧张貌。采用"甘以缓急"的甘麦大枣汤。胸胁苦满而动悸上冲，采用柴胡桂枝加龙牡合方。药用：柴胡、白芍各10克，黄芩、制半夏各5克，党参8克，桂枝、甘草各6克，龙骨、生牡蛎、钩藤各9克，淮小麦30克，大枣6枚，生姜3片。7剂。

三诊：同年11月23日。患者喜形于色，诉服药后即见大效，现已服14贴。头痛大减，癫痫未发，腹肌拘挛稍减。胸胁苦满亦较舒，唯略有心慌，夜梦纷扰。仍予原方，嘱再服14剂。

四诊：同年12月10日。服药后癫痫未发，脉象较缓软，腹肌拘挛、动悸等症状均消失，精神恢复如常。与原方略事加减。此例追访4年，未闻复发。

按：柴胡桂枝汤治疗癫痫，值得进一步探讨。自日本相见三郎博士首先发现癫痫病伴"胸胁苦满"、"腹肌拘挛"，用小柴胡合桂枝加芍药汤（柴胡桂枝汤加芍药之量）治疗，有特殊疗效的报道后，引起了医界的兴趣，日本医刊陆续发表了追试报道和讨论的文章。有说柴胡桂枝汤用于癫痫伴腹肌拘挛者，大部分病例有效。也有说大多数癫痫患者，同时伴有"胸胁苦满"、"腹肌拘挛"之症，凡明显地有此腹症的患者，用此方治疗，88%有效。另有人说柴胡桂枝汤治疗癫痫病，不一定伴有此症者，一般有效，他们从 433 例确诊的癫痫病例中，统计 125 例完全治愈，79 例显著减轻。其中另有原因而中途停服中药者不计外，在治愈的病例中，症状消失而脑电图也同时恢复正常者，占 64%，症状消失而脑电图还未恢复正常者占 38%。

近年来，我们试用柴胡桂枝汤治疗小儿癫痫，已有 20 多例，其中大多数伴有胸胁苦满、腹肌拘挛紧张的，疗效较为满意。其他一般都能起到减轻或减少发病的效果。

梅核气的半夏厚朴汤治验

《金匮要略》半夏厚朴汤，宋《太平惠民和剂局方》改名四七汤，主治梅核气及妇人肝气气郁诸症，四七汤之命名，是该方由四味药物组成（《金匮》原方本有五味，《局方》以四味为主，另加姜枣为引），主治七情气郁，顾名思义，使后人容易理解本方之适应范围。梅核气之症状，为咽喉间似有"梅核"，咯之不出，咽之不下。原因则由于七情气郁凝结而成。故名之曰"梅核气"。实际上是一种异物感，等于西医的"歇斯底里症"。我国医学家远在千余年前，已对本病有正确的认识，且创制了有效的药方。叶先生称自己年轻时初读《金匮要略》"妇人咽中如有炙脔，半夏厚朴汤主之"，尚难理解；后来看到诸家论述应用本方的经验，适用于七情所致的"梅核气"，开始对本方的应用，在临床上有了选择适应证的依据。

本方的组成为：半夏、厚朴、茯苓、紫苏。看起来简单平易的四味药，鉴辨适应证恰当时，往往有得心应手之效。

病案举例：

任某，女，46 岁。

体格中等，肥胖型，数年来常患月经不调，头晕耳鸣，因此常为妇科医生之座上客，同时也常来叶先生处门诊。后来病情发展至卧床不起，心悸亢进，通宵失眠，邀叶先生出诊。脉细弦数，舌苔微白，望诊营养状态良好。体温及大小便均正常。主诉：常自觉气往上冲，忽而脑胀头晕，如巅如坡，颜面突然潮红，时而肢麻肉瞤，患者表情特殊。目瞑不敢启视，语音极度轻微，其时最感苦恼者谓胸中有一股气，时时上塞咽喉，要女儿自上而下抚摩胸口。据云西医诊断为心脏病、高血压、神经衰弱。余考虑到上冲症状较显著，因投以柴桂龙牡汤，药后不见效应。再三思索，考虑到妇人更年期，可能是脏躁病类，七情所作，乃作梅核气论治。用半夏厚朴汤，一剂即见效。数剂后不仅梅核气消失，心悸失眠等全部症状均随之而愈。

2. 房某，男，24岁，知识青年。

因患肺结核在家休养近两年余（患者系一单传子），他父母积极地采用中西医治疗，在治疗过程中，经常感冒，咳嗽，咯痰稀薄，同时喉头常哽噎不适，如痛非痛。患者自疑为喉头结核，因而焦虑苦闷，经常失眠。邀叶先生出诊，脉象沉细而弱，重按无力，舌苔白腻。主诉：常觉喉头有梗塞感，时发謦咳，咯痰不多，检视咽喉无潮红现象，无潮热、盗汗，无咯血，发音正常。唯惊悸梦扰，心神不宁，营养状况良好，食欲及大小便均正常。辨析其症状，原因似乎不在结核，以痰饮论治服药，不见效果。改用半夏厚朴汤，半夏6克，厚朴5克，茯苓12克，紫苏6克。只服1剂。即感舒适，连服3剂，咽中梗阻感消失，咳嗽咯痰亦渐退，后以原方合六君子汤继续调治，体力恢复，收到满意疗效。

尸厥治验体会

　　尸厥，乃突然昏倒不省人事，状如昏死，患者呼吸微弱，脉极微细，或毫不应指，故乍看似死，须认真诊察和及时抢救。本2例均因强烈精神刺激或意外事故，致心神应付不及，号恸昏厥，卒仆不省人事。病因病理分析，本病常因恼怒惊恐等强烈精神刺激，使心气不舒，脉络痹阻，血行不畅，导致心血瘀阻。由于心气、心血、心阴的不足，引起心阳衰弱，甚至发生心阳欲脱的严重证候。此时患者多因昏昏沉沉，牙关虽不紧闭，但启口灌汤药实属难事，药不入口，治必更法。拟先以外治法，采用苏醒的外治法。首选足底涌泉穴重刺激，或针刺或热灸，持续到心跳、呼吸恢复，症状好转，甚至转院道中也不能中断。然后，还应根据病情采取其他治疗措施，予以调治。

　　病案举例：

　　1. 刘某，女，某中医先生之夫人，年40岁。

　　因其爱子跌入河中溺死，擗踊大哭，痛不欲生，在殡殓之际，号恸昏厥，卒仆不省人事，经推揉呼喊多方急救，不能回苏，如是者一日，第二天清早急促予往诊。至其家，见病人挺卧床上，四肢厥冷，颜面潮红，眼睑未合，含泪汪汪，眼球及瞳孔反应存在，气息若有若无，心脏仅微搏动，两手脉象极微细而模糊，四肢关节屈伸被动活动尚正常，牙关虽不紧闭，但视其吞咽困难，稍稍灌以汤水，良久不会咽下，仍从口角流出。《内经》云："血之与气，并走于上，则为大厥。"此乃气厥尸厥之类，因思汤药既不能进，只能用刺激开窍疗法，可是"掐人中"及开关散吹鼻等均已施用无效，乃考虑到"上病下取"之法，因嘱用艾柱直接灸足底涌泉穴，按男左女右顺序先灸右足，灸至第三柱时，患者似已感到痛，有挣扎缩动样，因令两人把持其足，强行灸灼，不多时，患者胸间颤动，抽噎而哭出声时，乃为之处方用四七汤加味调理而愈。

2. 李某，农村妇女，年约 30 余。

平时性情急躁，一日因与邻居争吵，投河自尽，被人救起时，突然昏厥。时在夏季，叶先生适往该村出诊，见河旁场坪上拥集多人，正在议论纷纷，他们见叶先生过，即邀叶先生诊察，其人头发披散，衣衫尽湿，僵卧地上，据旁人说，从河里捞起来的时候，还在大哭大跳，她的死不是淹死，但已经大半天了，问叶先生能否救治。诊之，脉沉细，手足冷，按抚心胸间尚温，心脏微有搏动，扳开眼皮，见眼球布满赤线红筋。《内经》云："阳气者，大怒则形气绝而血菀于上，使人薄厥。"叶先生因曾经有过治类似病例的经验，速嘱用艾绒灸足底涌泉穴。但农村中无艾绒，须到三里外中药店去买，往返又要数小时，因嘱取缝衣针来扎针。在足底涌泉穴刺了几下，毫无动静，针太细，嘱换扎鞋底用的大号针，用力刺下去，其脚有些随针而缩动，旁人都说好了好了，停针后仍不动，乃嘱用力再刺，连刺几下，患者大叫一声而苏醒过来，众人把她抬回家去，其家属再三道谢，要叶先生去家里坐坐，叶先生因要去别处诊病兴辞而别。

骨痨治验

骨痨，即骨结核，中医又称"流痰"，俗称"串骨痰""穿骨流注"，为慢性疾病，比较迁延难治。本病多发于青少年。以脊椎、髋、膝关节结核为多见。

本病早期不易发觉，发觉时常常已是后期，关节已受损，骨质被破坏，治疗后常遗有不同程度的残疾。

病因病理分析：青少年由于先天不足，或后天失调，致体内自然疗能低下，如外感寒湿，致使津液运行输布失常，久则凝集成痰、痰浊乘虚流注于骨或关节，发为本病。

现代医学认为骨关节结核，常因体内已有结核病灶，进而侵入骨关节，形成本病。骨关节结核病灶，常以骨质受损破坏为特征，所以，虽经治疗，也易遗下残疾。

中医药治疗骨痨，虽有许多方法，但单用中药治疗，还不能完全控制。叶先生在临床实际中体会到，结核病的治疗，宜先由现代医学进行抗结核的病因治疗，病情控制后，再配合中医药治疗，其疗效将大大超过单用西药的效果。现在该病已很少见。现将过去经验中常用的复方与单方介绍如下，仅供参考。

一、复方随证施治

1.归芪建中汤：当归、黄芪、芍药、炙甘草、生姜、大枣。上述6味，共水煎，去渣，再加饴糖一汤匙，冲化于药汤中服之。

适应证：骨结核初、中期，身体虚弱，营养不良，面色㿠白，腹部冷痛，喜温喜按，或者低热，盗汗，脉细弱无力，舌白苔薄。

2.《千金》内托散：黄芪、党参、当归、桂枝、川芎、防风、桔梗、白芷、炙甘草、皂角刺。

适应证：骨结核中期，局部隐隐酸痛，皮肤苍白，化脓病灶向周围发展，但迟迟不穿溃，全身虚弱疲倦，脉沉迟，细弱，舌淡苔薄。

3.痿躄汤：炙龟板、熟地、当归、川芎、芍药、薏苡仁、怀牛膝、鹿角霜。水煎，冲热黄酒少许。

适应证：腰椎骨结核，下肢运动神经受到损害，两脚麻痹，痿弱无力，行动不能或截瘫。

4.阳和汤：熟地、白芥子（炒）、鹿角片、麻黄、肉桂、炮姜、炙甘草。

适应证：骨结核中、后期，寒性脓疡未溃或已溃，全身虚弱，贫血，患部冷感，脓液稀薄，瘘孔久不收口，脉沉细微弱，尺部更甚。

以上四方均为成人用方，幼儿酌减，疗程 10~15 天，见效后改间日服以巩固疗效。长时期服药，剂量不宜过大。

5.香砂养胃丸（中成药）：党参、茯苓、苍术、白术、陈皮、香附、砂仁、甘草、白蔻仁、木香、厚朴，共为末，水泛为丸。

适应证：脾胃虚弱，食欲不振，消化不佳，因而营养不良。结核病主要在于增进营养，健脾开胃，这是非常重要的措施，必要时，可随时兼用本方。

二、简效单方

1.龟炭散（丸片）：龟壳、龟板放密闭容器中，烧存性，研细末，作散剂、丸剂或片剂均可，食后米饮汤送服。

适应证：骨结核的早中期、晚期，脓肿不拘已溃未溃均适用。肺结核及其他结核亦可用。持续服，有滋养肝肾，强壮筋骨，促使病灶钙化之功。本品符合"便、廉、验"的原则，而且用途广泛，药物和平，无副作用。实践证明，本方效果可靠，因特介绍，并举典型病例如下：

（1）友人范某之子，男，15 岁。胸椎骨结核，背脊曲突，两旁流脓，低热，盗汗，骨瘦如柴，呼吸迫促，咳嗽，多方医疗无效，试用此药。一个月渐见效，半年后痊愈。虽成了驼背，但身体康复。

（2）吴某，女，8岁。肩胛骨、胸骨、锁骨结核，流脓涓涓不绝，3年余不能收口，经检查为骨质坏死碎骨脱落，建议手术取骨。服本品配腹蛇、蟹炭合剂，并中药红升丹纸捻，扩大创口。碎骨自动排出，5个月后完全治愈。其他病例尚多，限于篇幅，不备举。

2. 蛇炭散（丸、片）制法、用量同上。

3. 蟹炭散（丸、片）同上。

4. 鹿角霜（丸、片）即提炼鹿角胶后变酥的残角。或用鹿角片烧存性，研细末亦可。

以上4种，可单用，亦可合并用2种或3种。但合用时应减轻剂量，即合剂之总量，每次3克，一日2~3次。

百日咳临床诊断及中药治疗

百日咳，是多在冬春二季侵犯小儿的一种传染病，病原是百日咳杆菌，感染到呼吸道中，引起了黏膜发炎所致。在中国古医书上称"鸬鹚咳"、"天哮"。俗名又称"蛤蟆咳"或"顿咳"。

本病初起的时候，和普通感冒咳嗽差不多，经过一个时期（10天左右），就渐渐发生阵发性的剧咳，咳时颜面潮红，头上的青筋（静脉）扛起，同时眼泪鼻涕也迸流出来，甚至大小便有时也会失禁。咳声有些像吹口哨，连连剧咳一声紧似一声的，好像换不过气来，这时，潮红的颜面忽然转为青紫色，十分难看，在这最紧张的关头，好像呼吸要停止了，但突然的吸足一口长气，喉中发生"嗷"的一声，接着就发生呕吐，吐出的是少量的或多量的黏痰，若在饮食后发作，则会把饮食物全部吐出来。在呕吐之后，咳嗽算是暂时停止，嬉笑如常。轻症一天发作三五次，重的则每天可发作数十次，甚至啼哭、嬉笑、饮食都会引起发作，使病儿得不到休息，非常痛苦。这种特殊的阵咳是百日咳的临床特征。

在阵咳发作几天或半月之后，因长期的剧烈咳嗽，病孩常常眼睑浮肿，带青紫色，同时因为呕吐影响了营养的吸收，于是呈现一种疲乏的颜貌，有经验的医生，常常可"望而知之"，当然我们不能仅靠这些临床症状，就给予诊断，甚至投以方药，还必须详细问诊和检查，写下病历，再作决定。

本病大都没有发热，年龄较大的儿童，在没有合并症时，大抵没有危险，可是很顽固，短期内不容易治愈。甚至在将近痊愈的时候，还咳出鲜血来。一般病程要经过二三个月，所以这个病名叫"百日咳"。

但是幼小的孩子患染此病，如不好好护理，每因感冒风寒，而引发"支气管肺炎"，发热气喘，以致危险。或拖延日久，因为没有很好地获得营养，而容易续发"肺结核"。

本病从前无特效药，（1953年时）用"金霉素"及"链霉素"，功效很好，不过这两种药品，价钱都很贵，而且不易购到。经验告诉我们，下面的一些中药处方，早期应用，也很有效，而且价廉随处可以买到。由于没有集体临床研究的机会，缺乏病例统计材料，无法比较其中的优劣。但这些处方都是有根据的，特提供出来，作为有关中医药实验研究的参考。

一、中药、中草药单方

1. 大蒜头：剥去皮膜，切细，每日约一两，开水一茶杯，浸泡二三小时，去渣，滤清，加入适量之冰糖（或白砂糖），以味甜为度，一日六七回，每回一茶匙，频频饮之。年龄大的患儿，再服多些无妨，幼儿还可减少些，或冲淡些，此药绝无流弊，治百日咳非常有效，一般服后即可减轻阵咳，宜连续服用，多服数天，效果才明显。此药不但用于治疗，在百日咳流行时，服此药可免传染（此点尚需进一步研究）。唯百日咳后期，有咳血症状时，不宜服，因本品有刺激性（此方为保加利亚的医生所报道，曾译载于《医药世界》，编者亦使用多次，颇有效果）。

2. 蚱蜢：每次约用二只，煎汤去渣，加糖，一日三四回分服。此药为友人叶心铭医师所报告，编者屡经应用，对于痉挛性剧咳，服二三日，其症即明显减轻。

按： 蚱蜢为农作物害虫，善跳跃，不能远飞，色灰褐，脚绿色，后肢特长，秋季田野草丛间很多，可收集干燥待用，本品又可治成人之支气管喘息病（即哮喘），每日30只左右，再加麻黄、甘草各二钱，煎服，1日分3次服下。

3. 南天烛种子：如用鲜品，5岁以内小儿，每日用一钱，10岁以内每用二钱，15岁以内三钱（干种子用量减少40%，力较逊），煎汤，适量加糖，一日分3回服。

按： 南烛子有红黄二色，黄的干燥后系白色，功较伟。

4. 刀豆甘草汤：刀豆子十粒，打碎，甘草一钱，加冰糖适量，水一杯半煎至一杯，去渣，不拘时，频服。在一日中饮服，分量较多亦无妨，服一二次即有效。此方据日本筑田医师称此方甚效，痊愈者有百例以上。

5. 柿蒂乌梅核汤：柿蒂四钱阴干，乌梅核中之白仁十个，切细，加冰糖三钱，用水二杯，煎至一杯，一日数回分服，连服数日，咳可渐减。

6. 车前甘草汤：车前草叶一握，甘草一寸长的三段，煎浓汤，一日二三回饮服，约服四五日即效。

7. 白葡萄之种子：焙燥研细粉，白砂糖水送服少许一日数回，有大效。

8. 南瓜种子：瓦上炙焦研细粉，红糖水调服少许，一日数回。

9. 酸浆之果实（俗名"挂金灯"）：瓦上烧存性，每服约一分，白砂糖水送服。

按：以上6、7、8、9四方，译自日本·野村瑞城著《民间疗法与民间药》。

10. 仙人掌：洗净，再用烧酒洗涮消毒后，以温开水冲洗去酒味，捣烂榨汁，每食后冲服一匙，连服三四日效（见日本·梅村共太郎《民间药用植物志》）。

二、中药处方

1. 麻杏石甘汤：麻黄二钱四分，杏仁三钱，甘草二钱，生石膏五钱，水两杯，煎至一杯，去渣，再加冰糖适量，一日3回分服（大人用量，小儿酌减）。

此方对百日咳有卓效，对支气管喘息，痉挛性咳嗽等均有极好的效果。此为汉代名医张仲景之名方，编者屡经应用，功效确实可靠，曾有百日咳患儿，剧咳甚时咳血，以本方二三剂治愈。有时加入款冬花、桑白皮各二钱，效更著。对急性支气管炎之剧咳，有轻度发热者，亦有卓效。恽铁樵先生盛赞此方，称为支气管肺炎之良药，亦见载于《日本家庭看护之秘诀》，并曾为桥本纲常博士爱用于哮喘患者之著名汉方。

2. 橘皮竹茹加减汤：竹茹一钱五分，橘皮一钱五分，苏子五分，甘草六分，半夏一钱八分，人参六分，生姜六分，大枣一钱，水两杯煎至一杯，去渣，1日3回分服。

此方为《金匮》之橘皮竹茹汤加减，日本大下叩石著《新汉方疗法》，称此为百日咳最有卓效之汉药处方，治验甚多。

3. 鸬鹚涎丸：（当时）上海中药店有现成丸药出售，每丸约为弹丸大，4岁以内小儿，每日1丸，5~6岁者两丸，纱布包，煎汤3回分服。此方亦麻杏石甘汤组成，不过略为加减，另用鸬鹚鸟的口涎做成丸子，治百日咳，颇有效。

4. 预防与护理：凡患此病小儿，在初期传染力最强，应与健儿隔离，但初期诊断困难，在当地有百日咳流行时，见小儿咳嗽，尤其在咳甚剧时，即应怀疑到本病，采取必要的隔离措施，以免传染他人。

重病咳嗽、呕吐太多时，须防营养障碍而致衰弱，引起合并症，给与少量而多次的流质食品，如鲜菜、鲜果汁、鸡蛋、瘦肉汤、豆浆、牛奶等。如天气晴和时，宜带病孩到野外去接触日光和新鲜空气，切勿始终关闭在室内，但寒冷有风时勿外出。

百日咳预防疫苗在流行期可用，能使小儿获得个人免疫力（1953年）。

皮肤病（荨麻疹、神经性皮炎、冻疮）治验

荨麻疹、神经性皮炎、冻疮均属皮肤病范畴。皮肤病的致病因素，主要为风、寒、湿、血燥、血瘀等。其主要病理

是皮肤因受上述致病因素侵害后，使局部气血津液发生异常变化，而出现痒、痛、灼热、干燥等自觉症状，以及丘疹、斑疹、水泡、红肿、糜烂、结痂、脱皮、结节等表现，但也因人而异。

荨麻疹，属中医的"瘄瘤""瘾疹""风疹块"。急性荨麻疹短期发作后多可自愈，慢性者则经常反复发作，迁延数月或经久难愈。神经性皮炎的特点是病变皮肤粗厚如牛皮、干燥、容易复发，也称"牛皮癣"、"顽癣"。冻疮，也称"冻伤"、"冻风"。好发于四肢手足背面、手指足趾及耳垂等末梢部位，患部呈红色或暗红色肿胀状，而且灼热、刺痒，严重者可溃烂。如《外科正宗》云："冻风者，肌肉寒极，气血不行，谓肌死之患也。"

以上三种病症均由外感风寒、或风热之邪，搏于皮肤，凝聚不散所致。如使营卫之气郁结不散，而现瘾疹；或日久风胜耗伤血液，导致血燥，使肌肤失养，产生风胜血燥之顽癣；或肌肤寒极，气血不行，水停血瘀，局部红肿，形成冻伤。其治法，当从祛风、清热、散寒大法入手。若见虚者，则当予培补，如益气、养血之类。总之，视患者具体之证候，灵活掌握，辨证论治，将获更好疗效。

一、荨麻疹（血热生风）治验

病案举例：

顾某，男，38岁，干部。

初诊：1972年1月19日。主诉：近一周来颈部、胸部及两上肢皮肤出现细小红色丘疹，瘙痒甚，越搔丘疹的范围越扩大，局部刺痒，赤热，搔后出血，夜间更甚，小便赤黄，大便偏干结，每日1次。舌红苔黄，诊脉弦滑数，西医诊断为荨麻疹，而叶先生诊为血热生风引起的风疹，治以凉血解毒，投犀角地黄汤加味（水牛角 50 克，生地黄 30 克，丹皮 9 克，赤芍 9 克，苦参 6 克，山栀子 9 克），4 剂大瘥。患者自以为痊愈，去浴室洗了 1 次淋浴，第 2 天复发瘙痒，匆忙又来复诊，嘱暂时不要频繁洗浴，仍以前方服 3 剂，从此痊愈。

按:《千金方》的犀角地黄汤是清血热的基本方。主药犀角价昂，且产量少，当时正值文革期间，而且在五七干校，犀角无法购入，故以水牛角代用，量用到 50 克，用来清心、凉血、解毒。地黄应以鲜品为佳，也因买入困难而改用生地黄 30 克，用于凉血、养阴、清热。本例药用的是赤芍，因为赤芍的凉血散瘀作用比白芍为优。临床上，叶先生遇到血热生风型的皮肤病时加用苦参与山栀子。他说，山栀入肺、胃、肝、胆、三焦、胞络六经，能泻三焦之火，用于皮肤疾患时一定要用生山栀。但山栀子中含有去羟栀子甙（geniposide）成分，口服时有轻度泻下作用，所以脾虚便溏者慎服。苦参大苦大寒，能祛风利湿，泻火凉血。药理实验证实 8% 浓度的苦参煎剂能抑制各种皮肤真菌的发育。但苦参味极苦，胃气虚弱者也须慎用。

二、神经性皮炎治验

病例举例:

1. 马某，男，70 岁，美术工作者。

初诊：1970 年 8 月 2 日。主诉：皮肤瘙痒已半年多，工作繁忙或精神烦恼时瘙痒更甚。颈项、胸部、两肘部内侧、两侧腹股沟等处的皮肤变粗变厚如树皮，尤其是颈项部最为严重。患部色红微紫，奇痒难耐，夜间更甚，导致睡眠不宁。其家属说，患者在睡眠中两手不停地搔抓，几经就医已确诊为神经性皮炎，经药物治疗少效，幸而患者体格尚健，且意志坚强，虽半年多瘙痒烦扰，饮食、睡眠尚好，大便干结，两日一行，小便色黄。据诉除皮肤瘙痒以外，他无所苦。患者体形瘦长，筋骨型体质，无烟酒嗜好。诊其脉细数，舌红苔白微带黄腻。证属心火内炽，血热生风。治疗从清热凉血、祛风止痒着手，故以茵陈苦参汤加减。处方：绵茵陈5钱，山栀子3钱，苦参3钱，地肤子5钱，丹皮3钱，赤芍3钱，白鲜皮3钱，蝉衣2钱，天虫3钱。嘱服7剂，如有效则原方续服7剂，一剂药中加水两升煎煮，尽可能多量服用，以利热毒从便中排出。半月后，患者喜形于色地来复诊，谓痒已减去十分之五。现虽痒亦自能控制，不必搔抓，并称药汤喝得很多，每剂药煎3次，每次饮3~4大碗，因此小便清长而量多，大便已调整为1天1次，不干结。仍以原方加炒麦芽3钱，山楂肉3钱，续服1个月。患者再来就诊时称皮肤的瘙痒已大有减轻，患部增粗变厚的皮肤也较前变薄了，唯肘部及腹股沟处内侧的皮肤仍粗厚，因嘱其间日或间两日服药1剂，以肃清残余，巩固疗效。约3个月后，肘部与腹股沟的皮肤也恢复正常而竟全功告成。

按：经云"诸痛痒疮，皆属于心"，叶先生认为皮肤病的发生与心烦思虑，导致心火，产生血热关系很大。本例患者被西医诊为神经性皮炎而治疗无效。叶先生诊为心火内炽、血热生风，而以茵陈苦参汤加减清热凉血，祛风止痒。方中绵茵陈、山栀子、苦参、白鲜皮以清热利湿；丹皮、赤芍凉血，加入蝉衣、天虫以增祛风之力。因颈项、胸部等处的皮肤变粗增厚，为了加强疗效，嘱患者多加水煎服。因本方中苦寒药较多，苦寒药久服易伤脾胃，叶先生在处理最后 3 个月内的巩固治疗中，处方里加入炒麦芽与山楂肉。本例为顽固之神经性皮炎，不仅辨证适当，且患者耐心坚持服药，约 4 个多月的治疗而痊愈。

2. 张某，男性，63 岁，文艺工作者。

素体健康，瘦长型，筋骨型体质，无烟酒嗜好，1970 年 8 月 23 日初诊，主诉：皮肤瘙痒已半年，两臂、胸部及颈项、两腿股、腰际、腹侧皮肤几乎都变粗糙，如树皮样，尤其于屈侧及颈间皱缩变厚，奇痒难耐，晚间更甚，导致睡眠不宁，其家属说，患者在睡梦中搔抓不停。某医院皮肤科确诊为神经性皮炎，但无药物治疗。患者体质健壮，求医心切，虽半年来多为瘙痒所扰，纳、寐尚好，并称除此外，余无不适。诊其脉沉细而弱，舌苔白、微黄腻，口渴，小便少，色黄，大便 2～3 日 1 行，倾向于干结。皮肤干燥。按中医辨证属于实证，风热类型，乃处方予以消风散加减。当归、地黄清血热以润燥，知母、石膏除烦渴，荆防、蝉蜕去风热，苦参凉血散热。嘱多加水煎药，多量饮服，先服 7 剂，药后如觉有效，则原方可继续服。

1970 年 9 月 10 日二诊，患者十分高兴，自诉：初服 3～4 剂，瘙痒反更加剧烈，7 剂以后，渐向好的方向转变，服药已 15 剂，目前痒已减去一半，虽痒，尚能自忍，并称药虽苦，但能坚持服药，药汤喝得很多，每剂药煎 3 次，喝药 3 大碗，尿多而质清，大便每日一次。检视皮肤，仍然枯燥，搔抓则落屑，舌之黄苔已化去，脉濡细。拟方，仍以原方略予加减，去荆芥、防风，加天虫、白鲜皮、茵陈蒿。同年 10 月下旬三诊，瘙痒基本上消失，患处皮肤稍稍变薄，仅屈侧皱褶处尚存在硬皮疙瘩，脉象、舌象、大小便等渐复正常。处方以温清饮加味，嘱间日服或间两日服药 1 剂，以滋养润燥，清热熄风，肃清余邪，巩固疗效。约经 3 个月后，随访患者，称已痊愈，不服药矣。检视其残存的皮肤疙瘩，已完全消失。

3. 王某，男，38 岁，干部。

1972 年 7 月 8 日初诊，主诉：近数天上肢及胸项皮肤发生细红色丘疹，甚痒，且越抓越多，皮肤腥红，赤热，夜间更剧烈，小便赤黄，大便干，每日 1 次，脉象滑数，舌薄白，尖红，患者体型瘦弱，面色淡白，呈焦虑颜貌，奇痒烦躁，夜间不得睡眠。检视其搔抓患处时，见患皮显红晕赤热，类似荨麻疹，也可能是神经性皮炎。中医证候属于血热、血虚生风类型，处方以茵陈丹栀加苦参、木通以清血热兼利湿。嘱先服 3 剂，以观效果。

7 月 15 日二诊，据称，前方服药 1 剂见效，3 剂后患部基本消退了。自以为已经痊愈，去浴室洗了 1 次澡，第 2 天又复大发作，一夜不得睡眠，搔之大量流水，全胸及颈间丘疹密布，焮红如妆，舌尖绛红起赤瘰，咽扁桃体发炎，口渴，认为伴有新外感，与原方加生地、银花、连翘，嘱服 3 剂，并嘱暂时不要洗浴，防止风寒刺激。

7 月 18 日三诊，瘙痒流水处已渐结痂，新的丘疹不复续发，痒已大减，夜眠仍不安，患者素有失眠症，此次已如惊弓之鸟，急急忙忙又来复诊，要求药方开得重一些。考虑到患者体征，有神经过敏现象，且属渗出性体质，为处方以原方加龙牡，6 剂而愈。

三、防治冻疮验案

病例举例：

1. 杨某，女，17 岁，学生。

14岁月经初潮，开始时，间隔三四个月1次，现仍二三个月1次，量少色淡，经期腹痛，手足厥冷。每年患冻疮，耳轮、手腕、足趾，初冬即发生，溃烂后至春季尚不易愈合。时在初冬，患者因月经病来诊，诊得脉象极细而迟弱，苔微白。形体纤长瘦弱，肤色苍白，四肢冰冷，手背红肿，冻疮已形成。处方用当归四逆合桂枝茯苓汤方，2剂腹痛著减。这次经行较畅，色鲜红，复诊去桂苓汤，专用当归四逆汤，嘱服12剂，冻疮不溃烂，且较快消散，同时手足已转温暖。嘱保存此方，每年冬季煎服10剂作预防冻疮之用，其每年必发之冻疮，竟从此不复再发，而苍白之皮肤，厥冷之手足以及月经不调及腹痛等，竟因之而得治愈，当归四逆汤确有防止冻疮之功，且有改善体质之效。

2.姜某，男，9岁，小学生。

两脚患冻疮溃烂，其父背负之来诊，已不能着鞋袜，用棉絮包裹，检视之，足背肿烂流血水，足趾紫黑，如脱疽状，趾甲几欲脱落，触之则剧痛号哭。据称曾经多方治疗无效，并说该儿年年患冻疮，今年更甚，诊察之下，皮肤血色不华，面色㿠白，两手脉象细而涩，胫冷至膝，手冷至肘，饮食二便无异常，给于补贴紫云膏（系紫草根、当归、麻油、黄蜡等制剂），每日更换，内服当归四逆汤2剂而痛减，6剂后手足回温，旬日后溃疡逐渐愈合，嘱每年霜期后即服此方10剂，用以预防冻疮，第2年服药后，冬季果不再发。

当归四逆汤是仲景经方，《伤寒论·厥阴篇》云："手足厥寒，脉细欲绝者，当归四逆汤主之。"处方为当归3两，桂枝3两（去皮），芍药3两，细辛3两，甘草2两（炙），通草2两，大枣25枚（劈）。以上7味，以水8升煮取3升，去渣温服1升，日3服。

按：古之 3 两约当今之 3 钱，本条经文，不言伤寒云："盖有别以伤寒亡阳而致手足厥冷者，论者谓本方是肌表活血之剂，可见本条是指卫阳虚寒体质，气虚血弱之证，观于次条，若其人内有久寒者，以当归四逆汤加吴茱萸生姜汤。"所谓内有久寒，系指内有胃寒停饮呕吐等证，以此例彼，本条显示外有久寒，即体质之属于阳虚血弱者。本方是桂枝汤之变方，即桂枝汤方中去生姜换细辛，加当归、通草，故治血脉涩滞，紫斑痒痛，腰脚拘挛，贫血，神经痛，及妇人虚寒，月经不调，腹痛，手足常冷，易患冻疮等。用以祛外寒，温血行，具有兴奋末稍神经，改善血液循环之功效，确为不可忽视而值得推广的良方。

经闭的诊治体会

妇人确非怀孕而月经闭止不来潮者，以茜草根为君，用量每日至少 8 钱，亦可加至 1 两 2 钱。配合当归、川芎、丹皮等。如血虚者，加生地或熟地，气虚者加黄芪；如果体质壮实而有大便闭结脉实者，加桃仁、大黄，为了促使通经作用，药汤用热黄酒兑服，疗效较著。有的无其他症状而单纯月经闭止者，仅用茜草根 1 两浓煎后冲入热黄酒半杯，往往一二剂即来潮。

按：茜草的应用，它的功效与用量有一定的关系。《名医别录》主止血内崩，下血跌折等；《大明本草》主月经不止及扑损瘀血、疮痈脓疡，酒煎服；李时珍则谓：通经脉，风痛活血行血。经验证明，小剂量二三钱止血，大剂量八钱至一两余则行血通经，于此可见古人的记载并不矛盾。

痛经的诊治体会

月经来潮期，腹痛腰酸，甚则乳房胀痛，同时有经行不畅的症状时，主药以藏红花为君药3~4分，配合川芎、丹参、当归、制香附等，轻煎热服。亦可加些黄酒，可后入，不要煎，煎则酒性挥发，失去作用。如痛经属于"肝气不条达"（功能性），即无器质性病变者，即单用藏红花3~4分，开水半杯浸泡2小时，呈黄色之汤液，趁热饮服，数次即效。如子宫前屈或后屈以及有器质病变者效果不著。孕妇忌用。

藏红花为通经药，并有镇静作用，对于月经困难（来潮不畅，延迟），下腹部胀痛，郁闷，胁肋胀，烦躁，肝郁症状明显者有卓效。

消化道癌症的治验与体会

临床辨证论治时，就是针对气滞、火郁、痰凝、血瘀的病理过程，予以相应对策，即理气、降火、化痰、行瘀四法。后期，病人以正虚为主，则重在治本，予以滋阴润燥或补气温阳。但必须注意邪实与正虚之间的相互转化关系。采用攻补兼施之法，分别主次，适当处理。同时适当采用必要的辨病抗癌中药。总之，叶先生诊治癌症经验告诉我们，治癌必须从三方面入手：①本着病人在不同时期出现的各种不同的症状，针对性采用准确的辨证论治原则进行投药，以改善症状，提高生活质量；②本着癌症病人病程长、体质弱、正气虚的特性，针对性采用适当的扶正固本措施，以提高免疫能力及生理机能，以抵抗癌细胞的毒害及耐受放（化）疗的副作用，安全度过放（化）疗期；③本着直接或间接杀死癌细胞，达到彻底治疗病人的目的，针对性选择比较有特异性的抗癌中（草）药，以提高临床疗效。如 W.T.T.C（藤瘤、诃子、菱角、薏苡仁的配方）就是抗消化道癌症较好的中药方剂。综上所述，只有三管齐下，才能取胜有望。

一、食管癌的治验

病案举例：

刘某，男，82 岁，干部。

1984 年 9 月 5 日初诊，2 个月前开始剧烈呕吐，高烧虚汗，右胁部疼痛，住鼓楼医院。B 超见胆中区有泥沙状石子，按胆囊炎方案治疗，症状消失，出院后，体力逐渐恢复，食欲亦改善。8 月 29 日，突然又发病，一天吐血 3~4 次，胃镜检查发现食管下端有 3 处溃疡，病理检查见癌细胞，诊断为食管癌早期。目前体质尚好，食欲亦可，食流质并输液。放疗后，长期便秘，口干，夜里 12 时左右舌干尤甚，诊左脉弦滑、浮，右脉细，舌苔白厚腻而燥，舌边齿印。予大柴胡汤合大承气汤再加抗癌中草药。

北柴胡 6 克，黄芩 5 克，姜半夏 6 克，枳壳 6 克，大白芍 8 克，甘草 5 克，薏苡仁 9 克，诃子 3 克，紫藤条 5 寸（自加），另生锦纹军 6 克，风化硝 10 克（开水冲服），潞党参 6 克，白花蛇舌草 10 克。嘱服 2 帖。

9 月 7 日二诊：药后次日早起大便 2 次，成形，自觉症状大为改善，口干减轻，睡眠佳。舌苔仍白厚。原方去硝黄，仅大柴胡汤加减，加抗癌中草药再续服 2 帖。

北柴胡 9 克，黄芩 6 克，法半夏 6 克，生甘草 5 克，西洋参 3 克，（另）炒山栀 8 克，白花蛇舌草 10 克，蒲公英 10 克，生薏苡仁 10 克，诃子 3 克，瓜蒌仁 9 克。嘱服 2 帖。

另：薏苡仁 12 克，紫藤条 5 寸，诃子 3 克，野菱 5 只。煎水，代茶。

9 月 10 日三诊：1 天大便 2～3 次，食欲佳，吞咽较顺利，改半流质饮食，口干，内火盛，舌苔微黄腻，右脉小弦，大滑，左脉缓实，大滑，肝胆疏泄不利，偏实，阳明里热证，再以大柴胡汤加减，原方续服 3 帖。

9 月 13 日四诊：服 3 帖后，大便由过去黑干转为成形黄便，每日 2 次，口干不明显，尿淡黄色。血液检查结果：红细胞数：8 月 29 日 334 万 / 立方毫米，9 月 7 日 390 万 / 立方毫米。白细胞数：9 月 3 日 7150/ 立方毫米，9 月 7 日 4400/ 立方毫米，9 月 12 日 5400/ 立方毫米，原方加减，续服 3 帖。

9 月 15 日五诊：昨日会客，放疗后疲劳，上半夜睡眠差，口干明显，胸口发热。今日大便 3 次，成形且畅，尿次多，量中等。白血球数 4900 立方毫米。左脉弦滑，右脉弦细，因津液受伤，致口渴，舌干，尖红，唇紫，舌苔中央、根部黄厚。

拟原方加减，重养阴生津之品，续服 2 帖。

鲜石斛 12 克（或霍山石斛 10 克），西洋参 5 克，小川连 3 克，黄芩 6 克，北柴胡 10 克，大白芍 8 克，生甘草 5 克，半枝莲 15 克，仙鹤草 16 克，白石英 10 克。

另：诃子 3 克，菱角 10 枚，紫藤 5 寸，苡仁 9g，石见穿 20g。以上五味，共水煎，代茶。

9 月 19 日六诊：药后效果很好，口已不干，胸口也无发烧感，食欲佳，大便每天 1～2 次，尿每日 10 余次，舌苔还是黄厚，原方继续服用。

9 月 30 日七诊：精神尚好，放疗已 10 次，阴津受损而口渴，但食管吞咽顺利，舌苔中央部仍黄厚，左脉弦、滑，体温正常，右胁部仍敏感，但无痛，肝胆部分余滞未清，大便虽每天1次，但偏干。仍以前方出入，兼疏肝胆之滞。

北柴胡9克，黄芩6克，枳壳8克，炒山栀9克，小川连3克，白芍6克，生甘草5克，仙鹤草16克，白花蛇舌草10克，西洋参3克，决明子12克。续服7帖。

10月17日八诊：已停止放疗，间歇2周。有疲倦感，口干，微微干咳，痰少，体重58公斤。血液检查：白细胞数5000~6000立方毫米，血小板8~9万/立方毫米，大便日1行，舌苔白、中央厚，脉迟且软。

金石斛9克，广皮6克，茯苓9克，生绵芪12克，白术6克，生甘草5克，制半夏6克，生麦芽10克，神曲9克，潞党参6克，北柴胡9克，炒山栀6克。续服7帖。

11月23日九诊：11月11日出院，曾去上海复查，食管处癌组织已消失，继续进行减轻剂量的放疗（一疗程）。每天服"扶正抗癌"冲剂1包，放疗反应轻，有时放疗后仅仅胃里有轻度不适感，味觉尚好，口微干，大便每天1次，舌苔中央白腻，脉弦。方守原意，以资巩固。

金石斛12克，云苓10克，薏苡仁12克，炙甘草5克，白芍6克，淡芩6克，川连4克，炒山栀6克，北柴胡6克，枳壳9克，法半夏6克，另西洋参2~3克。续服10帖。

二、肠风（肠癌）治验2例

（一）肠风（直肠癌）

张某，男，67岁，教师。

患者从1964年6月开始，大便不规则，便秘与腹泻等症状交替出现，有时大便的表面带少量新血，因患者原有痔疮（内痔），所以并未介意。2～3个月后，便秘与腹泻频繁发作，大便中带血以外有时还有黏液。在南京市内的江苏医院外科做肛门指诊检查示：肛门以上约4厘米的部位触到一肿块，质硬，表面略有高低不平，肿瘤组织的细胞学检查发现癌细胞。诊断为：直肠癌。

因为肿瘤距离肛门仅4厘米，如手术切除时，肛门也一并切除，另做人工肛门，患者拒绝做手术，要求用化学药物治疗，但经过一个疗程的化疗，副作用很大，剧烈呕吐，食欲很差，全身疲倦，脱发，白细胞数下降，江苏医院无法再进行第二疗程的化疗，转该院中医科就诊于叶先生。

诊时，患者面色萎黄，全身倦怠，腹痛，腹泻（1日10次左右），毛发稀少，脉细濡，苔白质微红。此乃正气衰弱，余毒未尽。治则：补气养血，佐以解毒抗癌。方拟八珍汤合WTTC方。

白人参五钱，炒白术三钱，云茯苓三钱，生甘草三钱，生地黄三钱，炒白芍三钱，全当归三钱，炒川芎二钱。薏苡仁五钱，紫藤瘤三钱，炙诃子三钱，干野菱三钱，水煎服。

服上方后，身体一般情况有好转，1个月后配合做第2疗程的化疗，但每次化疗中，胃脘胀满，食欲不振，恶心呕吐，腹胀便秘，全身乏力，头晕目眩，心悸胸闷，动则出汗。

上方加刺五加3钱，继续服用3个月后，外科做肛门指诊检查，发现肿瘤的大小基本没有什么变化，质地仍坚硬。患者的临床症状有不同程度的改善，化疗中或化疗后，胃脘虽仍有饱满感，但可勉强进食，恶心呕吐、便秘、疲倦感均有缓解。血液检查，白细胞和血小板的数量虽低，但勉强还能维持化疗。

服上药共 3 年多，配合化疗 9 个疗程，在这期间，直肠癌组织几乎没有变化。1967 年 11 月 5 日发现直肠癌向肝脏转移。于 1968 年 2 月 27 日去世。患者自直肠癌被诊断以后，存活 3 年 8 个月。

按：本例被诊断为直肠癌时，癌组织没有转移到肝脏，因患者拒绝手术，直肠的癌组织浸润到什么程度，无法了解，叶先生痛心地说，直肠癌是腺癌，错过手术机会，极为遗憾，一般来说腺癌对化疗不敏感。这次依靠中医中药配合化疗，患者存活了 3 年余。在治疗过程中，癌组织的大小与质地几乎没有变化，也就是既未增大，也没缩小，是中药的效果，还是化疗的效果，或者是两者共同的效果。也许另一个因素是患者年龄已 70 岁左右，机体的新陈代谢与激素水平处于较低水准，癌组织的生长发育的速度也相对减慢。

叶先生采用八珍汤来补气养血，用 WTTC 方来解毒抗癌，WTTC 这张处方原是日本千叶大学医学部中山恒明教授的经验方，其抗癌机理尚未阐明，据中山教授的经验，此方对消化道癌有一定效果，其中消化道癌的手术后，以及晚期癌患者都可以使用，问题是紫藤瘤很难采购到，本例患者的处方中的紫藤瘤是叶先生得到中山植物园（中国科学院南京植物研究所）的协助而购到的。

本例患者在治疗中，癌组织并未消失，也未缩小，但却带癌生存了 3 年零 8 个月，癌组织处于相对静止状态，通过叶先生的中医中药治疗，以及西医的化学治疗，没能消灭全部的癌细胞，但中医的补气养血，解毒抗癌之法，有可能使患者体内的正气越来越充实，也就是提高了机体的免疫功能，防止了转移，同时维持骨髓的造血功能和胃肠的消化吸收功能，保证化疗的顺利进行。加上患者的高龄，新陈代谢相对低下，因此，癌组织的生长比年轻人的要缓慢，其机制还有待进一步研讨。

（二）肠风（结肠癌）

刘某，男，51岁，干部，初诊1975年7月4日。

患者从1974年底开始，经常出现腹痛，交替性腹泻与便秘，有时便中带血和黏液，体重逐渐减轻，全身乏力，1975年4月6日在北京日坛医院（即中国医学科学院肿瘤学院）做X线钡剂灌肠检查，提示降结肠的上段有充盈缺损，诊断为降结肠肿瘤，于1975年4月15日行腹部探查手术，打开腹腔发现降结肠的上部有3厘米×2.5厘米大小的肿瘤，色灰白，质硬，癌组织已浸润邻近部分网膜。冷冻切片的病理报告为"恶性肿瘤"。术中当即将肿瘤及肉眼所见转移淋巴结尽可能做了切除。术后的正式病理报告："结肠腺癌，周围组织与淋巴结转移。"

手术后用5-FU等化学疗法，同时，用东北红参煎汤服用。腹痛、腹泻、便秘等症状也渐渐消失。但过了2个多月后，上述症状又重复出现，且逐渐加重。日坛医院认为是"结肠癌复发有可能是广泛的转移所致"。因为结肠癌是腺癌，化疗和放疗的效果都不理想，加上患者的体力又不佳，只好回江苏用中药治疗。

诊察：面色少华，体弱少言，食欲不振，口苦且腻，左侧腹部隐隐作痛，每日大便5~6次，不成形，有时大便带血或黏液，大便时有里急后重感。诊其脉滑数，苔黄舌红。证属湿热蕴结肠腑，手术与化疗所致气血两虚。治则清热利湿，益气和血。

处方：芍药汤合归芪汤。

全当归 5 克，赤芍药 5 克，炒大黄 5 克，炒黄芩 5 克，川黄连 5 克，薄肉桂 1 克，炒槟榔 5 克，广木香 5 克，生甘草 3 克，绵黄芪 5 克。连续服药 3 个月，并嘱暂停服用人参。体重增加了 3 公斤，上述症状逐渐好转，不仅面色和精神改善，腹痛也减轻，大便的次数减少，但便中血和黏液仍时常出现。

以上处方加山豆根 6 克（因山豆根味苦，研细后装胶囊口服），坚持服用 3 年余，患者各方面症状均有缓解。基本达到临床治愈。

按： 大肠癌中直肠癌与乙状结肠癌约占 70%，而降结肠癌只占 5% 左右，随着饮食习惯的改变，大肠癌的患者正在逐步增加。早期大肠癌与转移癌的治疗效果和结局完全不一样，直肠癌的患者，医生的肛门指诊可以较简单地检查出，而乙状结肠以上的大肠癌的检查不如肛诊那么简单，所以容易误诊。关键的症状是大便形状的异常和大便中带血以及原因不明的贫血，应引起警惕。

本例患者因错过早期诊断，造成癌症的扩散。剖腹手术后行化疗，因癌组织有转移，当时一般情况较差，叶先生辨证后采用芍药汤以清热利湿，用归芪汤以益气和血，方中当归、赤芍和血，大黄、黄芩、黄连清热利湿，肉桂、槟榔、木香理气消导，甘草缓中，黄芪补气。看上去方药很普通，因当初患者的一般情况不好，叶先生未用大量清热解毒的中药，只用此合方来调整机体内的负平衡。连服 2 个月后各症状有所改善后，再从上方中加山豆根 6 克，这里的山豆根用的是豆科广豆根（越南槐）（Sophoratonkinensis Gagnep.）。叶先生认为这种山豆根所含的有效成分之一苦参碱对于消化道癌症有效，但是临床治疗中应用这种山豆根经常有中毒病例的报告，主要症状有：恶心呕吐，头晕，头痛，大量出汗，行走不稳等。从药理学来分析有效成分的苦参碱和金雀花碱有类似烟碱的药理作用，能使植物神经系统发生兴奋而出现上述症状，严重者会发生痉挛，呼吸困难而造成死亡。凡是服这种山豆根中毒，都可能是超量所致，叶先生认为每一次量应小于 9 克才是属于安全量。

特别要指出的是，人参少量使用可以增强癌症病人的免疫能力，有助抗癌，但如果大量使用的话，势必适得其反，反而促进癌细胞的生长，所以癌症病人使用人参应特别慎重。

腹诊方法及治疗举例（1982 年）

中医"腹诊"，与"脉诊"一样，都属于四诊之一的"切诊"。脉诊，就是"按脉"；腹诊，就是"按腹"的诊法。除《内经》《难经》等记述了一些腹诊外，后汉张仲景《伤寒论》六经辨证对于腹诊也有具体的论述，四川宝顶石窟，尚有雕刻的"仲景诊腹图"。不知何故，唐宋以后的医书绝少腹诊的记述，其为旧礼教束缚所致，概可想见。

腹诊的临床意义，主要是鉴别体征的虚实，诊查瘀血、痰饮、水气等病证，《伤寒论》载有"胸胁苦满""心下痞硬""痞坚""腹满""腹部动悸""小腹急结""少腹不仁""奔豚上冲"等"腹证"，这些腹部的证候是看得到、摸得着的，足以说明腹诊的客观性和可靠性。但是要取得完整的诊断，须结合脉诊、舌诊。腹诊虽比较重要，却不能完全取代脉诊。急性热性疾患，以脉证为主；慢性无热性疾患，腹诊较之脉诊更重要。要取得完善的诊断，四诊不能缺少其一。

腹诊的方法，先让病员仰卧于诊察台上，放松四肢（下肢伸直，必要时屈膝），宽解衣服。医师立于右侧面，以右手四指或拇指、掌心贴近患者腹壁，轻轻按抚，自胸而腹，自左至右。先按表面，以候腹壁之松紧；次略重，以候胸胁之有无苦满，腹肌之有无拘挛、紧张、或擦过性疼痛；最后重压，以候肋骨弓下及腹底（深部）有无抵抗、压痛、硬结肿块等。医师的手在诊前要先温之，避免冷手突然触及，惹起腹肌挛缩，甚至腹肌反应性抵抗而变硬。兹就笔者临诊时应用腹诊的经验，撮录数则，以见腹诊对于我们临床有确切的帮助。

一、脏躁（植物神经功能失调）

王姓女，21岁。形体肥胖，性情抑郁，屡次发病，突然全身痉挛，四肢抽搐，不省人事，数分钟后渐苏醒，不吐白沫，精神病专科诊断，不是癫痫。诊之，脉沉细不畅，面容苍白，微呈贫血状。据述发病前必失眠、悲伤欲哭，独处房中，怕见外人。腹诊："胸胁苦满"著明，腹部左侧动悸亢进，腹直肌拘挛紧张。此属"脏躁"，予柴胡加龙牡汤，药后虽见效，发病次数减少，但仍然要发作。复诊时，腹部挛急动悸甚，而神情异常急迫紧张，乃加入"甘以缓急"之法，即在前方中加用甘麦大枣汤，服药7剂，效果明显。前后服药20余剂，基本治愈。

二、寒实结胸

周姓小孩，3岁。急性肺炎，高热悸搐，经某医院抢救，注射抗生素，并用冰帽，热退后出院，瘖哑不言，不啼不哭，不咳不喘，不食不眠，予饮料，略能咽下，如此已数日。诊时，面色苍白，脉沉细而滑，舌苔薄白，鼻根露青脉，神志清醒，眼珠转动，偶有太息呻吟，欲吐不吐之状，按之心下痞硬，上腹肌紧张，稍加压，即呈蹙眉欲哭样，腹直肌挛急如筋，指、趾尖凉冷，此属"寒实结胸"。《伤寒论·太阳病篇》云："病在阳，宜以汗解之，反以冷水噀之，若灌之，其热被劫不得出……寒实结胸，无热证者，与三物小陷胸汤，白散亦可服。"因与桔梗白散 6 分，先以 1 分末汤调、少少灌之，不知，稍增量，以得吐或下为度。药后，先吐黏痰，继即泻下，旋即高声哭叫，而疲惫欲眠。

三、热实结胸

徐姓女，41 岁。有胃病史。时值夏季，不慎口腹，复感外邪，热多寒少，类似疟疾，旋即但热不寒，烦闷呕吐。诊时，自言胸闷欲死，烦乱叫喊，大便已五六日未下，因怀孕 3 月，医者投鼠忌器，不敢用药。诊脉沉弦而实，舌苔白厚而腻，罩黄苔湿润，口渴不欲饮，发热不高，自谓腹痛，按之，痛在胃脘，胸胁间胀满，膈内剧痛，短气躁烦，上腹部硬满而痛，此属"热实结胸"。经文有"有故无殒"之训，径与大陷胸汤合当归芍药散（制甘遂末 1 克分冲，生大黄 10 克后下，风化硝 12 克分冲，当归、白芍、泽泻各 6 克，白术、茯苓各 8 克，川芎 5 克）。服后呕吐痰涎，大便畅下，痛苦顿释，继以小陷胸汤加味调治，逐渐而愈。

肾盂肾炎证治体会

肾盂肾炎的原因，主要是细菌感染所引起，常见的是大肠杆菌。感染的途径，是从尿道、膀胱、输尿管而上达于肾脏。多发于女性，病情有急性、慢性或反复慢性急性发作，也有并发高血压、肾功能减退而发展为尿毒症的。由于患者体质不同，感染病邪之不等，因而其症状表现也自然就多种多样。

中医治疗，根据仲景学说"知犯何逆，随证治之"，也就是要辨别虚实寒热、轻重缓急等具体证候，依据证情而施以方药，古人叫做"证治"，某某证用某某方。如果"方"、"证"相适应，其效即显，这是中医治疗的特点，与西医治疗本病着眼于细菌是最大的不同之点。根据叶先生的经验，治疗肾盂肾炎以经方猪苓汤为常用的主要方剂。但是根据病情有时用加味方，有时用合方。总而言之，猪苓汤是一个常用的主方。叶先生认为，这个方剂的猪苓、茯苓、泽泻，是淡渗利水药，也就是无刺激性的利尿剂，阿胶、滑石，不仅止血、利小便，而且具有缓和刺激的作用，对本病之尿路刺激症状如尿频、尿急、尿痛，以及血尿等，比较合拍。如急性发病而引起的尿痛、尿血、高热，体质壮实，脉象数实有力，舌苔黄厚腻，大便秘结者，则与八正散合方，可以大大加强利尿清热解毒作用。大黄不但通便泻火，而且抑菌消炎，可获顿挫之效。亚急性期尿热涩不利，内热心烦口渴，脉细数或口疮、舌痛、舌尖红者，猪苓汤合钱氏导赤散，治其"心热下移于小肠"，因此时已有阴虚倾向。生地、竹叶，凉血解热养阴清心；木通、甘草利尿缓急。

曾经遇到过1例患慢性肾盂肾炎的中年妇女，久病不愈，形躯消瘦，肤色苍白，全身极度衰弱，时时发低热，手足心烦热，口渴，舌苔薄白，尖红起刺，脉细弦数，心烦不得眠，多梦纷扰，腰痛，脚肿，小便热涩不利，赤白带下频频，经某医院诊断，认为有肾及膀胱结核可疑，经中医、西医多方治疗，悉皆少效。叶先生予猪苓汤合萆薢分清饮，效果不显，后考虑到《局方》清心莲子饮，主治"上盛下虚，心火上炎，心烦，口渴，妇人积热，崩带淋漓"等症，借以移治本病，出乎意外地获得奇效。后来又以本方治愈1例13岁的女孩。用本方的依据，是"上盛下虚"，所谓上盛者，乃上焦心热盛，下虚者，是下焦肾气虚，表现为下焦泌尿系症状。此外还有一妇女，患肾盂肾炎，拖延日久，合并膀胱炎，小溲涩痛，带浊淋漏，痛苦不堪，失去了治愈信心。我教她自采鲜车前草，大量煮汤喝，每天喝3大碗，不到1个月，居然不花分文解除了长达一年有余的病痛。车前草不仅有利尿作用，还有清热解毒的消炎功效。

"厥逆"证治病机的探讨（1962年）

"厥"是中医学的一个证候名，亦称"厥逆"。厥之为病范围较广，有"四肢厥逆"，简称"四逆"。有"下厥上冒"，或称"昏厥"。有寒厥、热厥、痰厥、食厥、风厥、气厥、脏厥、煎厥、薄厥、大厥、蛔厥、尸厥等。致厥的病因不一，厥逆的症状总的来说，可以归纳为下列三种类型：四肢厥冷；外厥冷而内烦躁；卒然昏厥，不知人事。

例如：①《内经》云："厥之为病，是暴冷。""寒厥之为寒也，必从五指而上于膝。"《伤寒论·厥阴病篇》云："凡厥者，手足逆冷者是也。"这是古代医学对厥的第一种类型的定义。②《内经》云："厥之为病足暴冷，胸若将裂，肠若将以刀切之，烦而不能食，脉大小皆涩。"又云："汗出而烦满不解者，厥也，病名风厥。"《伤寒论·厥阴病篇》："大汗出，热不去，内拘急，四肢疼，复下利，厥逆而恶寒者，四逆汤主之。"又"伤寒，脉微而厥，至七八日肤冷，其人躁无暂安时者，此为脏厥。""蛔厥者，其人当吐蛔。"这是第二种类型的见证。③《素问·厥论》云："厥或令人腹满，或令人暴不知人，或至半日，远至一日乃知人者。"《素问·生气通天论》云"阳气者，大怒则形气绝；而血菀于上，使人薄厥。"《素问·举痛论》云"寒气客于五脏，厥逆上泄，阴气竭，阳气未入，故卒然痛死不知人，气复反，则生矣。""血之与气并走于上，则为大厥，厥者暴死，气复反则生，不反则死。"这是第三种类型，并说明了厥的病机。

《史记·扁鹊传》记载虢太子之尸厥证，亦属于上列病型的范畴。凡厥逆诸病，一般都是发作一些时间，自己会恢复过来的，故《伤寒论·厥阴病篇》有"厥五日，热亦五日，不厥者自愈"之文。厥虽然一般自会恢复过来，可是治疗不当的话，它的危险性是很大的，作为医师必须正确地对待这个问题。对于第一类的轻证既不能麻痹大意，对第三类严重病人，也不能惊惶失措。轻证治疗适当，可以促使它很快恢复，对重证病人进行正确治疗，的确可以起死回生。扁鹊治好了虢太子，虢君感谢曰："有先生则生，无先生则捐躯沟壑，先生诚起死人而肉白骨。"扁鹊曰："越人非能生死人也，特其人之不当死，越人能使起耳。"这不是扁鹊谦虚，因他有丰富的经验，正确地认识这种病的病机规律，而知其人之不当死。理论上虽然这么说，像这样的危重尸厥，不遇扁鹊，不作正确的医疗处理，终不免于死耳。

厥的发病机理究竟是怎样一回事呢？《内经》云："阳气衰于下则为寒厥，阴气衰于下则为热厥。"《伤寒论·厥阴篇》云："阴阳不相顺接，便为厥。"可见"厥"是疾病时"邪正相争"机体上反映了阴阳偏胜，营卫气血逆乱的现象。我们知道，人体是一个完整统一的机体，在正常无病的时候，体温的分布，血液的循环，内而脏腑，外而四肢，终是保持着相对平衡状态的，故《内经》云："阴阳均平……命曰平人。"但在病时，由于致病因素的"邪气"（外因），和人体抗病势力的"正气"（内因）相斗争，才发生了机体内部矛盾的病理作用。当人体内在的抗病势力不足时，出现阴阳的偏盛或偏衰及营卫气血失调的现象。营血为阴，卫气为阳，营血赖卫气以保护、调节，如卫之阳气不足，体温减低，血液循环减弱，首先表现为四肢末端呈现厥冷。故《内经》谓"四肢为诸阳之本"，"阳气衰，不能渗营其经络，故手足为之寒也"。

厥逆的症状，主要表现为"四肢厥冷"，甚则"烦躁吐逆，下利清谷"或"外寒里热"（肤冷烦热）或"上热下寒"（足冷神昏）或"热与厥相代，热深厥深"，这时与其说是"寒热错杂"，毋宁看做机体内部矛盾对立统一斗争反应的现象。营卫气血之逆乱，阴阳之胜复等，都是内因所起矛盾的变化，厥逆之所以会自然恢复过来，显然是机体内部矛盾暂时自行解决的现象。"厥逆"之出现烦躁发热等症状，仍然是虚性兴奋的反应，所以古人叫做"阴躁"，是真寒假热的现象。

厥逆发病的外在因素有多种，例如：外感、内伤、因痰、因气、因食、因蛔虫、以及因于误治等。而内在因子则主要在于"亡（无）阳"。经验证明，有因误汗或误下促使亡阳而致厥逆者。故仲景《伤寒论》中不止一次地告诫我们："脉微弱者，此无阳也，不可发汗"，"少阴病脉数不可发汗，亡阳故也"，"诸四逆者，不可下"，"阴已虚尺脉弱者，不可下之"，"伤寒下之，续得下利清谷，身疼痛者，急当救里，宜四逆汤"等，都是为了这个。欲验病人阳气的盛衰，莫贵于注意四肢之冷暖。《伤寒论》中经常提到"四肢温"、"指头寒"以及"脚挛急""蜷卧""四肢微厥""手足厥冷"等，这就是要我们警惕亡阳的辨证诊断。如果病情有亡阳先兆证候的时候，误用了汗下等治法，就可以促使厥逆的发病。试看《伤寒论·太阳病篇》："伤寒，脉浮，自汗出，小便数，心烦，微恶寒，脚挛急，反与桂枝欲攻其表，此误也。得之便厥，……"这是因误表而致"厥逆"的1例。我们知道"伤寒脉浮自汗出"，本来是桂枝汤证，可是这个病人有小便数，心烦微恶寒，脚挛急等阳衰征兆，应该用桂枝加附子汤，不料医师忽略了亡阳的证候，只简单地用了桂枝汤，非但病不解，相反促使阳亡于外而厥逆。又云："太阳病三日，已发汗，若吐、若下、若温针，仍不解者，此为坏病，桂枝不可与之也，观其脉证，知犯何逆，随证治之。"这里所谓"坏病"，是指治疗不得其法的变证，那时必须观察其脉象和证候，按照具体情况，作具体的分析，进行救误救逆的治疗。经方"辨证论治"规律有如此的森严，所谓"辨证"，一点也不能离开证候，"论治"一点也不能离开方药。经方据证候而施方药，反过来可以据方药推论病证。我们再根据厥逆证治诸方，来推求"厥逆"的病因和病理；四逆汤姜附甘草为回阳救逆之剂，"四肢厥逆"当然纯属亡阳虚寒之证。白通汤、白通加猪胆汁汤之治厥逆无脉、干呕而烦者，姜、附、葱白，仍然是回阳通脉之剂，加童便、猪胆是热药寒用之意，可知其纵有烦热亦属"阴躁"。吴茱萸汤之治，"少阴止利，手足厥冷，烦躁"等，是以呕吐为主而心下痞塞者，如阴证霍乱等类之属于胃中阳虚，寒饮痞塞而发厥逆者。茯苓四逆汤主治汗下后不解，厥而烦躁，其人必有心下痞与悸，小便不利等，其方以四逆加人参茯苓，可知其兼有饮邪。乌梅丸主治蛔厥，显然是蛔虫窜扰、酸痛、呕吐烦躁而致厥逆者。近年来，由于中西医结合，临床证明，乌梅丸能治胆道蛔虫病。中医学在二千余年前已经认识了这个病，病名"蛔厥"。

当归四逆汤主治手足厥寒而脉细欲绝，即《内经》所谓血凝于足则为厥，是阳虚血弱而四肢厥寒者，故用归、芍、桂枝、细辛等温煦血行之剂。本方用治习惯性冻疮有效，并有改善体质、预防冻疮之功（叶先生有经验事例见《江苏中医》九、十期合刊）。"伤寒脉滑而厥者，里有热，白虎汤主之"，这是"热厥"，虽同样有厥冷，是真热假寒的现象。"病人手足厥冷，脉乍紧者，邪结在胸中，心下满而烦，不能食，病在胸中，当须吐之，宜瓜蒂散"。这是食厥、痰厥之类，由于胃脘阻塞而致厥逆者。《金匮要略》杂疗篇："尸厥脉动而无气，气闭不通，故静而死也，治以菖蒲粉吹鼻、桂末著舌下。"此取其刺激开窍的疗法。所谓气闭不通，殆因七情而致厥逆者（叶先生经验病例，见《江苏中医》九、十期合刊）。

巢氏《诸病源候论·尸厥候》云："尸厥者，阴气逆也，此由阳脉卒下坠，阴脉卒上升，阴阳离居，营卫不通，真气厥乱，客邪乘之，其状如死，犹微有息而不恒，脉尚动而无形，无知也，听其耳内，循循有如啸之声，而股间暖是也，耳内虽无啸声而脉动者，故当以尸厥治之。"《伤寒论》"少阴脉不至，肾气微少，精血奔气促迫，上入胸膈，宗气反聚，血结心下，阳气退下，热归阴股，与阴相动，令身不仁，此为尸厥，当刺期门巨阙。"扁鹊治虢太子尸厥，命弟子子阳针取三阳五会，又命子豹温熨两胁下，后以温药调之。显属阳卒下，阴上升之类。

总的来看，厥逆病的致病因素虽不一，但以"四肢厥冷"为必有之症,即使在烦躁发热以及昏不知人等情况下,有四肢或两足厥冷者,方名为"厥"。故"厥"的症状虽有错综复杂,轻重缓急种种不同,而它的病机,则是由于机体内部阴阳矛盾对抗激化而起的反应,中医学认为阴阳是生理变化的动力,也是病机表现的重要指征,故《内经》云:"阳强不密,阴气乃绝","阴阳离决,精气乃绝","阴胜则阳病,阳胜则阴病,阳胜则热,阴胜则寒"。凡此种种阴阳胜复表现的病机,都是机体内部矛盾的变化,而在"厥逆"的病机中表现得更加突出而已。

方证对应学说的临床运用案例

桂枝汤·证（别名阳旦汤）

（一）处方组成

桂枝、芍药、生姜各一钱半,炙甘草一钱,大枣（劈开）四枚。

以上五味,共水煎（微火）,去渣,温服,一日分三次服用,服后再饮热粥一小碗,以助药力。服后保暖一时,遍身漐漐微似有汗者,效佳。

（二）原典记载

太阳中风,（脉）阳浮而阴弱……啬啬恶寒,淅淅恶风,翕翕发热、鼻鸣干呕者,桂枝汤主之（《伤寒论·太阳病上》)。

太阳病，头痛发热、汗出恶风者，桂枝汤主之（《伤寒论·太阳病上》）。

太阳病，下之后，其气上冲者，可与桂枝汤，若不上冲者，不得与之（《伤寒论·太阳病上》）。

产后风，续之数十日不解，头微痛，恶寒，时时有热，心下闷，干呕汗出，虽久阳旦证仍在耳，可与阳旦汤（阳旦汤即桂枝汤《金匮·产后篇》）。

太阳病、发热汗出者，此为营弱卫强，故使汗出，欲救邪风者，宜桂枝汤（《伤寒论·太阳中篇》）。

病人藏无他病，时发热自汗出，而不愈者，此卫气不和也，先其时发汗则愈，宜桂枝汤（《伤寒论·太阳中篇》）。

（三）辨证要点

本方主要以表虚易感冒，汗出恶风，有热或无热，脉浮弱或缓弱，或上冲头疼，鼻鸣，干呕，产妇、儿童病后虚弱体质为目标。

（四）辨病范围

1.感冒或流感，过敏性鼻炎，多见体弱，贫血倾向，表疏（皮肤抵抗力减弱）容易患感冒者。

2.妇女妊娠或产后，感冒头痛，身体酸楚，微热汗出。

3.平素虚弱体质，风湿痛，神经痛，头痛，偏头痛，寒冷腹痛，神经衰弱，阳痿，遗精等。

4.肺结核，有低热持续不解，伴有贫血倾向者。

5.既无外感，又无里证，原因不明的低热，肢体酸痛，自汗盗汗等，属于气血两虚、营卫不和者。

6.本方适用于虚弱体质，贫血倾向等症状，是调和营卫，改善体质，防治感冒的基本处方。

（五）医案举例

1.刘某，女，21岁，初产妇。春季分娩，产后7天感冒发热，鼻塞，头疼，自汗多，怕风，拥被卧，头裹毛巾，脉浮弱，面色苍白，舌苔、大小便均正常，处方以桂枝汤3剂而愈。半月后，又有低热37.5℃，自汗，偏头痛，疲劳感，诊之脉细弱，因在授乳中，乳汁亦感缺乏，儿啼不安，夜间二度出汗，叶先生予防己黄芪汤少效，乃改投桂枝加黄芪汤，微热，头痛即退，汗出逐渐减少，服药10余剂，乳汁亦渐多。

2.乔某，女，7岁，经常感冒，鼻塞流涕，有时低热头痛。其母带来门诊，称某医院诊为过敏性鼻炎。检视该孩儿面白少血色，眉心隐现青筋，扁桃体肥大，询得睡眠时常出汗。诊之脉缓弱，舌有白苔，食欲不振，且有尿床症。余予桂枝汤小剂量（原方减半），嘱间日服，持续1个月，食欲增进，伤风感冒现象大大减少，尿床亦显著改善。此后改用小建中汤，仍以小剂，再服1个月恢复了健康。

改善虚弱儿童体质，有3个方剂，即小柴胡汤、桂枝汤及小建中汤。但适应证各有不同，小柴胡汤适用于腺病质虚弱儿童的淋巴结和扁桃腺肿、肺门淋巴结核，有低热或虚寒虚热等，脉细数、舌苔白腻，符合少阳经病证者。桂枝汤适用于表虚，易出汗，脉浮弱或发热恶风，或头痛脉浮弱或软弱，符合太阳经病证者。小建中汤适用于贫血，虚寒，腹中痛，表虚里亦虚，不如前两方病证的伴有表邪外感，发热恶风寒等症者，此则属于《金匮》虚劳里虚诸不足的杂病类证也。以上三方，辨证选用，小剂量，坚持长期服用，往往能收改善体质的功效。

（六）汤头歌诀

桂枝汤治太阳风，芍药甘草姜枣同。
桂麻相合各各半，太阳如虚此方通。
腹满时痛桂加芍，四肢拘急加附功。
桂枝加葛项背强，汗多加芪效更宏。
上冲奔豚桂加桂，喘家厚朴杏子宗。

葛根汤·证

（一）处方组成

葛根三钱，麻黄（去节）、桂枝（去皮）、芍药各一钱半，生姜三片，大枣四个。

以上七味，麻黄、葛根先煎，去白沫后，加入余五味再煎，去渣，一日分三次温服。

（二）原典记载

太阳病，项背强几几，无汗恶风，葛根汤主之（《伤寒论·太阳中篇》）。

太阳与阳明合病者，必自下利，葛根汤主之（《伤寒论·太阳中篇》）。

太阳病，无汗，而小便反少，气上冲胸，口噤不得语，欲作刚痉，葛根汤主之（《金匮·痉湿暍病篇》）。

太阳病，发热无汗，反恶寒者，名曰刚痉，宜葛根汤（《金匮·痉湿暍病篇》）。

（三）辨证要点

本方主要以"项背强几几"，相当于现代解剖学项背部的夹肌和斜方肌颈段的区域之肌肉紧张感，头痛发热（或无热）无汗，脉浮紧、或协热下利为目标。

（四）辨病范围

1. 感冒、流感或其他急性热病初起的头痛、发热、颈项肩肌强急者。

2. 急性肠炎或痢疾初起，伴有头痛、发热、脉浮者。

3. 眼、耳、鼻等炎症，如球结膜炎、中耳炎、急慢性鼻炎、急慢性鼻窦炎等。

4. 麻疹、丹毒、猩红热、急性淋巴腺炎、支气管炎等初起伴有本方证者。

5. 无热性疾患：如"落枕"（项肌扭伤）、"漏肩风"（肩关节周围炎，手不能举者）、肩胛神经痛、上肢风湿痛、重症肌无力等。

6. 皮肤病、荨麻疹、急慢性湿疹、肌肉炎、皮下浅层化脓病等。

（五）医案举例

1. 李某，女，12岁。于初夏突患外伤发热，头痛，身体痛，胸闷，无汗，呼吸气粗，邀叶先生出诊，病儿颜面潮红，自诉头痛如裂和左肩胛痛，鼻塞微鸣，诊之脉浮数，舌薄白，乃与葛根汤，服药3剂，胸项面颌间发现麻疹，相当稠密，经过平顺而愈。

葛根汤加桔梗治疗慢性鼻窦炎及上额窦蓄脓症，有显著疗效，对慢性严重者亦能见效，轻症而能坚持治疗，有根治的可能。

2. 傅某，男，52 岁。慢性鼻窦炎，两鼻腔时流脓样浊涕，已有 20 余年，患者平时喜酗酒，血压高时头痛，予以葛根汤加桔梗、辛夷，服药 5 剂，头痛显著感到轻松，连服 10 余剂，鼻流浊涕亦大大减少了，该患者无恒心，不能坚持治疗，结果带病终生，60 多岁因脑溢血而死。

3. 金某，男，31 岁。主诉性神经衰弱，早泄，腰酸痛。并患有慢性鼻窦炎，头痛，尤其于前额眉棱骨痛，记忆力减退。患者体格壮实，脉滑有力，舌苔微黄厚腻，投柴胡加龙牡汤 5 剂，效果不显。改用葛根汤加川芎、桔梗，药后头痛著减，精神愉快，其他诸症均有好转，仍以原方小剂量，嘱坚持治疗，1 月后鼻窦炎不复发作，所谓性神经衰弱亦从而自愈。

4. 王某，男，40 岁。长年鼻塞，经五官科检查，诊断为慢性肥厚性鼻炎，经过种种治疗，无著效。予葛根汤加重麻黄及辛夷，服用 1 个月，鼻塞大减，3 个月之服药，鼻塞殆全忘却。

此外，对于慢性鼻窦炎用葛根汤治疗的有多例，均有明显改善症状的效果。慢性鼻窦炎是一种比较顽固的疾患，经过手术治疗后，往往要复发，如条件不许可较长时期地服药，要求根治有困难，这种药方如何改制剂型，以便于服用，值得进一步研究。

5. 任某，男，65 岁。主诉左肩胛酸痛，手不能举，夜里痛更甚，经过针灸、理疗，效果不大，患者体格健硕，营养良好，无风湿痛史、无高血压史。脉弦细，舌苔黄腻，予葛根汤数日后，患者来复诊时很高兴地说，服药 3 剂后，痛即大减，现晚上不痛了，唯举手摸头尚有困难，仍守原法，嘱持续服巩固疗效，1个月后痊愈。

6.陆某，男，32岁。主诉头痛经常发生，已有多年，索密痛等止痛药片之量越用越大。患者体格中等，营养状况良好，食欲正常，仅发病时睡眠受到影响，他无所苦。给予柴苓汤，服药7剂后，略减轻，但复诊那天又在发作中，发现患者不仅头痛如戴紧箍，其时项背肩肌亦感痉挛性抽搐痛，因即改用葛根汤，7剂后大显效，再与小剂量令坚持服药，数月来未见复发。

（六）汤头歌诀

葛根汤内麻黄襄，二味加入桂枝汤。
轻可去实因无汗，有汗加葛无麻黄。
葛根芩连热痢喘，再加半夏制呕逆。

芍药甘草汤·证（又名"去梗汤"）

（一）处方组成

芍药、炙甘草各二钱。

以上二味，共水煎，浓煎顿服，必要时，一日2~3剂（白芍为家种品，赤芍为野生品，两者性能近似，可通用）。

（二）原典记载

"伤寒脉浮，自汗出，小便数，心烦，微恶寒，脚挛急，反与桂枝，欲攻其表，此误也。……若厥愈足温者，更作芍药甘草汤与之，其脚即伸……"（《伤寒论·太阳病上篇》）。（按：发汗过多，可能造成脱水，四肢厥冷，腓肠肌痉挛等症。)

问曰：证象阳旦，按法治之而增剧，厥逆，咽中干，两胫拘急……。风则生微热，虚则两胫挛……胫尚微拘急，重与芍药甘草汤，尔乃胫伸。（按：阳旦证即桂枝汤证之别名，本条仍是申明上条之义。）

（三）辨证要点

以急迫性挛急疼痛，如四肢、背、腹肌等挛急痛，局部肌肉收缩痉挛而坚硬，或胃痉挛，胆石痛，肾石疝疼痛，里急迫性疼痛，伴有腹直肌（脐之两旁）拘挛症状，按之有索状物，但其他腹壁则弛缓，腹底无抵触，总的病型属于偏虚型，贫血倾向者多。

（四）辨病范围

1. 腓肠肌痉挛（包括贫血、虚寒性吐泻、发汗过多的失水，以及高温作业，或游泳、过劳、下肢瘀血等引起的痉挛）。

2. 坐骨神经痛。

3. 腰痛（腰肌劳损）。

4. 强直性项肌痉挛（落枕）。

5. 肩肌凝滞，举臂困难（漏肩风）。

6. 肌肉风湿痛。

7. 脚跟痛，脚弱、脚气肿痛。

8. 胃痉挛。

9. 肠疝痛。

10. 小肠疝气（小肠海尔尼亚）。

11. 肠闭塞。

12. 胆石疝痛。

13. 肾石疝痛。

14. 膀胱结石。

15. 胰腺炎疼痛。

16. 舌炎、舌强直（木舌重舌）。

17. 小儿夜啼症。

18. 小儿腹痛。

19. 排尿痛。

20. 痉挛性咳嗽。

21. 支气管哮喘。

22. 痔疮痛。

23. 齿痛及其他。

（五）医案举例

1. 潘某，女，43岁，瘦长身材，面色苍黄，患足跟痛，右足更甚，步履艰难，已3个月余。诊之，脉沉细弱，饮食、睡眠，大小便均无异状，唯月经不调，经行腹痛，腰以下冷感，予芍药甘草汤加制附子6分，嘱服3剂。数月后，遇于途，她喜形于色地说，药真灵，我的脚跟痛已痊愈，并介绍他人来诊。

2. 沈某，男，35岁，半年前患黄疸，此后反复发病，每半月或1月突然胸背痛，发热，呕吐，已确诊为胆石疝痛，每发痛必须注射"杜冷丁"解痉止痛。时1940年，在战争环境下，此种针剂价格非常昂贵，患者经济困难，深以为苦，邀诊。患者大便艰行，腹肌紧张，脉弦细，舌白苔腻，予为处方，用茵陈合大柴胡汤。先以芍药、甘草各4钱，浓煎顿服，以解其痛，药后10~20分钟，剧痛缓解。因嘱患者常备芍药、甘草两药，痛发作即煎服，代替"杜冷丁"。自服茵陈合大柴胡汤以后，减少了复发，经过3个月服药，仅发作1次，此后为之用芍甘茵柴合方，服药月余而愈。此外曾用于腓肠肌痉挛、胃痉挛性疼痛、小儿腹痛、夜啼等均有效，余不备举。

（六）汤头歌诀

仲景芍药甘草汤，和血敛阴妙义长。

急迫腹痛脚挛急，恶寒加附效更彰。

麻黄汤·证（别名：还魂汤）

（一）处方组成

麻黄二钱，杏仁三钱，桂枝一钱半，甘草一钱。

以上四味，用水共煎，先煎麻黄，去上沫，入诸药再煎，去渣，一日分三次，温服。

（二）原典记载

太阳病头痛发热，身痛腰痛，骨节疼痛，恶风无汗而喘者，麻黄汤主之（《伤寒论·太阳中篇》）。

太阳与阳明合病，喘而胸满者，不可下，宜麻黄汤（《伤寒论·太阳中篇》）。

太阳病，脉浮紧，无汗发热，身疼痛，八九日不解，表证仍在，此当发其汗，服药已微除，其人发烦目瞑，剧者必衄，衄乃解，所以然者，阳气重故也，麻黄汤主之（《伤寒论·太阳中篇》）。

救卒死，客忤死，还魂汤（即本方）主之（《金匮·杂疗方》)。

（三）辨证要点

本方主要适应于感冒性头痛，发热，遍身肢体酸楚疼痛，恶风无汗而喘者，其脉多浮紧、浮数，鼻塞或鼻衄者。

（四）临床辨病范围

1. 感冒、流行性感冒、小儿麻疹初期呈麻黄汤证者

2. 慢性支气管炎、支气管哮喘感受风寒而发病者。

3. 冒寒，冒雨，露雾涉水，风寒湿痹，遍身疼痛或关节风湿，恶风，无汗，脉紧者，宜本方或麻黄加术汤。

4. 急、慢性鼻炎，鼻塞，不闻香臭或婴儿鼻塞等用少量有效。

5. 夜尿症，难产，小儿猝死等。

（五）医案举例

1. 王某，男，6岁。患麻疹，第4天见点后忽隐没，发热无汗而喘，有并发肺炎倾向，脉浮紧，舌白。以本方合二仙汤（黄芩、芍药），2剂而疹复显，气逆渐平。但本方须早用，若疹点隐退经过12小时以上，再施用本方亦无能为力矣。

2. 张某，男，40岁，农民。冬季患风寒感冒，头痛，鼻塞，身体疼痛，畏寒，发热不高，脉浮数。即以本方加姜葱，浓煎热服，1剂汗出而愈。

按：叶先生经验，服本方后并无大汗淋漓之类，可放胆用之，如原本有汗之证误用本方，则有大汗亡阳之戒。故本方证之鉴别诊断在于汗之有无，表之强弱，脉之缓紧。

本方用于感冒咳嗽及鼻塞，遍体疼痛，以及风湿性肌肉关节痛之有表证无汗者均有效，但对于急性感冒（太阳病）而呈现麻黄汤证之时期很短暂，往往转眼即逝，本方使用之机会已过，而继以发热烦躁等大青龙汤证之机会转多。

（六）汤头歌诀

麻黄汤中用桂枝，杏仁甘草四般施。
发热恶寒头项痛，无汗而喘效果奇。
麻黄加术去风湿，肢体烦疼服之宜。

小柴胡汤·证

（一）处方组成

柴胡13克，法半夏9克，黄芩5克，人参5克，生姜6克，大枣4枚（切开），甘草3克。以上7味，共水煎，去渣，1日分3次温服。

（二）原典记载

1. 伤寒五六日，中风，往来寒热，胸胁苦满，默默不欲饮食，心烦喜呕，或胸中烦而不呕，或渴，或腹中痛，或胁下痞硬，或心下悸，小便不利，或不渴，身有微热，或咳者，小柴胡汤主之（《伤寒论·太阳病中篇》）。

2. 本太阳病不解，转入少阳者，胁下硬满，干呕不能食，往来寒热，尚未吐下，脉沉紧者，与小柴胡汤（《伤寒论·少阳病篇》）。

3. 伤寒四五日，身热恶风，颈项强，胁下满，手足温而渴者，小柴胡汤主之（《伤寒论·太阳病中篇》）。

4.伤寒阳脉涩，阴脉弦，法当腹中急（拘）痛，先予小建中汤，不差（瘥）者，小柴胡汤主之（《伤寒论·太阳病篇》）。

5.诸黄腹痛而呕者，宜小柴胡汤（《金匮·黄疸病篇》）。

6.妇人中（伤）风七八日，续得寒热，发作有时，经水适断者，此为热入血室，其血必结，故使如疟状，发作有时，小柴胡汤主之（《伤寒论·太阳病下篇》、《金匮·妇人杂病篇》）。

7.呕不止，心下急，郁郁微烦者，为未解也，与大柴胡汤下之则愈（《伤寒论·太阳病中篇》）。

8.按之心下满痛者，此为实也，当下之，宜大柴胡汤（《金匮·腹满寒疝宿食篇》）。

9.伤寒十三日不解，胸胁满而呕，日晡所发潮热，……潮热者，实也，先宜服小柴胡汤以解外，后以柴胡加芒硝汤主之（《伤寒论·太阳病中篇》）。

（三）辨证要点

少阳病（半表半里，胸胁部位），往来寒热，胸胁苦满而呕，一般有胁下抵触压痛，轻度的紧张，苦闷感，有热，微热或无热，食欲不振，口苦，舌有白苔或颈侧有淋巴结核或咳者。

（四）辨病范围

1.急、慢性肝炎，肝功能异常或胆囊炎、胆结石、黄疸、胰腺炎、胸肋膜炎等。

2.肺结核，肺门淋巴结核，结核性胸膜炎，脓胸，咳嗽胸痛，低热弛张，食欲不振等。

3. 肝炎恢复期，肝区隐痛，神经衰弱，烦闷，不眠，食欲不振等。

4. 急、慢性胃炎，胃酸过多，胃及十二指肠溃疡，心下胀满，呕吐，口渴，脉弦数或紧，舌有苔等。

5. 淋巴结炎，扁桃体炎，中耳炎，腮腺炎，乳腺炎，发热疼痛，食欲不振和胸胁苦闷。

6. 妇女子宫及附件炎症，产褥热，月经不调，寒热往来，胸胁苦闷，不思食，欲呕吐等。

7. 高血压，动脉硬化症，脉实有力，胸肋间或心下部郁塞紧张感，或便秘，不眠，肩背拘急，或心下紧张，按之痛，属实者，宜大柴胡汤，或柴胡加芒硝汤。

8. 伤寒，疟疾，丹毒，猩红热等急性热病，寒热往来，胸胁苦闷，或呕而不食，或便秘，脉有力，宜大柴胡汤。

（五）医案举例

1. 游某，男，6 岁，体质瘦弱，数年来时常感冒发热，扁桃体肿胀肥大，咳嗽，流鼻涕。近 2 个月来，略感疲劳，即下午发低热 37.3~37.5℃，食欲不振。诊脉细数，颈项左侧有淋巴结 2~3 个，推移活动，不痛，面色苍白。予小建中汤不应。经 X 线检查，证明是肺门淋巴结核，改用小柴胡汤，连服 7 剂，低热消退，食欲稍增。再与 10 剂，嘱间日服 1 剂，经过顺利，服药过程中不复感冒，仍继续间日服本方 3 个月而痊愈。

2. 胡某，男，45 岁，干部，数年前曾患无黄疸型肝炎，经休息治疗而愈，几年来每感疲劳，即发胸胁苦闷，肝区隐痛，食欲不振，食后腹满饱胀，全身疲惫，肝功能检查，无明显异常，无热，大便正常，小便有时色黄，口苦，不渴，脉细微弦，舌薄白，与小柴胡汤，先服 8 剂，肝区痛著减，食欲稍增，续服 10 剂，间日 1 剂，渐次复原。

3.林某，女，48 岁，常觉胸脘郁闷，心悸怔忡，两胁下气胀、时有微热，形寒头痛，恶心泛呕，血压 200/110 毫米汞柱，性情急躁，发作时颜面潮红，耳鸣，眩晕，月经断断续续，有时量多，2~3 个月来 1 次，大便 3~4 日 1 次，干结，脉弦，舌有苔，胸腹部有压痛。予大柴胡汤，大黄用 1 钱，连服 3 剂，大便畅，胸闷改善较舒适，续服 10 剂，血压下降至 160/95 毫米汞柱，此后，大黄改用 5 分，间日服，持续 10 剂而愈。

（六）汤头歌诀

小柴胡汤和解功，半夏人参甘草从；
更用黄芩加姜枣，少阳百病此方宗。
柴胡芒硝名亦尔，日晡潮热此方良。
大柴胡汤用大黄，枳实芩夏白芍将；
再加姜枣表兼里，妙法内攻并外攘。

大青龙汤·证

（一）处方组成

麻黄四钱，杏仁三钱，桂枝二钱，石膏五钱，甘草、生姜各一钱，大枣三钱。以上七味，用水共煎，先煎麻黄，去上沫，入诸药，再煎，去渣，一日分三次服。

（二）原典记载

太阳中风，脉浮紧，发热恶寒，身疼痛，不汗出而烦躁者，大青龙汤主之（《伤寒论·太阳病中篇》）。

病溢饮者，当发其汗，大青龙汤主之（《金匮·痰饮篇》）。

（三）辨证要点

本方主症为发热，恶寒，无汗，身疼痛，脉浮紧，口干烦躁，以表实、里热、有水气为目标。

（四）辨病范围

1. 感冒，流行性感冒，急性支气管炎，肺炎，麻疹及其他急性热病之初期，头痛，关节痛，发热烦躁者。

2. 急性眼结膜炎，角膜炎，头痛，眼球胀痛伴表热实证烦躁者。

3. 脑膜炎，急性关节炎，丹毒，急性肾炎，浮肿，腹水等。

4. 皮肤病，荨麻疹，皮肤瘙痒症，皮下充血，瘙痒剧烈者。

5. 高血压，浮肿，口渴，头痛，脉浮紧者。

（五）医案举例

李某，男，37岁，初因感冒咳嗽，后成支气管肺炎，气急咳嗽，胸痛，痰中带血，热盛，夜间谵语。诊得，脉弦紧，高热无汗，咳嗽气急，咳痰含有铁锈色，胸胁痛，两颧绯红，烦躁，径予大青龙汤加鲜竹沥半杯，是夜大汗淋漓，竟成分利而解，诸症悉减，病家惊为神奇。中医中药有如此功效，叶先生思之，肺炎固有"分利解热"之转归，但此项转归的生理机转，现代医学上未说明其原理，本方是否有促进"分利解热"之作用，有待于日后中西医结合的努力。相信不久，对于促进生理机转反应的中医药疗法，当有大白之日。

（六）汤头歌诀

大青龙汤桂麻黄，杏草石膏姜枣藏；
太阳无汗兼烦躁，风寒两解此为良。

小青龙汤·证

（一）处方组成

半夏、麻黄、桂枝、芍药各二钱，细辛、甘草、干姜、五味子各一钱。以上八味，用水共煎，先煎麻黄，去上沫，入诸药，再煎，去渣，一日分三次，温服。

（二）原典记载

伤寒表不解，心下有水气，干呕发热而咳，或渴，或利，或噎，或小便不利，少腹满，或喘者，小青龙汤主之（《伤寒论·太阳病中篇》）。

伤寒心下有水气，咳而微喘，发热不渴……小青龙汤主之（《伤寒论·太阳病中篇》）。

病溢饮者，当发其汗，小青龙汤主之（《金匮·痰饮病篇》）。

咳逆倚息，不得卧，小青龙汤主之（《金匮·痰饮病篇》）。

妇人吐涎沫，医反下之，心下即痞，当先治其吐涎沫，小青龙汤主之（《金匮·妇人杂病篇》）。

（三）辨证要点

小青龙汤的主症以内有水饮外有表邪，发热喘咳，吐涎沫（泡沫痰）或渴，或浮肿，小便不利等为目标。

（四）辨病范围

1. 感冒，流行性感冒，支气管炎，肺炎，风湿性肋膜炎，发热咳嗽，气急喘促，水样泡沫痰。

2. 无热性水饮上冲，老人慢性支气管炎，支气管哮喘，支气管扩张，肺气肿，百日咳，肋间神经痛，伴有风寒感冒，脉浮者。

3. 急性肾炎，肾病综合征，浮肿溢于体表，小便不利。

4. 急性结膜炎，泪囊炎。

5. 皮肤湿疹，水疱疹，肌肉风湿，关节炎，局部水肿，伴有头痛发热恶寒者。

6. 胃酸过多症，胃下垂，胃扩张等，胃内水饮潴留，唾液分泌过多，流涎症。

7. 慢性鼻窦炎，肥厚性鼻炎，过敏性鼻炎，鼻流清水频发等。

8 慢性腹泻，胃酸分泌过多症，心脏肥大，颜面潮红，胃部不快，脉沉，手足冷。

（五）医案举例

范某，男，40岁（1937年，由某学生介绍来诊，系其亲戚）。咳嗽气急咯血，诊之发热恶寒，咳逆甚剧，且呕水样泡沫痰，频频咯血，头痛，脉浮数。患者体质壮实，无肺结核史，因以小青龙加石膏汤，某学生显惊讶状，若疑惧麻桂姜辛等不敢服，因嘱在我处暂住，当日煎服，1剂后当即咳喘著减，血止而痰涎亦著减，连服3剂愈。予因谓某学生曰：此乃急性支气管炎其人内有水饮，剧咳而咯血，非肺结核也，麻黄不但平喘咳且有止血作用，水饮冲逆之剧咳，非麻桂姜味辛夏去水不为功。仲景经方之随证施治，乃有是证，用是方。不得拘泥于药性之寒热温凉和升降浮沉也。

（六）汤头歌诀

小青龙汤治水气，喘咳呕哕渴利慰；
桂姜麻黄芍药甘，细辛半夏兼五味；
烦躁而喘加石膏，上气肺胀服之安。

麻杏石甘汤·证

（一）处方组成

麻黄，杏仁各二钱，石膏五钱，甘草一钱。

以上四味，以水共煎，先煎麻黄，去上沫，入诸药，再煎，去渣，一日分三回，温服。

（二）原典记载

发汗后，不可更行桂枝汤，汗出而喘，无大热者，可与麻黄杏仁甘草石膏汤（《伤寒论·太阳病中篇》）。

下后，不可更行桂枝汤，若汗出而喘，无大热者，可与麻杏甘石汤（《伤寒论·太阳病下篇》）。

（三）辨证要点

咳喘，烦渴，无大热，或面目浮肿，小便少，脉多浮滑或浮数。

（四）辨病范围

支气管炎，支气管喘息，心脏性喘息，支气管肺炎，百日咳，白喉初期，肺脓疡，肺坏疽（本方加桔梗、鱼腥草），小儿哮喘，眼科疾患，痔核，睾丸炎等烦渴，脉浮数者。

（五）医案举例

麻杏石甘汤用于小儿百日咳，疗效卓越，叶先生常治百日咳痉挛期，甚至咳出鲜血者亦有速效，且即止血。治愈小儿百日咳病例甚多，过去以为极平常而未予记录，叶先生所用者不予加减，即此四味浓煎去渣，嘱再加冰糖或砂糖熔化后，小儿亦乐予接受，这是本方优点。

（六）汤头歌诀

麻杏石甘四味煎，汗出而喘热咳痉。
麻杏苡甘治风湿，一身尽痛日晡剧。
越婢去杏加姜枣，风水浮肿肾炎医。
越婢加术主里水，一身面目洪肿宜。

五苓散·证

（一）处方组成

泽泻三钱，猪苓、茯苓、白术各二钱半，桂枝二钱。共研细末，每服一钱，一日三次，米饮调服，或用总剂量六钱至一两作煎剂，去渣，一日二至三回分服。

（二）原典记载

1.……若脉浮，小便不利，微热，消渴者，五苓散主之（《伤寒论·太阳病中篇》）。

2. 发汗已，脉浮数，烦渴者，五苓散主之（《伤寒论·太阳病中篇》）。

3. 霍乱（吐利），头痛发热，身疼痛，热多欲饮水者，五苓散主之（《伤寒论·霍乱篇》）。

4.……痞不解，其人渴而口燥烦，小便不利者，五苓散主之（《伤寒论·太阳病中篇》）。

5. 中风发热六七日不解而烦，有表里症，渴欲饮水，水入则吐者，名曰水逆，本方主之（《伤寒论·太阳病下篇》）。

6. 假令瘦人，脐下有悸，吐涎沫而癫眩，此水也。五苓散主之（《金匮·痰饮篇》）。

日本汉方医家大塚敬节先生等对于五苓散证作了结合现代医学的解说：

五苓散"证"，如头痛发热，汗出而渴，水入则吐，胃中干，烦躁，渴欲饮，少少与之，小便不利，微热消渴，宜利小便，脐下悸，吐涎沫而癫眩等。五苓散证胃内有停水，又是胃中干，口渴，饮水即吐。解说谓：都是水液代谢异常的疾患，胃中干，胃内停水，两者都有口渴。口渴是血液中水分缺乏的表现。五苓散证，是血液中的水分渗透于血管之外，以致体内水分分布失去平衡，组织与体腔内水分过剩，血液内水分缺少，而发口渴，此时胃的吸收功能不佳，口渴饮水，多即吐出而水逆，若少少与之，给与五苓散，促使胃内吸收入血液，口渴止，同时促使小便自利，则水气痰饮，浮肿，头眩等症亦随之而治愈。

矢数道明先生、小岛先生等做了动物的药理实验：结果认为五苓散对体内水分分布失衡时，利尿作用乃显，方法是用家兔大腿内侧，皮内注射生理盐水使起同样大小的水泡，分组观察。对照组饮以蒸馏水，治疗组饮以五苓散药水，结果治疗组水泡吸收时间短而体内水分量亦减少，对照组水泡吸收时间比治疗组长，而体内水分亦增加，说明药物对于体内水分分布失衡有效，这亦说明了中医淡渗利湿的经验。

（三）辨证要点

胃内停水，口渴，小便不利，上冲（头痛，眩晕），饮水即吐，或兼表症，脉浮数，身有热，或脐下悸。

（四）辨病范围

1. 胃肠病方面：急慢性胃炎，胃内停水，烦渴呕吐，小便不利，胃扩张，胃下垂，胃液停留，肠炎腹泻。

2. 泌尿系方面：急慢性肾炎，肾病综合征，肾盂肾炎，膀胱炎，霍乱后尿闭症，尿毒症，肾脏性高血压等。

3. 神经系统方面：眩晕、耳鸣（美尼尔氏综合征），顽固性头痛、偏头痛，反射性呕吐，晕车船等。其他如脚气肿，阴囊水肿，糖尿病，假性近视，婴儿湿疹，滤泡性结膜炎，疝气，腰痛等。

（五）医案举例

1. 朱某，女，43岁。患霍乱吐泻，四肢厥冷，腿足抽筋，反复输入生理盐水，救治失水。吐泻止，手足温，病情好转，忽转变为发热，烦躁、口渴、水饮入口即吐。诊之脉细涩，3日无小便，显是"尿毒症"，即予五苓散煎剂，服药后小便下，口渴能饮水，再服2剂，小便多，热退，不数剂而愈。

2.余某，男，9岁。剧烈呕吐，烦躁口渴，饮水即吐，小便不利，脉数，舌白，予五苓散，初服被吐掉，嘱少少服之，渐能受，3剂而愈。

（六）汤头歌诀

五苓散治泌尿病，白术泽泻猪茯苓。
膀胱化气添官桂，利尿消暑烦渴清。
猪苓汤除桂与术，加入阿胶滑石停。
苓桂术甘气上冲，动则头脑心悸宁
茯苓泽泻去猪苓，加入甘草生姜平。

小建中汤·证

（一）处方组成

桂枝二钱（去皮），甘草一钱，芍药三钱，大枣（劈开去核）二钱，生姜二钱，胶饴一两。以上前五味，加水煎，去渣，加入胶饴，更上微火烊解。一日分三次，温服。

（二）原典记载

虚劳里急，悸，衄，腹中痛，梦失精，四肢酸痛，手足烦热，咽干口燥，小建中汤主之（《金匮·虚劳篇》）。

伤寒二三日，心中悸而烦者，小建中汤主之（《伤寒论·太阳病中篇》）。

伤寒阳脉涩，阴脉弦，法当腹当急痛，先与小建中汤（《伤寒论·太阳病中篇》）。

妇人半产漏下，男子亡血失精，虚劳里急诸不足，黄芪建中汤主之（《金匮·虚劳篇》）。

《千金》内补当归建中汤治妇人产后虚赢不足，腹中刺痛不止，吸吸少气，或苦少腹中急，摩痛（《千金》作急摩拘急痛）引腰背，不能食饮。产后一月，日得服四五剂为善，令人强壮宜（《金匮·产后病篇》）。

（三）辨证要点

本方的主症为体质虚弱，贫血倾向，腹痛（包括上腹或下腹），喜温，喜按，全身疲倦感，腹部软弱，两侧腹直肌有紧张拘挛状，脉细弱或沉微，腹痛时沉弦或沉紧，或伴心悸，衄血，自汗，盗汗，失（遗）精，或小便频数。

（四）辨病范围

1. 虚弱小儿腺病体质，面色苍白，时常伤风感冒，或颈项淋巴结肿大，以及肺门淋巴结核或扁桃体肿大，或小肠疝气，脱肛，或夜尿，或常诉脐旁腹中拘挛痛而非蛔虫者。

2. 慢性轻度肺结核，经过缓慢，钙化迟延者，疲劳倦怠，食欲不振，盗汗微热，无咳痰、咯血等症状。

3. 慢性胸膜炎，慢性腹膜炎，疲劳感，气促，心悸，腹部拘急疼痛，喜温喜按者。

4, 慢性消化性溃疡，慢性胃炎，胃弱，胃弛缓，胃下垂，胃酸过多或缺少，胃部隐痛，贫血，疲怠，食欲不振，慢性肠炎，下痢，腹部挛痛，肠无力，肠弛缓性便秘，虚证腹痛等。

5. 急性肝炎恢复期，肝肿大，肝硬化初起，胆石之虚证，心下部钝痛，腹痛，不欲食，发作性腹部拘挛痛，或持续性钝痛等。

6. 神经衰弱，贫血，虚弱型，疲劳倦怠，心悸动惕，行动则气息短促，神经性心脏病，神经衰弱症，梦遗，尿频，小腹拘急，腰背酸痛等。

7. 游走肾，肾下垂，疲劳则腰痛，动脉硬化症，眼底出血，衄血。紫斑病，无热性弛缓型出血，痔疮，脱肛，脊椎骨结核，潜在性脊椎破裂症，腰背部钝痛，虚弱疲劳，自汗，盗汗，宜黄芪建中汤。

8. 妇女产后出血过多，久久不复，虚冷腹痛，腰脚酸痛，面色苍白，四肢无力，食欲不振，带多，腰痛，宜当归建中汤。

（五）医案举例

1. 李某，42 岁，中年妇女，体质素来虚弱，现症胃部痉挛性疼痛，如锥如刺，心窝部最甚，波及背部、脐部，重压则稍减。据称患此已 5 年，时发时愈，每年必发多次，每次发作 1~2 小时，多至呕吐，嗳气或欠伸慢慢平复如常人。诊脉细涩，舌少苔，大小便均正常，认为神经性胃痛，投芍药甘草汤，当时见效而后仍复发，改用小建中汤。嘱持续服，服药 3 剂后，痛即止，此后，间日服 1 剂，10 剂后，间 2 日服 1 剂，如此服药 3 个月，从此不再复发

2. 黄某，50 岁，男。患十二指肠球部溃疡已 10 多年，时常胃部疼痛，曾经几次内出血，大便隐血试验强阳性。最近又感上腹部痛，喜按，面色苍白，精神萎靡，疲倦感，食欲不振，脉细软，舌少苔。给予小建中汤，药后 10 余剂，

胃痛消失，精神较振，继续间日服 1 剂，连服 2 个月，不但胃痛未发，而且食欲旺盛，精神、体力大为改善。

3.刘某，6 岁，男儿。经常患感冒，扁桃体肿，发高热，每年发作多次，去年感冒后续发咳喘，诉腹痛，夜尿，有时盗汗，动辄伤风感冒，因此不敢出门，面色苍白，腹部紧张，腹直肌痉挛。投予小建中汤，间日服，服药 2 周后，盗汗止，夜尿亦减少，2 个月后，出门玩耍亦不伤风，不再发热。腹痛、夜尿等痊愈。面色神气大有好转，改变了原来的体质。

4.盖某，女，43 岁。数年来经常月经过多，腰背及下腹牵引痛，疲怠，面色痿黄，脉细弱，舌淡，每于行经期前，投当归建中汤 7～10 剂，持续 3～4 个月，经行正常，诸症悉退。

5.林某，女，60 余岁。腿部患一脓疡，溃穿时脓液稀薄，脓净后肉芽色紫而不鲜红，愈合延迟。患者精力疲倦，食欲不振，脉濡细弱，舌无苔，予归芪建中汤 10 余剂，渐次愈合。

（六）汤头歌诀

小建中汤芍药多，桂姜甘草大枣和。
更加饴糖补中脏，虚劳腹冷服之瘥。
增入黄芪名亦尔，表虚汗多效无过。
当归建中妇科用，腹痛腰酸失血扶。

桃仁承气汤·证

（一）处方组成

桃仁五十个（去皮尖），大黄四钱，桂枝二钱，甘草二钱，芒硝二钱（后下）。以上前四味，先加水煎，去渣，入芒硝，更上火微沸使芒硝溶解。下火，餐后温服，一日三次，当微利。

（二）原典记载

太阳病不解，热结膀胱，其人如狂，血自下，下则愈，其外不解者，尚未可攻，当先解其外，外解已，但少腹急结者，乃可攻之，宜桃仁承气汤（《伤寒论·太阳病中篇》）。

（三）辨证要点

小腹急结，上逆甚，实、热之瘀血证，大便多秘结，小便频数，脉紧有力，下腹部、左下腹部髂窝附近，触之有索状物，有压痛。

（四）辨病范围

1. 妇科疾患：如月经不调，月经闭止，不妊症，子宫内膜及附件炎症，更年期障碍，流产后胎盘残留，产后恶露不下，子宫肌瘤等伴便秘者。

2. 神经系疾患：如头痛、眩晕、耳鸣、肩凝、上冲、腰痛、烦热、足冷、下腹膨满、小腹急结、腹部髂总动脉处压痛等。还有脑膜炎等。

3. 精神疾患：如兴奋不眠、健忘、神经症、歇斯底里、神经性狂躁等。

4.循环系疾患：如充血、瘀血、出血、下肢静脉瘤、颜面充血、瘀血斑、高血压、动脉硬化、脑充血、脑瘀血等。

5.肠道疾患：如急性大肠炎、赤痢、直肠炎、直肠溃疡、痔疮、肛周炎、便血、下腹痛、便秘等。

6.泌尿系疾患：如膀胱炎，膀胱结石，肾结石，尿道及前列腺炎，前列腺肥大，疼痛，排尿困难，尿意频数，血尿等。

7.眼疾患：如打扑伤出血，眼结膜炎，视网膜炎，角膜炎，砂眼，泪腺炎，眼睑红肿外翻等，伴上冲瘀血便秘者。

8.皮肤疾患：湿疹，荨麻疹，皮肤炎，患部瘀血性暗赤色，瘙痒疼痛。实证，便秘，足冷者。

9.会阴部打扑伤、火伤、烫伤，兴奋性脑症，齿龈肿痛，龈槽脓漏等。

10.出血：吐血，咯血，衄血，眼底出血，结膜出血，齿龈出血，舌出血，皮下出血。有瘀血，实证，发热，便秘者。

（五）医案举例

1.施某，女，19岁，苏州乔司空巷人。未婚，患精神错乱，狂妄不宁，歌哭无常，通宵不寐，已二十余日。往诊时见患者怒目相向，眼球结膜满布赤脉，颜面污垢，头发散乱。乘机摸得其脉，弦硬而数。患者不愿张口伸舌，舌苔不详，只见其鼻孔有血渍，其家人疑系撞伤，查问其经事及大便，她的母亲说，多日来未吃东西，因此大便也多日不下，月经则3个月未见来潮，按其小腹，患者蹙眉挥臂以拒之。叶先生认为这是阳明病里实证，瘀血、血热上冲证，桃仁承气汤证已具备，因处方以大剂桃仁承气汤，桃仁5钱（研如泥），桂枝1钱5分，生军4钱（后下），元明粉4钱（冲入），甘草1钱。浓煎灌服，2剂后大便始下，病势稍减，夜间略能入寐。后于原方中加抵当丸3钱，续服3剂，月经始来潮，神识渐清，因去抵当丸及硝黄，加桂枝茯苓丸方，节次调治而愈。

2.陈某，女，34岁，苏州饮马桥人，家庭妇女。患者第4胎妊娠满3个月后，因持重物而流产，流产后约50余日，流血涓涓不绝，自觉小腹攻痛，某产科医生检查，断为胎盘残留，劝其往医院刮子宫。患者限于经济，改就中医治疗，邀约往诊，视病人面色苍白，精力萎顿，脉象沉细，舌苔白腻，小腹时觉攻痛，腹肌挛急；按之有触痛而拒按，大便干结。病属阳明里实瘀血证，由于失血过多而现贫血衰弱。处方以桃仁承气汤（大黄1钱5分，玄明粉3钱）加当归、川芎、丹皮，1剂见效，两剂流血全止，精神较好，小腹尚感不适，复诊原方去硝黄，加当归、芍药、黄芪，嘱服2剂。第4日忽于小便时排出一物于搪瓷痰盂内，长约2寸，阔寸余，边缘不整齐，菲薄而似蛋膜状一片，此为残留的胎盘，居然得以剥离而自下。中药桃仁承气汤的作用，有时竟能代替手术而使胎盘剥离，是饶有兴趣的一个问题。盖流产后，胎盘残留于宫壁，一日不剥离子宫收缩就一日不完全，流血亦一日不止。本方2剂后，流血即自止，可知此时胎盘已剥离，游离于子宫腔内，然后渐渐下降至阴道口，乃在小便时随之而下。由此可知，古人对产后恶露不尽的治疗，主在祛瘀，"瘀血不去，则恶露不止"，是实践经验的结论，桃仁承气汤是去瘀血的方剂，说明了古人去瘀血疗法的实践意义。

（六）汤头歌诀

桃仁承气五般具，甘草硝黄并桂枝。

热结膀胱小腹胀，如狂蓄血最相宜。

柴胡加龙骨牡蛎汤·证

（一）处方组成

柴胡、黄芩、桂枝、茯苓、龙骨各二钱，牡蛎三钱，法半复一钱半，大黄一钱，红参一钱（或党参二钱），生姜三钱，大枣（切开）四个（铅丹一般不用）。

以上 11 味，加水煎，其中大黄切如棋子大，煮 1~2 沸，去渣，1 日分 3 次温服。

（二）原典记载

伤寒八九日，下之，胸满烦惊，小便不利，谵语，一身尽重，不可转侧者，柴胡加龙骨牡蛎汤主之（《伤寒论·太阳病中篇》）。

小柴胡汤证，胸腹动悸，胸满烦惊者，柴胡加龙骨牡蛎汤主之（《方机》）。

（三）辨证要点

胸胁及心下部有抵抗，窒闷感，腹部，脐上动悸，上冲，心悸亢进，不眠，惊惕不宁，脉紧张，大便偏实者。

（四）辨病范围

重证神经衰弱，癔病，妇女更年期神经症，神经性心悸亢进，不眠，高血压，动脉硬化症，脑溢血，癫痫，精神分裂症，心脏瓣膜病，甲状腺机能亢进症，小儿夜啼、夜惊、慢性肾炎，肾病综合征，萎缩肾，慢性风湿性关节炎，等等，有动悸，上冲，水饮停滞，小便不利，胸腹筑动者。

（五）医案举例

1. 周某，女，47岁（属惊厥性癔病）。1943年间，她是门诊的老病号，常以自诉肝阳上升来门诊，时以心悸，头晕，目眩，颜面阵发性潮红，月经过多，腰酸腹痛等症来诊。一日忽遣急足来邀出诊，至其家则见患者仰卧床上，双目微合，气息幽微，形如尸厥，但瞳孔反应正常。其子女在旁啜泣，其爱人诉述早起好好的，原准备雇车来看门诊，早餐后忽然气塞咽喉讲不出言语，眼中流泪，扶持睡卧，呼之不应。检视胸腹动悸如奔马，心脏跳动快，诊之脉弦滑数，腹部脐旁按之筑筑动，似有气上动，微压季肋及胸部，患者虽不能言，似有知觉，面现苦闷状，乃以柴胡加龙骨牡蛎汤去铅丹，大黄用2钱。第2天复诊，已大好。患者自诉胸中似仍有气筑筑动，心慌胆怯，仍以原方去大黄加浮小麦，续服几剂而愈。

2. 王某，女18岁，某制药厂工人。惊厥性歇斯底里，发作性动悸上冲，失神，四肢抽搐。1972年2月初诊，患者矮胖，面色晦黄。据诉发作时胸闷，心跳，气塞喉头讲不出话，几分钟至十几分钟，神志尚清楚，发作过后，非常疲劳，一二天才恢复，最近一个月要发数次，有时二三天发一次。患者14岁初次月经来潮，无异状，据其同宿舍女工人反映她近来性情异常急躁，常发脾气，她自己也感觉肝火太旺，难以控制，予柴胡加龙骨牡蛎汤合甘麦大枣汤，不数剂而愈。

3. 周某，男，45岁，身体魁伟，壮实。1972年6月23日初诊，诉高血压、失眠，胸部压迫感，心情紧张，恐怖感，在测量血压时更加怦怦心跳，脉弦浮数，舌正常，食欲、大小便无异状。先与王清任的血府逐瘀汤，药后虽有好转，进度不大。复诊考虑其动悸甚，胸满烦惊，改用柴胡加龙牡汤去大黄显著应效。据诉服药后自觉心胸开朗，不过还有些紧张，因于原方加甘麦大枣汤，节次调治而愈。

4. 邰某，男24岁，句容县某厂工人。1972年8月15日初诊，患者体格壮实，忧郁颜貌。主诉头昏头重，四肢无力，夜间少眠，多梦，大便比较干，大便时有精液流出，记忆力减退，心慌，胸腹部肌肉颤动，生殖器根旁经脉跳动，因而经常遗精滑精，脉小紧，苔薄白。先与桂枝加龙牡汤7剂，后复诊进度不大，心悸肉跳，头昏多梦，有上冲症状，腹中动，大便干，属实证，改用柴胡加龙骨牡蛎汤，药后大见效，后略出入调治而愈。

5. 王某，男，31岁，1971年8月30日初诊。主诉失眠梦多，记忆力衰退，遗滑精，阴囊湿冷，头眩耳鸣，异常疲劳，自称肾已虚弱到极点。曾经某中医长期治疗少效，见其很厚的一堆病历，内记六味、八味、左归、右归、龟鹿、枸杞等药，服用殆遍。患者面色苍白贫血，头发稀疏，手足常冷感，脉沉细而弱，舌淡白，小便清白而频数，夜尿2次，少腹弦（拘）急，脐部动悸，大便不实，按经方辨证，显属虚寒类型，因以桂枝加龙牡汤合小建中汤，桂用肉桂，姜用干姜。服药7剂后，复诊时患者自诉此方有效，谓服药以来，从未有这样的反应，现在感觉到身体轻松，有生机和活力了，仍与原方略予加减，服药约1个月而愈。

（六）汤头歌诀

柴胡龙骨牡蛎汤，小柴去草加大黄。
茯苓桂枝铅丹皮，胸满动悸惊痫狂。

小陷胸汤·证

（一）处方组成

黄连一钱，制半夏二钱，瓜蒌实五钱。以上三味，加水共煎，去渣，一日分三次温服。

按：北京、天津药市有糖栝蒌，即整个瓜蒌实，南方只有皮和子并用，又仲景半夏用汤洗 7 次，已洗去麻涩毒，后人制半夏过度浸、漂、洗、煮，故用量须加重。

（二）原典记载

小结胸病，正在心下，按之则痛，脉浮滑者，小陷胸汤主之（《伤寒论·太阳病下篇》）。

（三）辨证要点

心胸部痞闷，正当心下，按之有抵抗或痞硬，以指头轻扣胸骨剑突部，患者即诉疼痛或呼吸迫促，咳嗽引胸痛，脉浮滑者。

（四）辨病范围

感冒，流行性感冒、支气管炎，哮喘，肺炎，咳嗽黏痰，胸痛，急性浅表性胃炎，胆囊炎，胆结石，肋膜炎，其他急性病或慢性病之胸肋痛，心下坚，咳喘引起胸肋疼痛者。

（五）医案举例

1. 郑某，女，30岁。于夏季患急性热病，十余日后，热不解，胸闷烦乱，不食不眠，不呕不吐，不噫不嗳。患者自以手拍胸，谓胸闷欲死，在床上反复颠倒，呻吟号叫。诊之脉浮滑，舌苔白腻，虽口渴，不能饮。予半夏泻心汤合栀子、豆豉，服药仍不能接受，考虑其胸闷，按之则痛，乃改用小陷胸汤加味（黄连一钱，瓜蒌实四钱，半夏二钱，薤白三钱，枳壳实合四钱，淡芩一钱半，柴胡一钱半），1剂见效，2剂而热退病愈。

2. 徐某，女，28岁。怀孕3个月，因妊娠恶阻，呕吐痰涎，经西医注射安胎剂（黄体酮），呕吐稍减，又因感冒夹食滞，发热咳嗽胸闷，心下痞，欲呕不得吐，不食不眠，烦乱不安。诊之，脉滑数，心下部压痛，舌苔厚腻，与小陷胸汤合小半夏加茯苓汤，不数剂而安。

3. 许某，女，34岁。怀孕四个月，时值夏季，饮食不慎，消化不良，一旦忽发胸闷腹痛，转辗床褥，烦躁呼号，胸闷欲绝，发热口渴，欲呕不得吐，舌苔白腻垢厚。诸医或谓胎动攻冲，势必流产，议论纷纷，咸皆不敢处方。诊得脉沉有力，胸脘胀实，按之更痛，大便不行，断为实热结胸，以大陷胸汤加柴胡、黄芩、知母。众医互视以目，其丈夫持方，不敢购药。徐生因随侍余诊之故，深信经方，力主购服，进药后大便畅下，酣然入睡（因已两昼夜不得安睡故）。睡醒后，诸症若失，经方之效有如此者，古以"有故无殒，亦无殒也"之训，嗣以理中汤调治而痊。

（六）汤头歌诀

小陷胸治痰食结，黄连半夏栝蒌实。
结胸热实坚硬痛，大陷硝黄与甘遂。
陷胸丸加葶苈杏，结胸项强臂痛痉。
十枣汤治胸胁痛，甘遂芫花白芥俦。
妇人血结少腹满，大黄甘遂阿胶煎。

桔梗白散·证（又名三物白散）

（一）处方组成

桔梗、贝母各三分，巴豆一分（去皮，熬如脂，研压去油的巴豆霜）。上述三味为散，以白饮（米饮汤）和服，强人半钱匕，羸（瘦弱）者减之，病在膈上必吐，在膈下必利。不利，进热粥一杯，利过不止，进冷粥一杯。

（二）原典记载

咳而胸满，振寒，脉数，咽干不渴，时出浊唾腥臭，久久吐脓如米粥者，为肺痈，桔梗白散主之（《金匮·肺痈篇》）。

寒实结胸，无热证者，与三物小陷胸汤，白散亦可服（《伤寒论·太阳病下篇》）。

（三）辨证要点

寒，实，结胸，无热证者（有热证者，属陷胸汤），所谓"寒"是热已退，或不发热者，"实"为胃家实而不大便者。"结胸"是痰涎或食滞结于胸膈，而呈现心下痞、硬、胀、痛、闷、乱，阻塞等证候。属于偏实者，脉多沉实，沉紧，舌多白苔。

（四）辨病范围

急性肺炎，咽喉或气管白喉，肺水肿，肺脓肿等，痰涎阻塞陷于呼吸困难者。冲心型脚气，胸部苦闷，呼吸困难者，心脏机能不全，浮肿，喘鸣迫促者，食物积滞，消化不良性胃炎、黏液性胃炎，胃部胀闷，昏迷，不吐不下者。

附注：加减方有三。

加减方1.走马汤（《金匮要略》）

处方组成：杏仁二粒，巴豆一粒（去皮心熬）。上述2味，以绢包捶之令碎，加热汤约30毫升，绞取白汁，饮服，当即泻下。老人小儿酌减之，其泻下之效甚速，如走马，故名走马汤。

原典记载：中恶，心痛腹胀，大便不通（《金匮·腹满寒疝宿食病篇》）。

方证辨证要点：寒实证，急性暴发性疾患，毒迫咽喉，胸膈胸内苦闷，陷于人事不知者。

临床辨病范围：脑溢血，脑充血，肺水肿，脚气冲心，尿毒症，急性食物中毒，破伤风，跌扑坠落，胸内苦闷，人事不省，意识混浊等危急之间，暂用以救危急，但不得滥用。

加减方2.三物备急丸（《金匮要略》）

处方组成：大黄、干姜、巴豆（去皮、心，熬，另研如泥去油取霜）等分，共研细，炼蜜为丸，以暖水或酒服，大豆许三四粒，如不下，更与三丸，当腹中鸣，即吐下便瘥。

原典记载：心腹诸卒暴百病，若中恶客忤，心腹胀满，卒痛如锥刺，气急口噤，停尸卒死者（《金匮杂疗》）。

临床辨病范围：干霍乱，胃肠炎，阑尾炎，赤痢，卒倒，浮肿等。

加减方 3. 紫圆（《千金方》）

处方组成：巴豆（去皮、心，熬研去油取霜），代赭石、赤石脂各一两，杏仁二两。先以巴豆霜同杏仁于乳钵内，共研如脂状，再以赤石脂、代赭石研细末，加入再研匀，用米饮糊为丸，如米粒大。小儿每岁服 1～2 粒，温汤或温米饮下，顿服，以大便下为度，如不下，第 2 日增加 1 丸，药后下利过度时，令饮冷粥汤，其下即止（本方即走马汤加赤石脂、代赭石为丸剂）。

辨证要点：小儿变蒸发热，吐乳，食痛等（凡小儿胸腹胃肠痰食停滞而来之发热惊搐等，用紫圆治疗往往泻下黏涎，而热退病除。本方虽为巴豆剂，是否因其配伍关系，服药后，并无腹痛反应，最适宜于小儿胃肠内实证，用作下剂，相当于现代医学用蓖麻油）。

巴豆剂的运用范围：

1. 疫痢，胃肠自家中毒，脑炎，脑膜炎，丹毒，麻疹，痢疾等高热引起的脑症（白散、紫圆等）。

2. 白喉，百日咳，痰多阻于咽喉，呼吸困难者（白散）。

3. 脑出血，脑软化症，尿毒症等发作时痰涌喉间，或人事不省，或半身不遂，口眼歪斜者（白散或走马汤）。

4. 脑水肿痉挛。

5. 颜面蜂窝组织炎，小儿头部湿疹等炎症红肿，分泌物多，或发热等。

6. 龟背，指不能屈，小儿四肢萎软，小儿麻痹症等（紫圆、备急丸、白散）。

7. 乳儿脚气，小儿冲心型脚气危笃时（白散、紫圆）。

8. 心痛彻背，心下痞，恶心嘈杂（白散、紫圆）。

9. 胎死腹中（白散、备急丸）。

10. 肾炎，浮肿少尿，高血压性浮肿，其他之浮肿，腹满，腹水等急迫者（白散、备急丸）。

11. 急性大肠炎，小儿腹痛，蛔虫，肠阻塞，剧腹痛等（白散、紫圆、备急丸）。

12. 小儿疳瘦，腹满，不乳，便秘（紫圆）。

13. 胎毒，头汗，盗汗不止，便秘等（紫圆）。

14. 角膜溃疡等眼病（紫圆、白散）。

以上诸症，急剧而迫不及待者用走马汤，缓慢者用紫圆。一般可用白散或备急丸。

（五）类方鉴别

走马汤证，证情激烈，病情在胸腹，痰涎食毒等实证。三物白散证，为寒实结胸，无热证，痰，食，结于胸咽，便秘实证，脉多滑实者。三物备急丸证，心腹胀满，卒痛如锥刺，寒邪痰食结滞，腹痛便秘者。紫圆证，小儿乳食积结，不定期之发热，吐乳或惊促，便秘，腹胀，慢性疳积、虫积等。

（六）医案举例

1. 叶先生在苏州（1945 年夏季）开业阊门外。徐姓邀出诊，至其家，见一病孩横卧木盆中，不笑也不叫，据其家属说，该男孩 4 岁，病 7 天，不开口者又 3 天。初起发高热，气急咳嗽，曾邀西医某医生诊断为肺炎，注射盘尼西林 3 天 3 夜（当时盘尼西林是西药的王牌药，必须持续不断地注射），热退了，咳嗽也停止了，可是变成"呆木头"，不哭，也不笑，不叫人，推动身体时，似有知觉，目不上视，口不噤，四肢不拘挛，呼吸不急促，身无热，不饮，不食，三四天不大便，小便少。诊其脉沉细而滑，舌上有白苔，按其胸腹，蹙眉呈苦闷状，稍稍重按之，心下部痞硬。叶先生断为"寒实结胸"，考虑到陷胸汤不易灌服，乃以三物白散3分，分3包，每服1包。温水送下，隔四五小时，如不吐不下，再服1包。第2天来邀复诊，至其家，见病孩卧在床上哭（号），无眼泪，其母在旁，据称虽能发声，还不能说话，药3包只吃了2包，泻下黏液如痰涎者不少。诊之脉小滑，心下痞硬未释，仍与原方三物白散2分，远志、菖蒲，煎汤2次温服，继续调治，渐次告愈，此殆古称"哑惊"，仲景书之结胸证，在现代医学上病理机制如何，值得进一步研究。

2. 约在1936年春间，吴兴县，双林镇刘家邀诊一位年60岁的老人，病二日，默默卧床中，微微呻吟，不发热，不饮，不食，询之不答，但颜貌目光无异状，按之心下痞硬，喉头似有痰涎，舌苔白腻垢浊，脉沉滑数。据其家属说此老人身体强健，从来不生病，不吃药，不过贪嘴，喜欢吃，有时吃多了，吐出来就好，这些话给了启发。此即古人所谓"中食"、"中痰"之类也。予三物白散，嘱缓缓灌下，每次2分，隔三四小时服1次，得吐或下为度，药后得吐出痰涎胶黏物，继而畅下，二三次而愈。

3. 叶先生最早在乡下及双林镇开业时，常自备儿科紫圆，对于小儿消化不良，食积发热，惊搐等用之，往往应手而下，此丸泻下时无腹痛等副作用，且药量小，研细，服用方便，奏效迅速，巴豆剂虽然属峻下药，但紫圆因配伍关系，对于小儿未曾发现副作用。移苏州后，不自备药，每遇紫圆适应证，改用中成药"保赤散"（也是巴豆制剂）为紫圆的代用品，疗效相近（配制白散或紫圆，须用巴豆霜，即压去油的粉剂）。

4. 走马汤，叶先生尚无使用经验，国内外中医临床曾有报道，对于体力强壮者，突然而起的病症，例如中风，脚气冲心，尿毒症，破伤风痉挛发作，跌扑打坠，陷于昏迷不省人事时，以本方急救。有人于农村遇到一气管白喉白膜堵塞喉头，仓促间行气管切开术无条件，即取巴豆一粒，捶碎研水成乳白色，用注射器吸取少许，射入患儿喉间，立即吐出痰血和喉间白膜，救了一命。

如上述诸症，本方用得恰当，有起死回生之效，但巴豆是剧毒药不能滥用，古人经验用巴豆剂而下利不止者，即饮冷水冷粥，可以缓解。

（七）汤头歌诀

三物白散桔贝巴，杏仁巴豆是走马。
巴霜姜黄名备急，巴杏赭脂紫圆方。

半夏泻心汤·证

（一）处方组成

制半夏二钱，黄芩、干姜、人参、甘草、大枣（去核）各一钱，黄连六分。上述七味，共水煎，全面沸腾，去渣，一日分三次，温服。

（二）原典记载

伤寒五六日，呕而发热者，柴胡汤证具，而以他药下之，柴胡证仍在者，复与柴胡汤。此虽已下之，不为逆，必蒸蒸而振，却发热汗出而解，若心下满而硬痛者，此为结胸也，大陷胸汤主之。但满而不痛者，此为痞，柴胡不中与之，宜半夏泻心汤（《伤寒论·太阳病下篇》）。

呕而肠鸣，心下痞者，半夏泻心汤主之（《金匮·呕吐哕下利病篇》）。

（三）辨证要点

心下胃脘部痞满感，恶心呕吐，食欲不振，他觉症状为心下胃脘部按之略有抵抗感，但不痛，胃内停水，肠鸣腹泻，舌有白或微黄腻苔，脉细滑或濡弱者。

（四）辨病范围

急性胃肠炎，呕吐下利，慢性胃肠炎，胃酸过多症，或胃溃疡，十二指肠溃疡，胃弛缓，胃扩张，胃下垂，或因药物副作用，神经性呕吐等。

（五）医案举例

张某，男，41岁。主诉胃病，谓某医院诊断为慢性肠胃炎、胃扩张。常发呕吐腹泻，患者素嗜酒。初起时早起吐清水，已有4~5年，初不介意，嗳气频频，继则胃中有气过水声，时肠鸣下痢，偶食不易消化食物或荤腥油腻则腹泻。患者消瘦痿黄无力。诊得脉左弦数，右滑数，舌苔白腻而厚，心下痞硬，按之无抵触，有振水音，大便或溏或干结，小便正常，予平胃散合五苓散方，药后不显著。后改用生姜泻心汤（东北红参一钱，生姜四钱，制半夏三钱，姜炒川连一钱，黄芩一钱半，炒干姜三钱，炙甘草一钱半，大枣四个），遂显效，连服二十余剂而愈。

2. 周某，男，34 岁，患咯血。邀叶先生出诊，至其家，患者咳咯满口鲜血，经常注射止血针剂。据称止血而复发者已多次。患者体格壮实，面色红润，素来无肺病、咳嗽、咯痰等病症。目前饮食睡眠尚好，唯喉痒咳咯则血出鲜红，脉滑大，舌苔微黄腻，大便间日行而略干，因予三黄泻心汤（大黄三钱，黄芩三钱，黄连一钱半），开水泡，另以鲜生地一两捣绞汁冲入，两剂而血止，连服十余剂，不再复发。

（六）汤头歌诀

半夏泻心黄连芩，干姜甘草与人参。
大枣和之治虚痞，法以降阳而和阴。
生姜泻心去水气，甘草加之急迫宁。
大黄黄连泻心汤，或加黄芩名三黄
苦寒泻火降血逆，血热妄行吐衄良
附子泻心用三黄，寒加热药以扶阳。
痞乃热邪寒药治，恶寒加附始相当。

旋覆代赭汤·证

（一）处方组成

旋覆花三钱（包），人参二钱，生姜五钱，代赭石一两，炙甘草三钱，半夏三钱（洗），大枣十二枚。上述七味，水煎，去渣，一日分三次温服。

（二）原典记载

伤寒，发汗，若吐若下，解后，心下痞鞭，噫气不除者，旋覆代赭汤主之（《伤寒论·太阳病下篇》）。

（三）辨证要点

心下痞硬，嗳气频频，吞酸嘈杂，呕吐反胃，大便秘，或逆上感，病情属于慢性偏虚者。

（四）辨病范围

胃酸过多症，胃弛缓，胃下垂，胃内停饮，胃扩张，胃、十二指肠溃疡，胃癌初期，幽门狭窄，慢性肠狭窄，妊娠恶阻，小儿呕吐，鼓胀等而有心下痞硬，嗳气嘈杂，吞酸呕吐，便秘腹满，气上逆等证候者。

（五）医案举例

夏某，女，60岁，农民，1969年9月初诊。往诊，患者卧床，家属主诉，病噎膈反胃已两个多月，开始时胸口不舒（心下痞），吃饭后常常吐出，吃粥不吐。最近，吃粥也要吐，白天不吐，至晚仍然要吐出，食量越来越少，人越来越瘦弱，乏力，卧床不起。患者颜貌消瘦，大便秘结，四五天一次，粪便如羊屎，脉沉细而弱，舌无苔。根据脉证颇疑胃癌，嘱去江苏省五七干校中心医务室X光检查，结果证明幽门部有明显肿瘤。拟旋覆代赭汤加带壳野菱十枚，薏苡仁四钱，服药七剂后，心下痞较舒，呕吐较少，再以原方嘱持续服约一个月后，情形大好，饮食稍增，能起床在檐下曝日，但人体仍消瘦，按其胃脘部，包块明显存在，心知终难根治，不得已坚持仍以原方，嘱间日服药，至岁暮肿瘤复发，不能进食而死。

（六）汤头歌诀

旋覆代赭用人参，半夏甘姜大枣临。
重以镇逆兼软痞，痞硬噫气力能禁

白虎汤·证

（一）处方组成

石膏一两，知母三钱，甘草一钱半，粳米五钱。以上四味，加水共煎，米熟汤成，去渣，一日分三次服。

（二）原典记载

1. 三阳合病，腹满身重，难以转侧，口不仁，面垢，谵语遗尿，发汗则谵语，下之则额上生汗，手足逆冷，若自汗出者，白虎汤主之（《伤寒论·阳明病篇》）。

2. 伤寒脉浮滑，此以表有热，里有寒，白虎汤主之（《伤寒论·太阳病下篇》）。

3. 伤寒脉滑而厥者，里有热，白虎汤主之（《伤寒论·厥阴病篇》）。

（三）辨证要点

本方的主要证候为阳证、表证、肌肉之间的热证，发热，汗出烦渴，或烦躁。患者身热恶寒，烦热，脉浮滑数或大，自觉身体灼热感，他觉得手抚之患者皮肤灼热感，舌干舌燥，烦渴，自汗，有体液枯燥的证候，小便不多，腹不实，舌白苔而干者。

（四）辨病范围

伤寒，副伤寒，流感，麻疹，发疹性传染病等疾患的高热，口渴，烦躁，或伴昏谵等脑症状。中暑，尿毒症之高热口渴，烦躁症。哮喘夏季发作，烦躁，遗尿，夜尿，口渴，脉大，齿痛，口中干燥。眼疾患，充血发热，头痛，烦渴。精神病，眼中如火，发狂，大声妄语，放歌高笑，狂走，彻夜不眠，大渴引饮等。皮肤湿疹，剧烈瘙痒，红痕，流出汁液，不得安眠等。

（五）医案举例

施某，男，17岁，中学生。1940年夏，发热39～40℃，持续3～4日不解，头疼，身体酸疼，有时汗出而略降，但旋即形寒发热，似疟非疟。血液检查疟原虫阴性，白血球数稍增高，口渴脉浮数，余以白虎加桂枝汤3剂而愈。

（六）汤头歌诀

白虎汤用石膏君，知母甘草粳米群
白虎加参救津液，燥烦热渴舌少津。
白虎加桂治温疟，微寒但热烦呕疼。

炙甘草汤·证（别名复脉汤）

（一）处方组成

炙甘草三钱，生地四钱，人参一钱，桂枝、生姜各二钱，麦门冬、阿胶、麻仁、大枣（去核）各三钱。

以上九味，先煎八味，以半碗黄酒，两碗水，煎至二碗，去渣，加入阿胶，烊尽，一日分三次温服。

（二）原典记载

伤寒脉结代，心动悸，炙甘草汤主之（《伤寒论·太阳病下篇》）。

虚劳不足，汗出而闷，脉结悸，行动如常，不出百日，危急者十一日死，炙甘草汤主之（《金匮·虚劳篇》）。

肺痿涎唾多，心中温温液液者，炙甘草汤主之（《金匮·肺痿篇》）。

（三）辨证要点

本方主要证候为心悸亢进，脉搏不整或间歇，体质虚弱，营养不良，皮肤枯燥，手足心烦热，疲倦，口干，大便多干燥。如胃肠虚弱，不食，大便时溏者，不适用本方。

（四）辨病范围

1. 心脏病期外收缩，迁延性心内膜炎等，心动悸，脉结代者。

2. 肺结核，虚热，手足烦热，气逆，咳嗽，咯血，盗汗，皮肤枯燥，或干咳咽干，心悸气急等。

3. 甲状腺肿大，眼球凸出，气促，神经性心悸亢进交感神经紧张症，神经官能症，高血压，自汗等。

4. 发声障碍，胸腹动悸，心下痞硬，便秘。

5. 口内炎，舌炎，齿衄，血小板减少症，紫癜等。

6. 肝脏肿大，气促，浮肿，耳鸣目眩，不食，手足烦热，产后虚弱者，老人血虚便秘者。

（五）医案举例

张某，女，43 岁，发作性心悸亢进，每受刺激则发病，脉搏歇止，头昏胸闷，形体瘦弱，神经质类型，面色轻度贫血。诊之脉细数，每 4~5 次歇止或 8~9 次歇止，时失眠，大便间日 1 行，干结，舌少苔，与本方 4 剂后，心悸及脉歇止消失，以后又嘱间日服此药 10 余剂，此后半年不复发作。

（六）汤头歌诀

炙甘草汤生姜桂，麦冬生地大麻仁；

大枣阿胶加酒服，虚劳肺痿效如神。

大承气汤·证

（一）处方组成

大黄一钱半，厚朴二钱，枳实一钱半，芒硝一钱。以上四味，用水先煎两味，去渣，加入大黄，再煎，再去渣，加入芒硝，更上微火，一二沸，分二次温服，得下，余勿服。

（二）原典记载

阳明病，潮热，大便微硬者，可与大承气汤，不硬者，不可与之（《伤寒论·阳明病篇》）。

阳明病，脉迟，虽汗出不恶寒者，其身必重，短气，腹满而喘，有潮热者，此外欲解，可攻里也，手足濈然汗出者，此大便已硬也，大承气汤主之（《伤寒论·阳明病篇》）。

按之心下满痛者，此为实也，当下之，宜大承气汤（《金匮·腹满篇》）。

二阳并病，太阳证罢，但发潮热，手足漐漐汗出，大便难而谵语者，下之则愈，宜大承气汤（《伤寒论·阳明病篇》）。

产后七八日，无太阳证，少腹坚痛，此恶露不尽；不大便，烦躁发热，切脉微实，再倍发热，日晡时烦躁者，不食，食则谵语，至今即愈，宜大承气汤主之。热在里，结在膀胱也（《金匮·产后篇》）。

（三）辨证要点

痞满燥实坚，大便干结，脉有力，发热，烦躁，舌苔黄或焦黑（防风通圣散证是慢性疾患，本方证是急性疾患）。

（四）辨病范围

肠伤寒及副伤寒，肺炎，流感，麻疹，脑炎等急性热病，以及高血压，破伤风，冲心型脚气，精神病狂癫，食物中毒，赤痢，疫痢，眼科疾患，齿科疾患，痔疾等伴发本方证之主症者。

（五）医案举例

殷某，女，62岁。已10天未进食，7天未解大便，昏沉卧床不起，不言语，家人以为"临近死亡"，为她更衣，移床于厅堂，准备送终。1日后仍然活着，邀叶先生会诊。患者卧床，无言语，身微热，腹胀如鼓，脉弦实，断为肠内燥屎。患者便秘多日，肠道已无收缩能力，不可能自己排便，即带上手套，从患者肛门中挖出弹子大黑色粪块2粒，落地有声，并滚向墙角。予大承气汤3剂，1剂灌服后，稍候，可听到腹部肠鸣辘辘，次日大便2次，形如羊屎，便后即感轻松，3天服完3帖中药，患者能翻身，坐在床上，要求吃稀粥，1周后，渐渐恢复正常。

（六）汤头歌诀

大承气汤用芒硝，枳实大黄厚朴饶
救阴泻热功偏擅，急下阳明有数条。
小承气汤朴实黄，谵狂痞硬上焦强。
调胃承气硝黄草，甘缓微和将胃保。
不用朴实伤上焦，中焦燥实服之消。
厚朴七物枳实黄，桂甘姜枣合成方。
干呕腹满头痛热，急性肠胃炎良方。

茵陈蒿汤·证

（一）处方组成

茵陈蒿四钱，栀子（劈开）三钱，大黄一钱。以上三味，加水煎，去渣，一日分三次服。

（二）原典记载

1. 阳明病……但头汗出……小便不利，渴饮水浆者，此瘀热在里，身必发黄，茵陈蒿汤主之（《伤寒论·阳明病篇》）。

2. 伤寒七八日，身黄如橘子色，小便不利，腹微满者，茵陈蒿汤主之（《伤寒论·阳明病篇上》）。

3. 谷疸，寒热不食，心胸不安，久久发黄，茵陈蒿汤主之（《金匮要略·黄疸病篇》）。

4. 黄疸，从湿得之，一身尽发热，面黄肚热，热在里，当下之，宜茵陈蒿汤（《金匮要略·黄疸病篇》）。

（三）辨证要点

里证，郁热烦闷，黄疸色鲜明（阳黄），大便倾向于干结，其次为腹上部微满，胸苦闷，口渴，小便不利，或无黄而里有郁热，便秘者亦用，脉紧张，舌有苔或薄黄。如大便正常者，大黄用小量（三至五分）。

（四）辨病范围

胆囊炎，阻塞性黄疸，传染性肝炎黄疸，血清肝炎，荨麻疹，皮肤瘙痒症，口内炎，齿龈炎，舌炎，眼结膜炎，急性肾炎，肾病综合征，子宫出血，其他如胸胁苦闷，不安不眠，植物神经失调症，神经官能症，突眼性甲状腺机能亢进症等。

（五）医案举例

1. 王某，男性，年约50岁。夏秋季突然发热呕吐，3天后出现黄疸，目黄，颜面皮肤黄色鲜明，烦渴胸闷，不思食，大便干结不下，脉细数，舌苔黄。予以茵陈蒿汤加重大黄剂量为2钱，服药1剂，大便下，4剂后黄疸渐退，服药10余剂而愈。

2. 迟某，女性，35岁。月经过多，经前后带下多，小便热涩，大便干结，脉细弦数，心胸烦热，口渴，数月来曾服药打针，作为排卵性功能出血治疗，少效。予茵陈蒿汤合黄连解毒汤，3剂见效，后每于月经期前服3~5剂，第3个月来潮时月经正常，带下亦从而治愈，继以八珍汤调理而痊愈。

3. 林某，女性，18岁，患急性传染性黄疸型肝炎，巩膜黄染，心胸郁闷，大便正常，小便浓黄褐色，疲倦不食，与茵陈蒿汤合五苓散，3剂见效，15剂痊愈。

说明：

1. 根据国外参考资料证明，将茵陈蒿之水浸液给狗注射，促进胆汁分泌显著，抑制肠道蠕动。而且从本植物提出三甲基七叶内酯，与水浸液药理作用完全相同，故茵陈蒿制剂对肝胆诸疾患和浮肿有效。

2. 根据日本东京大学千原吴郎氏研究茵陈蒿汤利胆作用的实践结果：历来的利胆作用，不改变胆汁的正常成分，只是一时性地提高水流量，而茵陈蒿汤之利胆作用，不仅明显增加胆汁分泌量而且增加固体成分和胆红素的量，即增加胆汁正常成分之分泌量。

更有意义的是，若对茵陈蒿汤之成分逐一进行利胆实验，茵陈蒿本身之利胆作用微乎其微，大黄也极少，栀子根本就没有利胆作用，然而，三味相合则具有明显的利胆效果，也就是说，中药的复合方剂，配伍合理则出现新的综合力。

（六）汤头歌诀

茵陈蒿汤治疸黄，栀子茵陈与大黄。
阳黄便秘用此好，水气茵陈五苓方。

吴茱萸汤·证（又名人参吴茱萸汤）

（一）处方组成

吴茱萸3克，人参2克，生姜2克，大枣（切开）4枚。

以上 4 味，以水共煎，去渣，1 日分 3 次，温服。

（二）原典记载

食谷欲呕，属阳明也，吴茱萸汤主之（《伤寒论·阳明病篇》）。

干呕，吐涎沫，头痛者，吴茱萸汤主之（《金匮·呕吐篇》）。

少阴病，吐利，手足逆冷，烦躁欲死者，吴茱萸汤主之（《伤寒论·少阴篇》）。

（三）辨证要点

发作性激烈呕吐，头痛、烦躁、手足逆冷、呈重证症状，由于寒饮上冲，脉多沉细沉迟，胃部痞满、痞硬，属虚证、冷证者。

（四）辨病范围

胃炎、胃酸过多症、胃扩张、胃下垂、胃十二肠溃疡、幽门狭窄、酒醉后呕吐、妊娠恶阻、呕吐、心下痞硬或痛，伴贫血虚寒证者。

急性肠炎、下利、呕吐、或头痛、冷感者。

小儿蛔虫病呕吐，吐涎沫、或胃液分泌过多，而多唾液，或呕泛清涎、上溢者。

冷呃、上逆、自觉胸脘冷感痞满、胀闷冲逆者。

感冒、偏头痛、尿毒症、或子痫而发呕吐、烦躁、阵发性痉挛、虚脱、昏倒、脑肿瘤，妇女病等而发的剧烈头痛、呕吐、眩晕、冷汗、心胸下苦闷、足冷、或上逆等症。

项背强、心下极度紧张而冷者。

（五）医案举例

张某，女，39 岁，小学教师。1964 年 7 月初诊。主诉：
素患偏头痛，每感受风寒或恼怒时即发作，近来工作繁忙，
睡眠不足，又发作剧烈头痛、呕吐不食，甚至手指厥冷。诊
之脉沉细而紧，心下部膨满、舌苔白，与半夏白术天麻汤 3
剂，无效（配不到天麻）。再诊考虑到宿有胃病、胃寒而改
用吴茱萸汤 1 剂即见效，4 剂而愈。

（六）汤头歌诀

吴茱萸汤人参枣，重用生姜温胃好。
阳明寒呕少阴利，厥阴头痛皆能保。
厚朴姜夏草参汤，汗出腹满膨胀消。

黄连阿胶汤·证

（一）处方组成

黄连、阿胶各三钱，黄芩、芍药各二钱，鸡子黄一个。
以上五味，加水先煎三物，去渣，放入阿胶烊尽后，小冷，
加入鸡子黄，搅匀，一日分三次温服。

（二）原典记载

少阴病，得之二三日以上，心中烦，不得卧，黄连阿胶
汤主之（《伤寒论·少阴篇》）。

（三）辨证要点

血虚、血热、心烦不得眠、烦热、胸闷、心悸、面红。

（四）辨病范围

急性热性疾患中、后期，各种出血症，伴有内热，心胸烦闷，烦躁，兴奋不得眠，或高血压，神经症，精神分裂症，肠炎下利，血尿，皮肤剧烈瘙痒，患部发赤等亦可转用。

（五）医案举例

汤某，男，59岁。1965年春，住江苏医院一病区，自诉为高血压，心脏病，血管硬化。患者自觉心胸烦热，屡服西药安静剂无效，病区主治医师邀中医会诊，患者颜面潮红，心悸亢进，精神兴奋，烦躁不得眠，脉细弦数，舌尖红，舌净无苔。考虑到其主要为"心中烦，不得卧"，因予黄连阿胶鸡子黄汤2剂而安，血压亦从而下降。病区主治医师感到惊异，并谓照现代理论，此病应禁忌鸡子黄，何以用来作药反而见效，是不是生的鸡子黄搅烂冲入药汤中，另转变了它的作用，这就值得进一步研究。

（六）汤头歌诀

黄连阿胶鸡子黄，黄芩芍药合成方。
心悸烦热不得眠，脓血毒利舌干尝。
干姜芩连人参汤，寒格吐泻呕痛匡。
黄芩汤用甘芍并，二阳合利枣加烹。
协热下利呕吐甚，黄芩半夏生姜汤。
黄连汤内用干姜，半夏人参甘草藏。
更用桂枝兼大枣，寒热平调呕痛忘。
连易黄芩除甘草，金匮六物黄芩汤。

三物黄芩除血烦，生地苦参热瘙痒。

甘草汤·证（又名独胜散、忘忧汤）

（一）处方组成

甘草二两。仅一味，以水三碗，煮取一碗半，去滓，一日分二次温服。

附：

1.桔梗汤《伤寒论》《金匮要略》又名甘桔汤，如圣汤、散毒汤。

原方：桔梗一两，甘草二两。上述二味，以水三碗，煎取一碗去滓，一日分2次温服

2.排脓汤《金匮要略》

原方：甘草三钱，桔梗三钱，生姜三片，大枣五枚。上述四味，以水三碗，煎取一碗，温服，一日分二次。

（二）原典记载

1.少阴病，二三日咽痛者，可与甘草汤，不瘥者，与桔梗汤（《伤寒论·少阴病篇》）。

2.咳而胸满，振寒脉数，咽干不渴，时出浊唾腥臭，久久吐脓如米粥者，为肺痈，桔梗汤主之（《金匮·肺痈篇》）。

按：排脓汤出《金匮》，原文有方无证，有人疑非仲景方，但是方意明显，其效可知，桔梗为祛痰剂，即是排脓药，尤其对肺痈咳脓痰有效。

（三）辨证要点

甘草汤主要以急迫性、痉挛性的咽喉急痛，剧咳，黏膜

炎症为目标。桔梗汤主要以咽干，咳唾黏痰或吐脓痰为目标。排脓汤主要以开放性的化脓症，局所性的脓性分泌物为目标、全身症状轻微者，或用桔梗汤效力不足时改用排脓汤（排脓散之证，不限于肺部，胸腹部痛肿亦可用）。

（四）辨病范围

甘草汤：可用于食道炎、口内炎、咽喉炎、胃溃疡、尿道炎、急性支气管炎、痔疮、肛周炎、妇女阴道炎肿痛、子宫脱垂肿痛，急性眼结膜炎、授乳妇女乳头裂痛（兼外用温洗）。

桔梗汤：可用于气管炎、咽喉扁桃体炎、肺脓疡、化脓性气管炎等有本方主症者。

排脓汤：可用于疖、痈、脓疡、溃疡、漏孔、齿槽脓漏、中耳炎、上颌窦蓄脓症，肺脓疡、肺坏疽等，伴有本方主症者。

（五）医案举例

一般单纯性气管炎，咳嗽咯痰，叶先生常用甘桔汤作祛痰止咳剂，或单用作茶剂或加入对症处方中，效果甚好。一般剂量为桔梗二钱，甘草一钱半，小儿减半。对肺痈吐脓痰则用甘草二钱，桔梗三至四钱，加鱼腥草五钱有卓效，或用排脓汤加鱼腥草尤佳。

1. 刘某，男，38岁。支气管扩张屡屡咯血，颜面苍白虚浮，脉沉迟，舌淡白，大便时溏，食欲不振。种种治疗少效，用白及、阿胶、麻黄、杏仁、冬花、紫菀等，咯血终不能止，旋于对症处方中加入甘草三钱，炒干姜二钱，2剂即止血。以后咯血复发再以本方，亦效。又曾用于贫血虚寒型紫癜症，甘草干姜配阿胶有效。

2. 王某，女，18 岁，某制药厂工人。于 1972 年 2 月初诊。据诉突然发作，四肢抽搐，心窝怦怦跳动、胸闷讲不出话，但知觉清楚，约 3~5 分钟渐渐平复。又称过去在家中也曾有过同样的发作，最近 5 个月来开始 1 个半月发 1 次，现在 1 个月发 2 次，甚至隔 2~3 天发作 1 次，发作以后感到非常疲劳。患者身体矮胖，面色黄嫩，14 岁时月经初潮，月经无异状。详询其同伴女工，知她发病时无口噤，吐沫等癫痫症状，脉象沉细，舌苔白腻，腹部脐旁动悸，患者心情急躁。遂予柴胡加龙牡汤去大黄，服药后第 3 天仍有小发作，以其急躁甚，于原方中加甘麦大枣汤和钩藤，5 剂后不复发作，动悸急迫诸症亦安定了，此后嘱间日服或间 2 日服 1 剂，持续治疗 1 个月，半年多来未见复发，已全治矣。

3. 汤某，男，35 岁，句容县下蜀公社王庄大队党支部书记。1972 年 9 月 10 日初诊，主诉：原有血吸虫病史，于今年 3 月间进行口服锑剂治疗 1 个疗程，后于 6 月间突然昏倒，四肢抽搐，口吐白沫，自以为服锑剂中毒之故。曾经中医西医多方治疗，癫痫样发作已经多次，发作前先感头痛、心慌，患者体格瘦长，舌脉无异常，为处方大剂量丹参及鲜石菖蒲等，并嘱再去镇江、南京等处详细检查，排除脑型血吸虫，或其他脑器质性病变。

11 月 14 日复诊，据称经镇江、南京精神病院作脑血管造影排除脑器质性病变，诊断为癫痫，服用西药离不了苯妥英纳、鲁米那、利眠宁、眠尔通等，不但没见效，近来发作更频繁，1 个月发了 3 次。患者精神憔悴，颜貌焦虑，诉头痛头昏、胸闷心慌、睡眠不安，食欲锐减，脉弦细而涩，舌苔薄白而腻，考虑其紧张焦急、胸腹动悸，故与甘麦大枣汤合柴胡加龙牡汤去铅丹、大黄，嘱服 7 贴。

11 月 21 日，患者来复诊，喜笑颜开地说，此药很好，只服到 2 贴，已觉头痛大减，现在完全不痛了，钦食睡眠都有好转，唯略觉心慌，夜间多梦，再以原方，嘱服 2 个 7 帖，苯妥英钠遂减，逐渐停用。

12 月 5 日来诊情况均好，西药已完全不用，癫痫迄未复发，予原方略作加减，间日或间 2 日服，此后不复来诊，于写稿前（1973 年 1 月）该大队有人来诊，据称汤书记已完全好了，正在领导群众兴修农田水利，带头开河抬土，没有再发过病。

4. 初产妇女，应在妊娠后期揉搓乳头，并以温水洗涤，做好授乳预备工作，防止乳头破裂。婴儿吮乳，乳头碎裂则痛彻心肺，予常介绍患者即用生甘草煎浓汁，涂抹温洗，有效。又痔疮脱肛肿痛，甘草浓汤浸洗亦好。凡口腔、咽喉、妇女阴道等黏膜炎症性疼痛等，用甘草汤有甘以缓和、缓解急迫疼痛之效，推而至于胃、十二指肠溃疡，胃部疼痛急迫者，主以甘草汤治疗，既合理而有效，内服治溃疡，每日剂量为三至五钱，食前持续服之，如服药期间发现颜面浮肿则减轻剂量，或暂停服用。

（六）汤头歌诀

甘草汤本是单方，少阴咽痛服之良
甘桔汤治咽干咳，再加姜枣排脓方。
甘草干姜治吐逆，虚性失血是奇方。
甘麦大枣脏躁药，癔病癫痫头痛将。

白头翁汤·证

（一）处方组成

白头翁、秦皮、黄柏各二钱，黄连一钱。以上四味，以水共煎，去渣，温服，必要时可再服。

（二）原典记载

热利，下重者，白头翁汤主之（《伤寒论·厥阴病篇》、《金匮·下利篇》）。

下利，欲饮水者，以有热故也，白头翁汤主之（《伤寒论·厥阴病篇》）。

（三）辨证要点

下痢腹痛，里急后重，心烦口渴、肛门灼热者。

（四）辨病范围

细菌性赤痢、急性阿米巴痢疾、急性肠炎、直肠炎、直肠溃疡、痔出血、肛门灼热感、急性眼结膜炎等。

（五）医案举例

瞿某，男，30岁。秋季患赤痢、发热、烦渴、下利、腹痛、里急后重，日夜2~3次，初则黏液如沫，继则色赤如纯血。诊之，脉细数，舌黄，口渴。半月来不食少眠，消瘦倦怠不堪。因思邪势方盛正气已虚，即予白头翁加甘草阿胶汤，服药3剂后，赤痢著减，复诊方加芍药，嘱再服3剂，痛痢全止。乃去阿胶、秦皮，加党参、白术调理而安。

（六）汤头歌诀

白头翁汤热痢章，连柏秦皮白头翁，
再加甘草阿胶入，产后虚极下痢用。

理中汤（丸）·证（又名人参汤）

（一）处方组成

人参二钱，干姜一钱半，炙甘草二钱，白术二钱。以上
四味，水煎，去渣，分二回服。如作蜜丸，每次服二钱，一
日二次，温水送服。

（二）原典记载

1.霍乱，头痛发热，身疼痛，热多欲饮水者，五苓散主
之；寒多不用水者，理中丸主之（《伤寒论·霍乱病篇》）。

2.大病瘥后，喜唾，久不了了，胸上有寒，当以丸药温
之，宜理中汤（《伤寒论·瘥后劳复篇》）。

3.胸痹，心中痞气，气结在胸，胸满，胁下逆抢心，枳
实薤白桂枝汤主之，人参汤亦主之（《金匮·胸痹篇》）。

（三）辨证要点

胃肠病，胸胃部痞闷，呕吐，下利，体质偏虚，胃内停
水，贫血倾向，疲劳感或身体疼痛，浮肿，眩晕，腹部冷
感，咯血，吐血，便血，胸腹部按之虚软，无抵触或紧张
者，脉多虚弱或迟细，舌淡白或唾液分泌过多等。

（四）辨病范围

急、慢性胃肠炎，胃弱，胃弛缓，胃下垂，胃扩张，胃内停水，痞硬，胃痛，胃部振水音，胃液及口腔唾液分泌过多症，胃溃疡，胃酸过多症，胃酸缺乏症，食欲不振，手足冷，霍乱样吐泻，蛔虫腹痛，口角流涎症，小儿自家中毒，萎缩肾（颜面苍白，浮肿，小便不利或频数），肋间神经痛，心脏神经症，心悸头眩，哮喘，胸痹，糖尿病，足冷，弛缓性吐血，下血，痔出血，妇女子宫出血，带下，腰痛，腰冷，贫血足冷，过敏性鼻炎，虚弱体质，常流鼻水，虚寒泄泻，肠结核样五更泻，肺结核之轻症，或恢复期，食欲不振，倦怠足冷等。

（五）医案举例

1.朱某，女，33岁。胃病，消化不良，食欲不振，贫血虚弱，体质肥胖型，颜面呈虚浮样，有时胃痛吐清水，月经过多，每次来潮十多天，腰酸足冷，大便不实，诊之脉沉细，舌淡白。此属脾胃阳虚，脾不摄血，先投以归脾汤，药后胃脘痞闷，食欲更差，大便濡溏，呈所谓虚不受补症状，且畏寒肢冷，考虑到月经过多，属于弛缓型出血，改用理中汤（东北红参一钱，炮姜三钱，炒白术三钱，炙甘草二钱）加吴茱萸一钱，红枣四个，于行经期前服药7帖，药后经水著减，连服3个月（每月经前服7~10帖），基本治愈。

2.倪某，男，9岁。虚弱体质，面色苍白，食欲不振，时常腹痛，大便检查发现蛔虫卵，曾服驱蛔药（西药），未见蛔虫下来。睡中磨牙，口角流涎，且常夜尿，尿床。给予理中安蛔汤（干姜二钱，川椒一钱半，乌梅肉二钱，白术三钱，党参二钱，茯苓三钱）加苦楝根皮六钱，使君子肉三钱（另嚼食）。每日 1 帖，早晨空腹时 1 次顿服，连服 3 贴，排出蛔虫 7 条，上述症状消失。以后连服理中汤合小建中汤合方十多帖渐次告痊。

（六）汤头歌诀

理中汤主理中乡，甘草人参术黑姜。
呕利腹痛阴寒甚，或加附子总扶阳。
桂枝人参汤加桂，心下痞硬表里攘。
理中安蛔乌梅椒，参姜苓术六味熬。
蛔虫腹痛吐清水，胃中虚冷上方饶。
甘草干姜多涎唾，咽干烦闷吐逆消。

当归四逆汤·证

（一）处方组成

当归、桂枝、芍药各二钱，木通、甘草各一钱，细辛一钱，红枣（去核）三钱。

以上七味，共水煎，去渣，温服，一日分三次服。

（二）原典记载

手足厥寒，脉细欲绝者，当归四逆汤主之，若其人内有久寒者，宜当归四逆加吴茱萸生姜汤主之（《伤寒论·厥阴病篇》）。

（三）辨证要点

本方以"手足冷，脉细涩"为主症。一般的贫血倾向，面色皮肤比较白而纤弱，腰腿冷感。

（四）辨病范围

1. 冻疮，冻疮溃烂，每年冬季易患冻疮者，有预防和治疗之效。

2. 慢性下肢溃疡，疮口紫黑色，下肢静脉曲张，腓肠肌痉挛。

3. 血栓闭塞性脉管炎，局部冷感（脱疽）等。

4. 肢端动脉痉挛症（雷诺氏病），紫绀症，出血性紫癜，手足冷，脉沉细者。

5. 误汗后，阳微肢冷。

6. 坐骨神经痛，腰臀部冷感。

（五）医案举例

1. 吴某，女，17岁。初冬即患冻疮，两耳，手背红肿，痛痒相兼，患者颜面苍白，皮肤纤弱。据称年年患冻疮，甚则溃烂，久久不愈合。现右足踝外侧还有一小块陈旧性溃疡，系去年冻疮溃烂后遗症。往往刚收口，因月经来潮而复发，愈而复发已数次。诊之，脉细如丝，除下肢冷感外，其他舌色，饮食，睡眠，大小便等均正常。予服当归四逆汤，4剂后，两耳手背之红肿渐退，再服7剂，踝侧之溃疡亦愈合。此后月经来潮亦不复发。

2. 叶某，男，42岁，干部。数年前患左足背及小趾剧痛，皮色紫黑，局部剧痛，而下肢冰冷，曾经多方治疗，诊断为血栓闭塞性脉管炎，已切掉小趾，现又复发。足痛如脱，而下肢凉冷，患者原有慢性胃痛及性神经衰弱。予当归四逆加吴茱萸生姜汤，虽略予随症加减，但坚持本方为主，住院服药1月余，痛止，足温，脉管炎得以暂告治愈，照常上班，恢复工作。约半年后又复发，剧痛号叫，经多医会诊，主张不一，不能坚持续用本方，终于锯去了左下肢。

3. 丁某，男，16岁，中学生。患冻疮，两手背肿大如馒头，皮色紫红光亮，右手中指根部，一块皮肤紫黑色，几将破溃，给予当归四逆汤，仅服3剂即见肿退，皮呈皱缩状，共服6剂，脱皮而愈。

本方治疗和预防冻疮颇有效，凡手足或耳轮等红肿紫黯，痒痛交加者，服3~5剂大都即愈。冬季易患冻疮者，预服若干剂能预防发病。对冻疮溃烂不愈者，服之有促使愈合之功。

（六）汤头歌诀

当归四逆桂枝芍，细辛甘草木通着。
再加大枣治阴厥，脉细阳虚由血弱。
内有久寒加姜黄，防治冻伤效堪夸。

桂枝芍药知母汤·证

（一）处方组成

桂枝、芍药、知母、防风、麻黄各二钱，白术（或苍术）三钱，生姜、甘草各一钱半，炮附子七分。

上述九味，共水煎，去渣，一日分三次，温服。

（二）原典记载

诸肢节疼痛，身体尪羸，脚肿如脱，头眩短气，温温欲吐，桂枝芍药知母汤主之（《金匮·中风历节病篇》）。

（三）辨证要点

风湿关节肿痛、关节变形、上冲头眩、恶心欲吐、局部有热或无热，脉多沉紧、沉弦者。

（四）辨病范围

风湿、类风湿关节炎，关节肿胀疼痛，不拘尿酸性或化脓性膝关节炎肿，上下肢肌肉萎缩者，古称鹤膝风等。下肢运动或知觉神经麻痹等。

（五）类方鉴别

桂枝附子汤证（桂枝去芍加附子汤之附子较本方轻）：以关节、肌肉疼痛为主，而无关节肿者；白术附子汤证（包括近效术附汤）：以疼痛、小便不利为主；甘草附子汤证：以剧痛为主，因有甘草缓急迫、解剧痛故也；桂枝去芍加附子汤证：恶风寒、脉促、胸满为主，兼治风湿神经痛。

（六）医案举例

1. 张某，男，40岁，商人。大酒家，发热，下肢关节红肿疼痛，发病时在秋末，揭其被，汗多酸臭难闻，衣被触及肿处即剧痛，脉弦数，舌苔黄，与桂枝芍药知母汤，2剂而减轻，不数剂而愈。

2. 包某，男，59岁，慢性风湿关节痛。患者多年来时常发病，天气转变即发病，阴雨天，寒冷时苦痛甚，两膝两踝关节肿痛变形，下肢变瘦，步履困难，脉沉细、关节肿处不发热，其他饮食、睡眠尚好，不发病时尚能参加劳动。投予本方用茅术四钱、炮附子一钱，知母仅用一钱，加当归三钱，服药 10 余剂，关节肿处较退，略予加减，续服 10 多剂渐愈，虽未能彻底根治，但已能控制其发病。

（七）汤头歌诀

桂枝芍药知母汤，麻附术防甘草姜；

历节疼痛瘰癧肿，短气头眩欲吐将。

肾气丸·证（异名：八味肾气丸、桂附八味丸、金匮肾气丸、八味丸）

（一）处方组成

干地黄三钱，山茱萸一钱，山药、泽泻、茯苓各二钱，牡丹皮一钱，桂枝一钱，制附子五分。上述八味，末之，炼蜜和丸梧子大，酒下十五丸，日两服。

（二）原典记载

1. 虚劳腰痛，少腹拘急，小便不利者，八味肾气丸主之（《金匮·虚劳篇》）。

2. 崔氏八味丸（异名同方）治脚气上入少腹不仁（《金匮·中风历节病篇附方》）。

3. 夫短气有微饮，当从小便去之，苓桂术甘汤主之，肾气丸亦主之（《金匮·痰饮病篇》）。

4. 男子消渴、小便反多，以饮一斗，小便一斗，肾气丸主之（《金匮·消渴病篇》）。

5.问曰：妇人病饮食如故，烦热不得卧，而反倚息者，何也？师曰：此名转胞不得溺也。以胞系了戾，故致此病，但利小便则愈，宜肾气丸主之（《金匮·妇人杂病篇》）。

（三）辨证要点

小腹（脐下丹田）不仁（拘挛），口渴，小便不利或夜尿，尿频，疲劳倦怠，腰痛脚弱或麻痹感，或下肢浮肿，腰冷，但往往手足烦热，或耳鸣眼花。本方证多见于老年人，脉多沉小、沉弦或紧，不一定舌干，或光滑少苔（注意：如患者平素胃肠虚弱，有便溏症或胃内停水者，慎用本方。如服用后食欲减退或溏泻者，不适用本方）。

腹诊，脐下软弱无力，松弛无反应，下腹之腹直肌痉挛而硬，主诉下腹胀且难忍。

（四）辨病范围

肾炎，肾病综合征，肾结核，肾萎缩，前列腺肥大，高血压，动脉硬化症，或低血压，糖尿病，尿崩症，夜尿症，尿闭，尿失禁，乳糜尿，脚气，坐骨神经痛，腰脚麻痹，妇科病手术后排尿障碍，带下，腰酸痛，耳鸣耳聋，白内障，老年性瘙痒症等，伴有本辨证要点者。

（五）医案举例

1.张某，男，71岁，1962年7月来诊。足跗浮肿，夜尿频已1年余，脉沉细微弱，经某医院诊断为萎缩肾，予以本方，服药15剂即见好转，后以丸药续服2~3个月显著好转。

2. 方某，女，52岁，1965年6月来诊。慢性肾炎已1年余，伴有小腹麻痹感，下肢轻度浮肿，尿蛋白（+++），始终不消失，大便偏干结，经投本方加决明子、玉米须，服药2个月，尿蛋白保持微量，基本痊愈。

3. 汪某，男，68岁，1972年4月来诊。前列腺肥大，已1年余，小便频数，余沥不畅，尿后下腹部麻痹感，血压偏高，大便干结，患者体格肥大，颜面褐红，脉沉实有力，与金匮肾气丸合大黄牡丹皮汤合方，5剂见著效，持续服药2~3个月基本治愈。

（六）汤头歌诀

金匮肾气利腰肾，桂附丹萸地茯苓。
山药泽泻兼利水，肾中化气此方珍。
除去桂附名六味，再加知柏虚热清。
八味原方加车膝，济生肾气方名称。
杞菊地黄养肝肾，头目昏重虚阳平。

大建中汤·证

（一）处方组成

蜀椒一钱，干姜三钱，人参二钱，饴糖五钱。以上三味，先用水四碗，煎至两碗，去渣，加入饴糖，火上略沸，熔化后温服。

（二）原典记载

心胸中大寒痛，呕不能饮食，腹中寒，上冲皮起，出见有头足，上下痛而不可触近，大建中汤主之（《金匮·腹满寒疝篇》)。

（三）辨证要点

里虚，寒证，腹部胃肠弛缓无力，痉挛性腹痛，胃肠内有停水，鼓气，蠕动亢进，发作时激烈攻冲，腹皮拳起，外面可见，甚则呕吐，脉多沉迟、沉紧，手足冷。

（四）辨病范围

肠蠕动不安、肠疝痛、蛔虫腹痛，肠弛缓症、肠套叠、捻转、狭窄，胃弛缓、胃下垂、胃扩张，肠麻痹性下利、便秘，急慢性阑尾炎、局限性腹膜炎，肾结石，胆石症，胰腺炎等，伴有发作性激烈腹痛、肠蠕动不安，或腹满呕吐，呈虚寒性症状者。又妇女乳汁不足、子宫后屈、习惯性流产、尿道痛，伴有大建中汤证者用之有效。腹部手术后粘连性腹痛，以及直肠癌而引起的肠狭窄，用之有暂时的效果。

（五）医案举例

张某，女，36岁，1972年9月8日初诊。主诉腹痛，一年来时常发作，发时腹中肠鸣气攻，气往上升，甚则呕吐，但不转矢气。患者体瘦弱，贫血状，月经量少，腰痛，带下，未曾生育过。疲倦无力，手足常觉冷感，大便正常，食欲不振，舌苔薄白，脉细弱。予大建中汤合当归芍药散，持续服药2个月，腹痛消失，面色大大改善。

（六）汤头歌诀

大建中汤参椒姜，煎沸去渣加饴糖。
再加附子粳米夏，甘枣解急蜀椒汤。

大小建中两合方，中建中汤挛痛良。

射干麻黄汤·证

（一）处方组成

射干、麻黄、紫菀、款冬、法半夏各二钱，细辛一钱，五味子一钱半，生姜三片，大枣四枚。以上九味，加水煎，先煎麻黄，去上沫，入诸药再煎，去渣，一日分三次温服。

（二）原典记载

咳而上气，喉中水鸡声，射干麻黄汤主之（《金匮·咳嗽上气篇》）。

（三）辨证要点

本方主要以咳逆气喘，喉间有水鸡声者为目标，病情属于寒性实证者。

（四）辨病范围

慢性气管炎，支气管哮喘，百日咳，白喉，声带水肿，咳嗽似犬吠者等。

（五）医案举例

杨某，女，14岁。支气管扩张，咳嗽，吐脓性痰，迁延已久，两手指末端膨大如鼓槌状，每日晨起连连咳嗽，喉中有声，吐出多量稀薄而夹有脓的黏痰，眼睑微肿，脉浮滑大，舌苔白腻。多方求治，中西针灸遍施，自开始为感冒性咳嗽以来已有 1 年 7 个月。邀诊，先予桔梗汤加鱼腥草等，效果不著，后来用射干麻黄汤去五味子加远志、桔梗，药后大效，继续加减，服药 2 个月痊愈。

（六）汤头歌诀

射干麻黄辛味夏，紫菀款冬合枣姜。

咳而上气喘息病，喉中水鸡声效彰。

苇茎汤·证

（一）处方组成

芦根（即苇茎）50 克，薏苡仁、冬瓜子仁各 2 克，桃仁 50 粒。以上 4 味，用水 4 碗，先煎芦根，得 3 碗，去渣，放入其他 3 味，再煎至 2 碗，1 日分 2 回温服。

按：本方加桔梗、鱼腥草、羊乳，我们称之为"新加肺痈汤"，其效更佳。

（二）原典记载

治咳，有微热，烦满，胸中甲错，是为肺痈，苇茎汤主之（《金匮·肺痈篇》）。

（三）辨证要点

咳吐脓痰腥臭者。

（四）辨病范围

肺脓疡、肺坏疽、支气管扩张、咳唾脓性痰、脓胸等，或有微热，或胸部皮肤甲错者。

（五）医案举例

1.倪某，男，45岁，郊区农民。咳嗽约半月，胸闷，咳喷气腥臭、身热，脉数，口渴，予新加肺痈汤2剂后咳吐脓血痰，原方加减，治疗10余日渐愈。

2.瞿某，女，10岁。身体瘦弱，面色㿠白，咳嗽气喘，缠绵数个月，X光检查，支气管扩张，每日早起必咳。唾脓性痰，有臭气，脉细数，每日下午有37.5℃低热，与新加肺痈汤持续治疗，间以麦门冬汤交换服药，经治月余而愈。

（六）汤头歌诀

苇茎汤用瓜薏桃，咳唾脓血肺痈邀，
桔梗羊乳鱼腥草，新加肺痈汤名高。

栝蒌薤白半夏汤·证（又名：瓜蒌薤白半夏汤）

（一）处方组成

栝蒌实（捣开）一枚，薤白二钱，法半夏三钱，白酒40毫升（现时均用黄酒）。以上4味，加水共煎，去渣，一日分三次服。

（二）原典记载

胸痹，不得卧，心痛彻背者，栝蒌薤白半夏汤主之（《金匮·胸痹心痛篇》）。

（三）辨证要点

胸窝部苦闷，疼痛，放射至肩背，喘息，咳唾，呼吸困难，咯痰，或呕吐，心下痞硬，脉多沉细、沉紧者，症见无热，偏寒者。

（四）辨病范围

1. 肋间神经痛，胃酸过多症，或减酸症，胆石症、胰腺炎等胸腹痛，尤其是胸骨边下部痛，放射至背部或咳嗽气急者。

2. 感冒，支气管炎性哮喘，肺结核，渗出性肋膜炎，纵隔肿瘤，咳嗽咯痰，气急，呼吸困难或冷感性胸背痛。

3. 心绞痛，心律不齐，期外收缩，心脏血管神经症，心脏瓣膜病，心肌功能异常，急性心肌梗死，胸膜粘连，心前区或胸骨部痛，且牵连背部，脉多沉紧弦细者。

4. 肩痛，心下部痞硬，胃痛，苦闷，呕吐者。

5. 咳嗽，黏痰，或咯血，胸满痛，或胁肋、肩背痛，心下悸者，胃癌，食道癌样胸痛呕吐者。

（五）医案举例

1. 瞿某，男，49岁，农村公社干部，1971年9月初诊。据诉有高血压史已六七年，素来嗜好酒与烟，现酒已戒除，烟略减少，血压时高时降，不稳定，近来心口痛，牵连肩背，头痛，心悸亢进，行动气逆，不能走高坡，脉沉细而弦，舌少苔，睡眠不安，大便倾向干结，间日或3日1次。予柴胡加龙牡汤，不用铅丹，大黄用1钱，5剂后心跳头痛著减，夜眠较安，但胸窝苦闷，心痛彻背不但不减且有加重现象，因予栝蒌薤白半夏汤，奇迹般地见效。

2. 王某，女，40 岁，某中学教师。1971 年 12 月初诊，恶寒发热，咳嗽，胸胁痛，发热 39℃，诊断为感冒引起急性支气管炎，与大青龙汤，热减退至 37.5℃，但仍咳嗽，咽喉不利，痰黏咯痰不松，咳引胸乳间痛。投小陷胸汤、小青龙汤，均无效，病经六七日，热虽退，而"胸痹，喘息，胸背痛，短气"，该当栝蒌薤白半夏汤证，因予本方，药后胸闷胸痛渐次轻快，咳嗽气急等症状三四天即消解。

（六）汤头歌诀

栝蒌薤白半夏汤，胸痹咳唾喘息将；
栝蒌白酒去半夏，胸痛彻背加减方；
胸满胁下逆抢心，枳朴栝蒌桂枝汤。

大黄附子汤·证

（一）处方组成

大黄 3 克，制附子 1.5 克，细辛 2 克。上述 3 味，共水煎，1 日分 3 次温服。

（二）原典记载

胁下偏痛，发热，其脉紧弦，此寒也，以温药下之。宜大黄附子汤（《金匮要略·腹满寒疝宿食病篇》）。

（三）辨证要点

胸胁腰脚，或左或右偏侧疼痛，大便不通而脉紧弦者，多属慢性寒证，拘挛甚者加芍药、甘草更佳。

（四）辨病范围

肾结石，胆结石，坐骨神经痛，膝关节痛，游走肾，慢性胰腺炎，慢性阑尾炎，偏头痛，肋间神经痛，肠疝痛，肠粘连之疼痛，椎间盘突出症，腰腿痛，足冷，便秘，会阴部跌打伤，血尿，尿闭症等，伴有便秘，脉沉紧沉弦者。

（五）医案举例

1.马某，男，26岁，体胖，体重80公斤。腰痛发作已6个多月，时轻时重，不能提重物，大便3~4天1行，干结。腰部曾经外科牵引治疗，当时缓解，久之无效。腰椎Ⅵ～Ⅴ之间压痛明显，按腹见胁下疼痛，腹直肌挛急，舌苔薄白，脉弦紧。投以大黄附子汤，服5剂后即有明显改善，连服3个月，腰痛消失。

2.薛某，女，40岁。时见右胁下疼痛，或隐作，或剧痛，经X光造影检查，诊断为胆结石症。常因食油腻食物后，右胁下疼痛发作并加剧，大便干结，3~5天一行，苔黄，脉弦。予大黄附子汤，服1帖后即明显减轻，后连续服20帖，完全恢复正常，疼痛消失，上班工作。

（六）汤头歌诀

大黄附子用细辛，胁腹偏痛温下宁。

大黄硝石黄柏栀，服之黄疸腹满清。

食已即吐大黄甘，幽门狭窄胸痛餐。

木防己汤·证

（一）处方组成

木防己三钱，石膏一两，人参二钱，桂枝二钱。以上 4 味，用水共煎，去渣，一日分三次温服。

（二）原典记载

膈间支饮，其人喘满，心下痞坚，面色黧黑，其脉沉紧，得之数十日，医吐下之不愈，木防己汤主之；虚者，即愈，实者三日复发，复予不愈者，宜木防己汤去石膏加茯苓芒硝汤主之（《金匮要略·痰饮咳嗽病篇》）。

（三）辨证要点

心下痞坚，喘促，心悸，颜面苍黑，腹满为主症，其次为浮肿，小便少，不能平卧，脉多沉细、沉紧或浮弱结滞，口渴，身体衰弱者。

（四）辨病范围

肾炎，慢性肾炎，肾病综合征，心瓣膜病，心功能不全，心脏性喘息，动脉硬化症，脚气，浮肿，小便不利，心下坚满，咳喘动悸等。

（五）医案举例

张某，女，36 岁，幼儿园教师，体格肥胖，风湿性关节炎，心肌炎，心脏瓣膜病。1972 年 6 月 5 日初诊，主诉：游走性关节痛，每次感冒发热必发关节痛、咽喉痛、心悸气促，不能走急步，尤其不能上高坡，胸闷，足肿，动辄气促。最近血液检查，抗"O"628单位，血沉30毫米/小时，脉沉细不整，舌苔白腻。予朱丹溪上中下通用痛风方加减，服药5剂后关节痛减轻十分之四，心悸气促，行动更甚，脉数促歇止，再与原方合木防己加茯苓汤（防己、茯苓、桂枝、石膏、秦艽、羌独活、龙胆草、威灵仙、茅术），嘱服4剂。药后大效，诸症悉减，嗣以此方出入，连服20余剂而愈。

（六）汤头歌诀

木防己汤参桂膏，支饮喘逆痞肿邀。

小半夏加茯苓汤·证

（一）处方组成

制半夏6克，生姜5克（或干姜2克），茯苓5克。以上3味，加水共煎，去渣，1日分3次服。

（二）原典记载

卒呕吐，心下痞，膈间有水，眩悸者，小半夏加茯苓汤主之（《金匮·痰饮篇》）。

先渴后呕，为水停心下，此属饮家，小半夏加茯苓汤主之（《金匮·痰饮篇》）。

（三）辨证要点

呕吐，心下痞，口渴，小便不利，心悸，眩晕，心下有水气者。

（四）辨病范围

急性胃炎，胃内停水，痞闷，呕吐，美尼尔氏综合征，眩晕，妊娠恶阻，晕车船，水肿性脚气，小儿呕吐，湿性胸膜炎等。

（五）医案举例

张某，女，16岁。1970年9月初诊，发热3天，头痛，呕吐，口渴欲饮水，入口即吐出，3天来粒米不食，脉浮滑数，大便不下，小便不利。据其母说，过去常患此病，呕吐不能食约五六天或七八天，发作过后则筋疲力尽，日久慢慢恢复。此乃过敏性疾患，予五苓散汤药不能接受，先与伏龙肝（煅黄土）澄水，稍稍呷饮，并以此水煎小半夏加茯苓汤，2剂而愈。

（六）汤头歌诀

小半夏加茯苓汤，行水散痞有生姜。
加桂除夏治悸厥，茯苓甘草汤名彰。
干姜人参半夏丸，妊娠呕吐腹中寒。
大半夏加人参蜜，朝食暮吐服之安。

黄土汤·证

（一）处方组成

干地黄二钱，白术二钱，制附子三至六分，阿胶二钱

（黄酒烊化冲服），黄芩二钱，甘草一钱，伏龙肝（灶心黄土）五钱。上述六味（阿胶另冲），共水煎，去渣，一日分三次温服。

（二）原典记载

下血，先便后血，此远血也，黄土汤主之（《金匮·吐衄下血篇》）。

（三）辨证要点

本方主要证候以吐血、下血、子宫出血及其他出血症，呈现体力衰弱，贫血，营养不良，面色萎黄或苍白，皮肤枯燥，气上逆，心烦，手掌烦热，身有低热，畏寒，腹痛，腹部软弱无力，腹动悸，心下痞，小便不利，下利便溏，脉多沉细迟，或沉紧，舌常淡白少血色者为目标。

（四）辨病范围

肛裂，肛门出血，直肠溃疡出血，痔疮出血，肠出血，消化性溃疡潜出血，吐血，衄血，血尿等，呈现贫血症状者。其他如植物神经失调，高血压，脑出血，癫痫，神经衰弱，健忘，胸中苦闷，手掌足心烦热等。

（五）医案举例

郑某，男，50岁。数年前曾患阿米巴痢疾，现已治愈。近1年来每天饮酒后大便下血，经某医院探查无内痔，亦无肛裂，多次大便检查培养无阿米巴及细菌，平时无其他症状，唯饮酒以后或精神疲劳如少睡眠等必发便血，或大便前或大便后，血鲜红而量多。先予槐花散等一般整肠止血剂无效。以后诊得脉象沉迟细弱，全身疲劳甚，畏寒，面带萎黄，呈轻微浮肿状，舌无苔，质淡白，因予黄土汤，7剂血止，续服10多剂，食欲骤增，血色好转，精神恢复而痊愈。

（六）汤头歌诀

黄土汤用地阿胶，术附黄芩与甘草。

肠红吐衄久不止，贫血气虚烦热邀。

大黄牡丹皮汤·证

（一）处方组成

桃仁、牡丹皮各三钱，瓜子仁五钱，大黄二钱，玄明粉二钱。以水一碗，先煎四味，取半碗，去渣，后入玄明粉煎沸，顿服。

（二）原典记载

肠痈者，少腹肿痞，按之即痛如淋，小便自调，时时发热，自汗出，复恶寒。其脉迟紧者，脓未成，可下之，当有血。脉洪数者，脓已成，不可下也。大黄牡丹皮汤主之（《金匮要略·肠痈篇》）。

（三）辨证要点

本方的主要证候以实证，热证，化脓性炎症，表现于下腹部胀满，疼痛，发热，便秘，有硬块，压痛，脉紧或弦迟，体力壮实者为目标。

（四）辨病范围

①阑尾炎或阑尾周围炎。②痔肿，肛门周围炎。③急性睾丸及副睾丸炎。④结肠炎及赤痢。⑤妇女子宫内膜炎及阴道炎，带下，急性盆腔炎，子宫附件炎，盆腔腹膜炎。⑥肾盂肾炎，肾结石。⑦尿道炎，前列腺炎，前列腺肥大症而便秘者。⑧阴道直肠瘘，便秘者。⑨鼠蹊部化脓症（横痃）。⑩淋巴腺炎，骨髓及骨膜炎。⑪膝关节炎，右下腹部抵抗，便秘者。⑫腹部下肢之痈疖，皮下脓肿。⑬乳腺炎等有瘀血充实症状者。

（五）医案举例

石某，男，44岁。痔肿疼痛合并肛门周围红肿，痛不可忍，伏卧床上，两昼夜不食不眠，大便不下，发热烦渴，脉弦紧，舌苔黄厚腻。患者身体壮实，脾气焦躁，因予本方，生大黄三钱，玄明粉四钱（后下）。一服大便下，肿痛随减，续服硝黄减半量，不数剂痊愈。

予以本方加大血藤五钱，治疗慢性、亚急性阑尾炎及阑尾周围炎16例，其中男性11例，女性5例。病程最短者2天，最长者7年（时发时瘥），服药3剂治愈者3例，7剂治愈者4例，治愈后不久又复发者7例，无效者2例。

（六）汤头歌诀

大黄牡丹瓜桃硝，肠痈便秘此方饶。
肠痈汤瓜桃丹米，炎肿化脓此方消。

桂枝茯苓丸·证（别名"夺命丹"、"催生汤"）

（一）处方组成

桂枝、茯苓、牡丹皮、桃仁、芍药等分。以上五味，共为细末，炼蜜为丸，丸如弹子大（约重二钱），每食前服一丸，一日二至三丸，或作煎剂，每日总剂量约一两，水煎去渣，分二至三次温服。

（二）原典记载

妇人宿有癥病（瘀血、肿块），经断未及三月，而得漏下不止，胎动在脐上者，为癥痼害。妊娠六月动者，前三月经水利时，胎也。下血者，后断三月衃也。所以血不止者，其癥不去故也，当下其癥，桂枝茯苓丸主之（《金匮·妇人妊娠篇》）。

（三）辨证要点

本方证主要为瘀血证，多见于妇科（子宫、附件、盆腔内诸炎症产生的瘀块凝滞等），但男子亦有之，下腹部疼痛，体质多为实证，颜面赤色比较好，腹部有抵触物，压痛感，伴有上冲症（头痛、眩晕、肩凝、心悸、足冷等），大便倾向于干结，或正常，脉多沉紧或沉迟，男子多伴高血压，妇女多伴月经困难等。

（四）辨病范围

1.妇科疾患：月经困难、周期延迟、痛经、闭经、代偿性鼻衄（倒经）、子宫肌瘤、血肿、肥厚性子宫内膜炎、子宫附件炎、盆腔内种种充血性炎症、盆腔腹膜炎、宫外孕（异位妊娠）死胎不下、胎盘残留以及难产或产后恶露不下等。

2.腹部大动脉、静脉瘤、下腹部瘀血症、慢性阑尾周围炎、局限性腹膜炎、急性睾丸炎、前列腺肥大、痔肿胀痛、肛门周围炎、高血压、动脉硬化症之属瘀血实证者。

3.皮肤、外科疾患：紫斑、冻伤、皮炎、湿疹、荨麻疹、面疱、汗斑。跌打伤、下肢血栓症、下肢静脉曲张、手掌角化症、脱疽等，伴有瘀血证者。

4.眼疾患：麦粒肿、虹彩炎、眼底出血、中心性视网膜炎、眼睑炎、角膜炎等。

5.神经精神性疾患：神经质、神经官能症、歇斯底里、妇女更年期神经征、癫痫样发作，坐骨神经痛。

6.内分泌疾患：甲状腺肿、眼突、心悸等。

（五）医案举例

1.顾某，女，35岁。结婚十余年未孕，月经困难，色紫黑有瘀块，量少，经期下腹及腰股胀痛，或至期不下，头痛，鼻衄，脉实有力，大便间日一行，干结。予桂枝茯苓丸方加大黄一钱，每月经期前服用七至十剂，经行较畅，持续四个月服药，月经正常，经行腹痛等症著减，继服温经汤调理半年后，怀孕生一女孩。

2.周某，男，50余岁。痔肿痛时发，大便干结，便后痔垂肛外，如红柿，伏卧不能转动，患者素有高血压症，体质壮实，颜面潮红，脉弦数滑，舌苔黄腻。先予生大黄二钱，玄明粉三钱，温开水泡渍顿服。继进桂枝茯苓丸汤剂，便畅通而痔肿退，得以收入。此后令服本方，间日一剂，血压下降，痔肿不复发。

3.刘某，女，20岁。未婚，每月行经均腹痛，妇科诊断疑为子宫后屈及发育不全。右下腹部有压迫牵引感，颜面血色不佳。先以当归芍药散，服药后，面色好转，改用桂枝茯苓丸方，服十五剂后，月经来潮时腹痛减去十之五六，连服三个月后痊愈。

（六）汤头歌诀

桂枝茯苓桃芍丹，妇人癥痼衄血擅，
下瘀血汤用大黄，䗪虫桃仁蜜丸方，
经闭腹痛有瘀血，酒煎顿服妙义藏。
大黄䗪虫地芍桃，芩草杏仁合蛴螬，
干漆虻虫兼水蛭，肌肤甲错干血痨。

半夏厚朴汤·证（别名：大七气汤、四七汤）

（一）处方组成

半夏三钱，茯苓二钱半，厚朴一钱半，紫苏叶二钱，生姜三钱。

以上五味，加水煎，去渣，分四次温服，即日三、夜一服。

（二）原典记载

妇人咽中如有炙脔，半夏厚朴汤主之（《金匮·妇人杂病篇》）。

胸满心下坚，咽中帖帖，如有炙肉，吐之不出，吞之不下，半夏厚朴汤主之（《千金方·妇人方·中篇》）。

（三）辨证要点

本方主要适用于胸中咽喉间异物感，古称"梅核气"，咯之不出，咽之不下，喉中如有痰涎堵塞或胸噎室闷，如有气上升，或郁闷，心胸不舒，气分诸病。虚弱型，神经质，脉多软弱或沉弱者。

（四）辨病范围

1.神经衰弱，神经性胃病，嗳气气逆，逆上，发作性动悸，癔病性咽喉异物感，失眠，忧郁，食道狭窄样恐怖感等。

2.胃肠虚弱，心下有水气，胃弛缓，胃下垂，胃扩张，胃内停水，心悸气逆，胸闷，噎塞感等。

3.各种咽喉症状，慢性支气管炎，扁桃体肥大，甲状腺肿，小儿过敏性哮喘，百日咳，喉头痒感等。

4.虚弱性浮肿，水饮停滞，慢性肾炎，神经衰弱型，颜面或阴囊浮肿，足跗浮肿等。

（五）医案举例

张某，女，41岁。自称患隔气病已一年余，不能多食，多方求医无效，辗转托人介绍来诊。脉沉弱，舌少苔，腹胀，脐旁左右腹直肌挛急，嗳气频频，自觉胸脘室塞，如痛非痛，饮水时感噎塞，但能下咽，不吐，大便正常，小便少，动悸惊怖，影响睡眠，予半夏厚朴汤合代赭旋覆汤，不数剂而愈。

（六）汤头歌诀

四七汤理七情气，半夏厚朴茯苓苏。
生姜煎之舒郁结，痰饮呕痛尽能舒。

温经汤·证

（一）处方组成

半夏、麦门冬各三钱，当归二钱，川芎、芍药、人
参、桂枝、阿胶、丹皮各一钱，吴茱萸、干姜各八分，甘草
一钱。

以上 11 味（阿胶除外），加水煎，去渣，1 日分 3 次温
服，阿胶另用黄酒炖化后，分 3 次，分别入煎剂同服。

（二）原典记载

问曰：妇人年五十所，病下利（一作下血），数十日不
止，暮即发热，少腹里急，腹满，手掌烦热，唇口干燥，何
也？师曰：此病属带下。何以故？曾经半产，瘀血在少腹不
去。何以知之？其证唇口干燥，故知之。当以温经汤主之
（《金匮·妇人杂病篇》）。

（三）辨证要点

本方主要以阴虚，属于少阴病，妇科方面以气血虚，下
焦寒冷为目标，伴手掌烦热，口唇干燥，下腰部膨满，不快
感，而月经不调，带下，不定期出血，子宫功能性出血，腰
以下冷感，腹痛，下利，或上冲，呕逆，脉无力，腹软无肿
块者为目标。

（四）辨病范围

妇科病，月经不调、带下、子宫出血、排卵性或非排卵性功能性出血、更年期疾患（足冷、上冲、面热）、子宫发育不全、不妊症、怀孕中漏红、习惯性流产，神经症、精神分裂症，冻疮、干癣、进行性手掌角化症、手心烦热、或干燥者，其他如下利、月经时下利等，伴有气血虚，即疲劳倦怠，呈贫血状，下部寒冷感者，皆适用本方。

（五）医案举例

1. 周某，女，27岁，1972年7月25日初诊。主诉：月经不调，经前腹痛，经讯来潮仅3天，量少，第1天色淡如带下，有块状物，第二三天色黑而少，结婚3年迄今未怀孕。患者体格瘦弱，面色不华，萎黄，疲劳，腰以下冷感，脉细涩，舌淡白，他无异状，先予当归四逆加吴茱萸生姜汤，不应。后以其伴有手掌心热，口唇干燥，而改用温经汤，每于月经前服药7~10帖，持续3个月，经来正常，经血色红，来潮期5~6天，腰冷腹痛均著减。

2. 刘某，女，49岁，1972年5月12日初诊。主诉：月经过多，有血块，来潮期长，有时拖延1个月，小腹部下坠感，烦躁不安，患者体格肥壮，颜色赤褐，平时有高血压史，脉滑数，苔白腻，大便正常，食欲亦好，更年期子宫出血，偏实证，予桂枝茯苓丸合当归芍药散加荠菜花、鸡冠花等，效果不显，后改用温经汤，即著应效，持续3个月，于月经周期前服药十来剂，渐次治愈。

（六）汤头歌诀

温经吴萸姜草胶，参桂芎归芍药邀，
麦冬丹皮和半夏，更年崩漏带下消，
杨氏调经去阿胶，再加地黄五加熬，
红花乌药与没药，经前腹痛此方饶。

当归芍药散·证

（一）处方组成

当归、白芍各四钱，川芎二钱、茯苓、白术、泽泻各三钱。以上六味，研细混合，每服二钱，一日三回，温开水送服，也可改用煎剂，以上剂量为一日量，水煎，分三回温服。

（二）原典记载

妇人腹中诸疾痛，当归芍药散主之（《金匮·妇人杂病篇》）。

妇人怀娠，腹中疠（音：绞，即绵绵不断的痛）痛，当归芍药散主之（《金匮·妇人妊娠篇》）。

（三）辨证要点

虚证的瘀血、水气症状，妇科比较多见，如胎前、产后或月经病，主要为腹痛，腰酸，脐旁拘挛，喜温喜按，体型多瘦弱，贫血倾向，伴头眩心悸，或轻度浮肿，或心下有水气，胃部有振水音，脉多沉弱或沉弦。

（四）辨病范围

本方应用范围较广，现举有代表性的疾病如下：

1. 妇科月经不调，月经困难，经期腹痛，经闭不下，或带下，不妊症，或妊娠浮肿，妊娠腹痛，胎动不安，或习惯性流产，子宫出血（淋沥不断），子宫痉挛，慢性子宫附件炎。

2. 虚弱体质，全身倦怠疲劳感，腹痛腰酸，腰以下寒冷感，贫血无力，头重，眩晕，耳鸣，心悸不眠，或嗜眠，胃部有振水音，或轻度浮肿。

3. 神经官能症，妇女气郁，古称七情所伤，脏躁（癔病）等精神神经疾患。

4. 慢性胃炎，胃弛缓，胃下垂，胃痉挛，胃内停水，心下有水气，高血压或低血压，美尼尔氏症候群，心瓣膜病，急、慢性肾炎，萎缩肾，神经痛，风湿痛，半身不遂，痔核，脱肛，子宫脱垂，冻疮，面疱，湿疹，鼻炎，鼻窦炎等伴有瘀血水饮症状者。

5. 肺结核，肋膜炎，支气管哮喘之虚证，贫血气喘咳嗽，或腹水，浮肿等。

（五）医案举例

1. 姚某，女，35岁，会计，习惯性流产，6年来已有4次。妊期常常在五六个月，自然流产，痛苦万分。患者体格中等，皮肤细白，疲劳困倦，伴有胃内停水证和腰冷感。初诊时月经延迟，32~40天，未怀孕，经来时轻度腰酸腹痛，带下稀薄如水。投当归芍药散，服药10日，精神较振，嘱每次经期前服药7~10剂。3个月后又怀孕，仍嘱每月服药

（散剂，每日 3 钱，分 2~3 回服）10~15 日，经过平顺，预定日分娩，产 1 女孩。其后怀孕即每月服本方 7~10 剂，又顺产 1 男孩。

2.李某，女，35 岁，2 月 12 日初诊。去年 12 月分娩，妊娠期患肾炎，患者住医院 2 个月。出院后，全身衰弱，头痛，夜眠不安，血色不佳，足冷感，脉细弦，尿蛋白时增时减，与当归芍药散 7 剂，药后颇合适，此后仍与原方嘱持续服，日渐好转。头痛、足冷等症均退，1 个月后尿蛋白完全消失，慢性肾炎半年后未见复发。

按：本方为妇科诸病的代表剂，对于月经不调，腰酸腹痛，动悸、头痛、眩晕用之最宜。气虚血弱，或兼气郁肝郁诸症均适用。我们按照本方制成散剂，每服 2 钱，1 日 2 次，温开水或黄酒送服。我们在江苏医院门诊部组织医务人员多人，大家一起学习了本方主治，辨证使用，结果统计了 80 余例。妇科病，胎产、产后、月经不调，具有上述症状者有效率达到 80% 以上。病员反应良好。

（六）汤头歌诀

归芍苓术泽泻芎，妊娠腹痛此方宗；
养营驱水兼和血，胎产经候均可用。
当归散益妇人妊，术芍芎归及子芩；
安胎养血宜常服，产后胎前效果深。

艽防龙胆汤·证（叶氏经验方）

（一）处方组成

汉防己、秦艽、龙胆草、知母、桂枝、芍药、防风各一钱半，筋骨草三钱，麻黄、甘草各一钱。

以上十味，共水煎，去渣，一日分两次温服。

（二）辨证要点

本方主要适应于急性风湿关节痛伴有发热，脉浮数或咽喉痛者。

（三）辨病范围

急性风湿热，风湿、类风湿性关节炎，关节或肌肉风湿痛活动期，急性或亚急性关节炎，风湿热合并心肌炎，膝关节炎症肿痛，风湿性脊椎关节肥大等各种关节或肌肉风湿痛。或感冒发热咽喉痛，扁桃体炎诱致风湿性关节炎反复发作等。

加减方：风湿性心脏病，心悸，行动气急者本方去筋骨草、防风、知母，加玉竹、鸭跖草、北五加皮（杠柳皮）。急性风湿热发高热者，本方去防己、防风，加生石膏、鸭跖草。咽喉痛、心慌者去桂枝、防风，加生地、玄参等。慢性风湿关节痛遇寒冷则痛甚者，去筋骨草、知母、龙胆草，加茅术、威灵仙（酒制）、制附子等。

（四）医案举例

1. 张某，女，36 岁，幼儿园老师。1972 年 6 月 5 日初诊。主诉：风湿性关节炎已多年，近来更甚，最近检查抗"O" 635 单位，血沉 30 毫米／小时，四肢关节游走性疼痛，有时心慌胸闷，行动气急，脉细弦数，舌苔白腻。予芄防龙胆汤去知母、防风，加玉竹、鸭跖草、北五加皮。嘱服 5 剂，明显见好转。复诊仍守原方，再续服两个 5 剂，心悸及疼痛均退，中止服药。

2.胡某，女，42岁，江苏省五七干校某大队驾驶员的妻子。1972年6月27日初诊。主诉：风湿性关节炎起于1971年5月，最近在某医院检查，抗"O"2500单位，血沉101毫米/小时，两足踝关节疼痛红肿，肘关节亦酸痛，两下肢经常发生红斑，心慌胆怯，时常发低烧，睡眠不安，脉沉细数，舌苔微白，与本方去知母、防风，加牛膝、生地，嘱服7剂，药后踝关节红肿及低热消退，疼痛、心悸亢进亦较减，再服14剂，临床症状消失，服药终止。

（五）汤头歌诀

芄防龙胆叶氏方，知母防风筋骨草，
麻黄桂枝甘草芍，风湿热痛炎消了。

黄连解毒汤·证

（一）处方组成

黄连、黄芩、黄柏、栀子各二钱。以上四味，水煎，去渣，一日分三次服。

（二）原典记载

热极，心下烦闷，狂言如见鬼，时欲起走，烦呕不得眠（《肘后方·伤寒时气温病门》）。

前军督护刘车者，得时疾三日，已汗解，因饮酒复剧，苦烦闷干咳，口燥呻吟错语，不得卧，余思作此黄连解毒汤方。一服目明，再服进粥，从此渐差。余以疗凡大热盛烦呕呻吟错语，不得眠，皆佳。传语诸人，用之亦效，此直解热

毒，除酷热，不必饮酒者，此汤疗五日中神效，忌猪肉冷水
（《外台·卷一崔氏方》）。

（三）辨证要点

主要症状为充血性炎症，表现为发热、面赤、出血、烦躁不安，以及皮肤疮疡、痈疖等化脓性炎症，脉多数实有力。

（四）辨病范围

热性病急性期，实证热证迁延而成慢性化的杂证，如咳血、衄血、咯血、便血、血尿、麻疹、荨麻疹、各种急性皮炎、皮肤瘙痒症、精神兴奋、狂躁不安、高血压、脑充血、脑溢血等。

（五）医案举例

庞姓，女，40岁。两个月前因荨麻疹，经注射抗过敏剂，服镇静药而退。后又反复发作，两个月来发5~6次，奇痒心烦，夜不安眠，盖被卧，皮肤热则痒更甚，夜间醒来数次，搔抓之皮间有干屑脱落。脉滑数，口内炎，舌尖及边缘红，中有薄白苔，大便干结，月经过多。予茵陈苦参栀子汤无效，改用黄连解毒汤加生大黄3钱，两剂即见效，后以温清饮调整而愈。

（六）汤头歌诀

黄连解毒汤四味，黄柏黄芩栀子备，
躁烦发热呕不眠，吐衄斑黄均可使。
若云三黄石膏汤，再加麻黄及淡豉，

此为伤寒温毒盛，三焦表里相兼治。

栀子金花加大黄，润肠泻热真堪倚。

温清饮合四物汤，皮肤干燥瘙痒痊。

诊余漫话

方证对应学说的研究

辨证论治的关键——"证"与"方"（1958年）

中医诊断，不是以病名为对象，而是以患者具体的个体证候为对象，所以如果要求一个药方对任何人所患的某一种病（例如肺病或肾脏病等）都能有效，那是不可能的。但是任何疾病具有对某一药方的适应证时，应用这个药方，都能治愈。换句话说，"证"与"方"相适应，则这个"方"可对任何病的这个证都有效。所谓辨证论治，不是漫无边际的，肯定疗效，推广应用，对主要的症候群和适应的主要方剂，必须固定下来，当然必要时应随症加减。这种事例，在仲景《伤寒论》经典方剂的应用上，体现得最为突出，现举桃仁承气汤的适应证为例，来具体说明这一事实。

173

1. 桃仁承气汤的组成：桃仁、大黄、桂枝、甘草、芒硝。

2. 方的基本来源：本方为调胃承气汤加桂枝、桃仁的变方。

3. 桃仁承气汤的原文：太阳病不解，热结膀胱，其人如狂，血自下，下则愈（《脉经》作"下之自愈"）。其外不解者，尚未可攻，当先解其外；外解已，但少腹（《玉函》作"小腹"）急结者，乃可攻之，宜桃核（后世通作"仁"）承气汤。（《伤寒论·太阳病中篇》）

4. 桃仁承气汤的"方"与"证"：按照《伤寒论》六经方药的规律，本方是"攻下剂"、"下瘀血剂"，本方的主证是："阳明病、里证、实证"、"瘀血、蓄血证"，任何病具有这种症候群的，可称它为桃仁承气汤证。

5. 我（叶先生）对原文的理解："热结膀胱"，"热结"是邪热内结，为有形的实邪，结在内（里），包括蓄血及燥屎（胃家实），这里的"膀胱"，不是现在所指贮藏尿液的膀胱。我们须知，《伤寒论》的术语和名词，是根据《内经》而来的，《内经·色诊》篇云："面王以下者，膀胱子处也。"又云："男子色在于面王，为小腹痛，下为卵痛，其圜为茎痛；女子在于面王，为膀胱子处之病。"热结膀胱的"膀胱"，是"膀胱子处"的简称，系指子宫，包括男女生殖器官、直肠、下腹部的位置。

"其人如狂"，包括阳明病的谵语及蓄血证的错语善忘，如狂，发狂，和由于血分冲逆而来的不同程度的脑症状：如醉如痴、昏迷等。

"血自下，下则愈"，所谓"血自下"，主要是下部出血。而下部出血，一定有可能出血的因素存在着，例如月经闭止或困难，或痔疮、便血等。经验证明，因瘀血、蓄血、血分冲逆而来的疾患，往往有"血下则愈"的实例，如抵当汤证之"其人发狂……少腹硬满……下血乃愈"，为我们临床上经常可以遇到的事实。这一类蓄血发狂的发病机理，现在虽不明，但瘀血得下，其病自愈，这一事实，是值得今后进一步研究的问题。一部分阳证实证的血热上冲、谵妄等疾患，往往由于"血自下"、"下血乃愈"这个重要例证，反过来，可以认识到"热结膀胱、蓄血发狂"这一类"证"候，如果血不自下时，选用下瘀血剂——桃仁承气汤的"方"，恰是"证"、"方"相对的治法。

"小腹急结"的证候，虽然可能有自觉的，但主要还是他觉的证候，患者往往不经意，忽略于诉述，依靠触诊来诊察。医师应特别注意，按压其下腹部，有抵触物或病人有拒按情况的，即是"急结"。"小腹急结"为适用桃仁承气汤的主证，"小腹急结"的局部病证，包括瘀血及阳明里实。

按照《伤寒论》的治疗规律，先表后里，是其常规，本方证的条文在《伤寒论·太阳病中篇》。自太阳传来的阳明病，是由表入里之证，按照顺序，在太阳病未解时，必先解其外，因本方是阳明病的方剂。以防误下而致外邪内陷，这是《伤寒论》严谨的辨证规律，这里说明本方适用于阳明病而不能用于太阳病。

6.桃仁承气汤的药效：大黄、芒硝、甘草，即调胃承气汤，为下剂，桃仁为祛瘀血之要药；桂枝畅血行主治上冲，本方综合的药效，为下里实、瘀血、降冲逆。用本方的预期结果：下部如有瘀血时，它能促使其下血；如其不然，它亦能由泻下作用，诱导与平降其冲逆，顺调其血行，而臻于平复。

7. 桃仁承气汤的主证：阳明病里实证，小腹急结、瘀血、充血、冲逆、蓄血如狂等症候群。

8. 桃仁承气汤能治广泛的疾患：妇人月经困难，月经闭止，小腹胀痛，代偿性出血（倒经），子宫、卵巢或盆腔等急性炎肿，死胎不下，产后瘀血停滞，胎盘残留，狂癫病，充血性头痛，眼结膜炎，齿龈炎，齿槽脓漏，急性高血压，脑充血，实证热证之吐血、鼻衄、跌打伤肿痛、痔疮肿痛、肛痈肿痛、急性睾丸炎肿、阑尾周围炎等，而具有阳明病的"色"、"脉"及"腹部症状"（小腹急结）时，都适用本方。

9. 经效事例

（1）狂癫病：一少女，年19岁，未婚，患精神错乱，狂妄不宁，歌哭无常，通宵不寐，已二十余日。往诊时见患者怒目相向，眼球结膜满布赤脉，颜面污垢，头发散乱。乘机摸得其脉弦硬而数，患者不愿张口伸舌，舌苔不详，只见其鼻孔有血渍，其家人疑系撞伤，查问其经事及大便，她的母亲说，多日来未吃东西，因此大便也多日不下，月经则3个月未见来潮，按其小腹，患者蹙眉挥臂以拒之，叶先生认为这是阳明病里实证，瘀血，血热上冲证，桃仁承气汤证已具备，因处方以大剂量桃仁承气汤。桃仁五钱（研如泥），桂枝一钱五分，生军四钱（后下），元明粉四钱（冲入），甘草一钱。浓煎灌服，2剂后大便始下，病势稍减，夜间略能入寐。后于原方中加抵当丸三钱，续服3剂，月经始来潮，神志渐清，因去抵当丸及硝黄，加桂枝茯苓丸方，节次调治而愈。

（2）胎盘残留：一经产妇，40岁，第四胎，在妊娠3个月后，因持重物而流产。流产后五十余日，流血涓涓不绝，自觉小腹攻痛，某产科医生检查，断为胎盘残留，劝其前往医院刮子宫，患者限于经济，改就中医治疗，邀约出诊，视病人面色苍白，精力萎顿，脉象沉细，舌苔白腻，小腹时觉攻痛，腹肌挛急；按之有触痛而拒按，大便干结，病属阳明里实瘀血证，由于失血过多而现贫血衰弱，处方以桃仁承气汤（大黄一钱五分，玄明粉三钱，加当归、川芎、丹皮），一剂见效，两剂流血全止，精神较好，小腹尚感不适，复诊原方去硝黄，加当归、芍药、黄芪，嘱服两剂。第4日忽于小便时排出一物于搪瓷痰盂内，长约2寸，阔寸余，边缘不整齐，菲薄而似蛋膜状一片，此残留的胎盘，居然得以剥离而自下。中药桃仁承气汤的作用，有时竟能代替手术而使残留的胎盘剥离，是饶有兴趣的一个问题。盖流产后，胎盘残留于宫壁，一日不剥离，子宫收缩一日不完全，流血亦一日不止，本方两剂后，流血即自止，可知此时胎盘已剥离，游离于子宫腔内，然后渐渐下降至阴道口，乃被小便冲刷而下。由此可知，古人对产后恶露不尽的治疗，主在祛瘀，"瘀血不去，则恶露不止"，是实践经验的结论，桃仁承气汤是祛瘀血的方剂，说明了古人祛瘀血疗法的实践意义。

（3）齿龈脓肿：一中学生，20岁，男性。左侧颊内肿大如含胡桃，甚至牙关拘紧，说话不便利，同时左侧头痛，形寒，发热39℃，口腻有痰涎，舌胖大，苔白腻，脉搏沉弦紧张，大便秘结不下，病已十多日，曾经注射抗生素及含漱药水等无效，西医建议切开排脓，患者不愿意。来门诊，要求服中药消散。考虑其症状，虽有形寒发热，左侧头痛等，乃因局部肿痛而来，不能作太阳未解论，况脉象沉弦，大便秘结，是阳明病之发热，投予桃仁承气汤，一服大便畅下，热退肿减，再服全身症状完全消失，唯左侧下颌臼齿间流出脓液后以银翘败毒加减数剂而愈。

（4）脑充血：一商人，男，43岁。平素嗜酒，性拘谨而怯懦。其时苏州为日寇侵占，一日夜半，宪兵率伪警检查户口，彼吓得手足无措，瞠目结舌不知所答，被宪兵掌颊而卒倒，挺卧不省人事如卒中，如尸厥。邀往诊，脉细而弦，重按带滑，颜面潮红，眼眶内含有泪液，触之似有知觉，但不言不语，挺卧不动，瞳孔及反射均正常，四肢无偏瘫征象，唯两足厥冷，腹直肌拘挛，按压下腹有抵触感，大便数日不下，投以桃仁承气汤加牛膝、川芎，药后大便通而足转温，旋发太息呻吟，而自言胸闷如压巨石，再服1剂，泻下物带有血液，检查其肛门，是固有之痔疮在出血，后以原方减轻剂量，续服数剂而愈。

（5）"冲逆"（呼吸器官病合并血热上冲、脑症）：一女性，54岁，素患气管病，喘急咳嗽，每年秋冬发病。此次更剧烈，咳逆不能平卧，夜间尤甚，剧咳咯血，头痛，眼结膜红肿，羞明，目胞亦红肿（旧病老砂眼），发热38.2℃，脉沉细弦数，舌有黄苔，齿根染有血污，口气臭恶。经西医注射平喘剂及维生素丙与青霉素等，效果不著，而更陷于迷蒙状态，不知时之昼夜，答非所问，腹凹陷如舟状，但小腹腹肌挛急，按之有抵触物，其人虽昏糊，按压小腹时，蹙眉有拒按状，脐动脉搏动显明，遗尿不自觉，上部虽有热，而两足胫腓清冷，虽消瘦困惫似虚证，然参以脉证及便秘腹实论断，则属阳证实证，以桃仁承气汤加杏仁、远志、鲜菖蒲，2剂始见效，热退、咳减、神志渐清、目肿亦渐退，后以原方去硝黄，加生地、丹皮、杏仁等，调治二十余日始愈。

（6）代偿性咯血：王姓，锡箔商，男，30余岁。体素健壮，无烟酒嗜好，患咯血病已两年，旋发旋愈。曾检查肺部，未发现病灶，咯血之原因不明。时为第4次发病，只轻微的咳嗽，满口鲜血，继续咯出，住某医院治疗约半月，曾用种种止血剂，冰袋敷颈下及胸前，内服可待因糖浆等，仅见效于暂时，咯血终不能全止，乃出院。回家后，忽又大量咯血，邀往诊，两手脉象轻按弦滑，重按似有似无，这种脉象确像古人所称大失血后所现中空如葱的芤脉。询问其过往病史，据称原来有痔疮经常便血，大便干结则发作，近年来痔疮经手术割治而愈，咯血初次发病时只数口，后来逐渐增多，经二三日或四五日即治愈。此次最严重，除咯血心慌、睡眠不宁外，他无所苦，食欲尚正常，大便艰困，在医院曾经灌肠，并饮冷盐汤，但效果不大。这时，考虑到痔疮出血治愈后可能起代偿，且便秘腑实，径以桃仁承气汤加侧柏叶浓煎冷服，硝黄则另以温水浸，作一次顿服。药后大便畅下，咯血著减，原方三服而血全止，治疗十余日而愈。治疗中始终以本方为主，后因患者感觉疲倦而终止服药。愈后嘱患者注意，便秘时即服本方一二剂，以防咯血的复发。此例是熟识的朋友，保持联系有数年之久，此后未有咯血的复发。

本方对于死胎不下、跌扑伤肿痛、阴囊及睾丸肿痛、痔肿、肛门炎等，兼具有阳明里实证候者，临床上每获预期的效果。中药方剂，特别是仲景经典的处方，按照其适应规律，掌握其原则而灵活应用，有得心应手之妙，有时能解决现代医疗所不能解决的问题。我们必须按照中医理论整体观点来研究，进行"方"与"证"的诊疗，掌握辨证论治的特点，然后进一步阐明其机理。

如何进行中医的"证—方—药"的研究（1959 年）

中医中药治愈了许多疑难病证，包括现代医学认为难治的或须施行手术治疗的如急慢性阑尾炎、结石症、胆道蛔虫病、血栓闭塞性脉管炎以及传染性肝炎、晚期血吸虫病腹水症、流行性乙型脑炎、高血压等，这些事例说明了中医学的特点：中医学丰富多彩的医疗方法，都是根据整体性医疗理论作指导的。例如八纲辨证、营卫气血辨证、针灸的十四经和各种穴位、《伤寒论》的六经主证主方和《温病》的三焦学说等，都是在整体观念上根据人体活动与疾病斗争所表现的证候来诊断的。中医学的临床诊断，完全为治疗而设，因此研究中医学必须密切结合临床，先从典型的证候和显著有效的疗法入手，进行分析研究，中西医分工合作，按照中医理论指导临床，作好详细的病历记录，客观地诊查观察，得出精细详密的总结，肯定某些典型证候和适应疗法，一方面推广应用，一方面科学研究阐明它的机制，例如阳明病的承气汤证，少阴病的四逆汤证或太阳病的麻黄汤、桂枝汤证，少阳病的大小柴胡汤证等，虽有经文范例，但古文深奥，必须通过临床，详细记录它们的定型证候。在这些定型证候下适应哪些主要方药，从而研究这些证候的发病机理和方药的疗效机制。通过中西医合作的临床研究，总结经验，肯定疗效，不但便于推广应用，并且逐步从现代科学来阐明这些整体医疗机制，这对医学科学的发展，具有重大的意义。又如中医学有瘀血、蓄血等病理和活血化瘀等药理，像桃仁承气汤治蓄血发狂，四妙活血汤治脱疽，大黄牡丹皮汤治阑尾炎等都是饶有研究价值的问题。根据临床实践已经证实了疗效，譬如阑尾炎在西医治疗中是禁用泻药的，而大黄牡丹皮汤治疗，不但不禁泻下，而且在药后排出大便，从而更好地治愈了阑尾炎。脱疽是由动脉管血栓闭塞而来的，西医只能手术截肢，而四妙活血汤能使血行畅通。如把这一类疗效机制阐明，可以解决很多临床上的难题。

中医学内容无比丰富，进行科学研究在目前来说不可能一下子解决，但先从总结临床疗效卓著的部分着手，是必要和恰当的步骤。因为科学来自实践，实践有效的部分一定可以找出它的科学真理，这样不仅可提高到现代科学水平，而且可能有超过现代的科学发现。

在辨证治疗复方的研究上，考虑先从典型的方剂入手，如白头翁汤是白头翁、秦皮、黄连、黄柏所组成，这四种药物都有抗菌的作用，可否说明药物复合的协力作用较单独应用具有更大的威力呢？乌梅丸治蛔厥，方中既有川椒、乌梅等驱蛔药，又有当归四逆及姜、附、连、柏等，这个复方既是原因疗法又是证候疗法的兼治方剂，这里的蛔厥包含有呕吐而厥逆等厥阴症状，乌梅丸治胆道蛔虫病，不但用以驱蛔虫，并用治呕吐而烦，腹痛而厥等症候群。通过这一事例，启发了我们对厥阴病的热深厥深的病理及乌梅丸复方的寒热错杂的药理探讨，可以结合实际作进一步研究

《金匮》"下利肺痈者，紫参汤主之"历代注家虽有疑为文字误讹者，亦有人谓下利属大肠经病，肺与大肠相表里，大肠移热于肺故肺痈，然而肺痈究属少见之证，至《金匮》此条成了疑案。一字之误而致良方失传，紫参这一味良药，亦湮没不闻，甚至有注家将紫参释为桔梗者。于此可知，研究中医，对古代文献之校释考证，亦为当前重要的任务，同时结合此处对本草药物的研究，更有其重要意义。通过实践研究中医中药的疗效，从而检验古人经验的事实，借以认识它的实践意义而阐明它的科学真理性。

在研究中药的疗效方面，除了单味药以外，还须研究配伍后的作用，如附子配干姜以回阳，大黄配芒硝以攻下，麻

黄合桂枝以解表等，是否加强了它们之间的协力作用；又如麻黄合石膏以平喘，附子合白术以治风湿，黄芪合防己以消水肿等，是否转变了它们作用的方向。从这些配伍后的疗效中可以窥测复方配合的规律。中药的医疗效用，肯定是在医疗实践中发现和发展起来的。我们必须在原有经验基础上，通过再实践，求得不断的发展，如半边莲原作解毒药，治蛇毒，近又发现能利尿、消水肿；甘草近又发现能治胃溃疡。由此可知临床实践为研究药效的必要途径。在大搞群众性献方运动中，各地献出的验方秘方、民间草药、单方等，是群众长期实践，行之有效的宝贵经验，必须认真整理。首先应从这数以百万计的庞大资料中，根据来源，追踪访问它的经效事例，作出初步整理，从中发现有特殊疗效的珍贵资料，通过临床实践，作进一步的科学分析。

临床研究，应该是广泛治疗和精密实验相结合，一方面广泛应用各种有效方法解除病人疾苦，另一方面积累大量资料，加以分析总结，阐明证候治疗的一般规律，并为进一步研究疗效机制，提供有利条件。在研究过程中，应该符合科学的要求，要有详细的病历记载、客观的诊断检查、临床的周密观察、定期的追访等必要和可能的对照，从而找出更明确的治疗规律和更好的特效方药。例如白头翁汤治痢疾，茵陈蒿汤治黄疸，主药白头翁和茵陈蒿，应作单味和复方的对照试验，借以窥测药物的单独作用和复方的协力作用的不同的规律性。

西医学习中医，除有条件的离职学习外，一般可结合业务，边临床，边学习，应用中医理论，施行中医治疗，结合西医诊查，观察记录，总结疗效，提供科学研究，同时也要研究中药，因为中药是中医学的组成部分，是医疗方法中的重要武器。研究中药，一般来说，虽然也应该分析成分，但是在目前看来，还不能用西药观点，从单纯成分来看中药。由于中药是生药，它的医疗作用是天然的复合的多种成分的综合，它对人体起着多方面的作用。经验证明，有的发汗而兼利尿，有的止血而兼治痢，有的抗菌也兼有解毒，有的泻下又兼健胃等，在用法及用量上，处处值得研究。从某些中药和方剂来看，已可窥测到多数中药是对人体起调节作用，改善机体，促进抗病力，恢复生理机能的。也有针对病原的，如杀虫、抑菌、解毒等。由此可见，今后研究我国丰富的药物，首先应从临床观察以及动物实验，研究它复合的药理作用，然后再进行化学分析。

中医、西医，中药、西药工作人员，必须破除个人的主观成见和中西医药的界限。我们的共同目的，是为了战胜疾病，保证人民健康，中西医必须相互学习，取长补短。共同提高。

坚持中医特色，把握辨证论治（1988 年）

中医的主要特色是辨证论治，亦即辨症求"证"，论治施"方"，方证相应，疗效卓著，这是在学习中医、继承中医、应用中医、研究中医、发展中医的整个过程中，自始至终所必须紧紧把握的核心原则、必须抓住不放的"方证学说"的关键。

一、"方证学"是中医学的主要特色

中医传统的医疗方法，是使用中药复方作人体整体性的辨证论治，因此，中医的主要特色是证候鉴别的临床诊断和运用方剂的随证治疗，按仲景学说称之为"方证学"。我们千万不能忘记中医的传统经验"方剂"。古代称医为"方技"或"方术";近代称"大方脉",均说明方剂乃是中医独特的精髓之一。

《汉书·艺文志》就有"医经家"和"经方家"之分。"医经家"是指理论家,"经方家"即指临床家。汉·张仲景"勤求古训,博采众方",著《伤寒杂病论》,把古人的经验通过临床再实践,总结出了汉以前历代的许多传统经验方,这些经验方均是仲景以前数千年实践经验的积累,故后世又称仲景方为"经方"。《隋书·经籍志》也著录有《四海类集方》2600卷、《四海类集单验方》300卷,惜书皆失传。晋有《肘后百一方》,唐有《千金要方》和《千金翼方》、《外台秘要》方等,宋有《太平圣惠方》、《太平惠民和剂局方》,近年汉墓出土的有《五十二病方》等。漫长的历史遗留下来的医药方书,是历史唯物的宝贵遗产,无疑可见中医的主要特点是医方——经方与时方。

历代医家公认张仲景是医中之圣,《伤寒论》、《金匮要略》是中医临床经典,经方是医方之祖。笔者(叶先生)认为要保持和发展中医特色,必须宗法仲景六经分证、八纲辨证,有是证,用是方,方证相适应,即"以方名其证",如柴胡汤证、桂枝汤证等,主证用主方、兼证则用加减方或合方。围绕仲景学说来开展"方证学"的研究。

二、药与方的关系

陶弘景云:药有君臣佐使,方有大小奇偶。有单行者,有相须相使、相畏相恶、相反相杀者,七情合和视之,专用相须相使者良,勿用相恶相反者,有毒宜制,可用相畏相杀者。这是古方的处方规律和配伍的理论依据,一个多功能的有效良方，是反复实践总结出来的。

不知何时开始，我们现代的中医临床诊治，不大注意继承先贤传统经验的方剂，大都习惯于自由处方，随心所欲，加减药味，方无定型，而且没有方名，只写某某法。方剂没有相对固定，这样做，即使治好了病，也无法总结，既不利于推广经验，更不利于传授后学。当前习惯的处方用药，至少十多味，或更多。剂量也越来越大了，有的一味药就用1~2两（几十克），一剂药就一大包，和传统的古方差距很远。这是否算"发展"，是否剂量越大疗效就越好呢？作为"继承"，宋代的局方多数剂量较轻，即使金元时代李东垣的补中益气汤，全剂药量均不过2~3钱，与我们现在处方用量相差10~20倍。

三、只知药不知方是否丢了中医特色

在中西医结合工作中，有人发现中药疗效良好，制成注射剂，用于冠心病及其他多种疑难病，收到意外的效果，从而感到极大兴趣。拥护中西医结合，推广使用中药，这当然是很好的事情，不过只知有中药还不够，还要有悠久历史的长期反复实践积累下来的、多功能的（异病同治）经验处方的巨大效力，它具有单味中药数倍的功能。因此，不能满足于单味中药的研究，还必须加强对有经验的复方，即"经方"与"时方"的研究。

日本是从大唐时期引进我国文化的（包括医学），他们不称"唐方医"，而称"汉方医"，是尊重仲景经方的结果。我们应该是标准的汉方医，强调"经方"不是教条，应该宗法仲景的立场观点和方法，"勤求古训，博采众方"，认真继承先贤总结的经验处方，在临床实践中不断总结提高和发展它，只有通过实验，才能提供科学研究取之不尽的源泉。

不拘古方和时方，均可按照仲景学说选择"证候"与"方剂"，据证、据方，方证相应，当出现奇迹般的疗效时，就应紧紧抓住，无条件地广泛交流，如实地传之后代，振兴和发展中医，是我们老中医应尽的责任。

（四）中医与其方剂的配伍运用是艺术的

有人说，中医是艺术的，其中方剂的配伍与应用，艺术性更强。艺术需要熟练的经验，譬如书法和绘画，都要有久经磨炼和纯熟的经验，然后方能臻上乘。中医处方与应用，也同样需要久经磨炼和纯熟的经验。

小柴胡汤的处方由平凡的7味中药组成，它的应用范围很广。仲景在《伤寒杂病论》里总结出23条，用于胸胁部位的多种疾患，具有多功能的疗效，其机理现代医学还不能完全解释清楚。中医古方，往往仅少数几味药物配合，看来极平凡，有时疗效却不平凡。不拘经方、时方，只要按照古方规律配伍，疗效不可思议。例如：平胃散、二陈汤，都是4味中药组成，而且一半是相同的（陈皮、甘草），五味异功散、六君子汤，只差1味药，作用则不同。经验证明：六君子汤治疗胃弛缓、胃下垂；异功散治疗小儿胃肠功能紊乱的异嗜症；平胃散化湿滞，治疗舌苔厚腻，不思食；二陈汤治疗痰饮，胃内停水等，皆有很好的疗效。

五、日本汉方的信息

随着世界性的"天然药物热"的到来，在日本则是所谓第三次"汉方热"。日本利用其先进的检测仪器设备和操作工艺，不断地研究出单味药和复方方剂的成果。为了确保汉方浸膏和制剂的质量，厚生省委托专家，用了三年时间提出详细的调查报告书，指出：汉方浸膏及其制剂的有效成分还有很多地方未搞清楚，用现代方法测出和测定的某种指标成分与含量高低，只是一种指标，不一定是能治病的成分，因此，用管理西药的办法来管理汉方是有困难的。报告提出，应从古典汉方著作中找出"标准方"，按一定工艺流程制出"标准制剂"，并确定了药价的统一标准。据统计（1988年），日本的"标准制剂"共有 147 个，1985 年的总产值共为 795.6 亿日元，比 1984 年增长 7.3%。其中，产量最高的有 5 个制剂：小柴胡汤、六味地黄丸、小青龙汤、补中益气汤、加味逍遥散；小柴胡汤的产值 146.7 亿日元，历史上从未有过，可能是由于发现其有抑癌作用。

六、要重视方剂学

目前的中医处方，很少单独使用传统方剂，而是自由灵活地处方，不但总结有困难，而且妨碍了传授后学的继承和学习。中医要振兴，要发展，首要问题是如何把老中医的经验、心得和方法老老实实地交流与传授给后学。笔者（叶先生）年轻时，最喜读医案，可是读到一些明清以后的医案时大失所望。那时的医案往往不提方名，而是以法代方，有的处方如用柴胡汤加减，只说是"疏肝理气"或是"清解少阳"；有的处方像以平胃散为中心的，只说是"运脾化湿"等，都以医疗功能命名。现在有很多人说是用"活血化瘀法"治愈了某某病，但不知用什么药，因"活血化瘀"的方药是很多的，这种提法，只有自己心中有数，读者则无从了解。再如"运脾化湿"法，也可以说"健胃燥湿"法，这种抽象的名词术语是高度概括的，作为概念有它的好处，也有它的缺点，如果用来介绍经验，是不适当的。

方药研究

临床观察定型方剂及小剂量的体会（1962年）

为了继续和发扬中医学，总结经验，推广应用，1962年7月起叶先生在江苏医院中医科选择了这个题目，作临床观察，首先采取了几个定型方剂，配制成锉散剂，对这些方剂的有关文献和辨证使用等，进行了分析。

一般来说，汉唐的方剂，不仅古之衡量远比现在的小，而且那时的方剂药味较简。尤其是宋朝的医方剂量，明显地比现在小得多，不管是官家的和剂局方，或者严用和的济生方、钱氏直指方以及金元时代李东垣等的方剂，剂量均小。李氏的补中益气汤，每服只有二钱八至三钱三，一日二服，亦不足七钱。

叶先生和中医科的大夫们制订的剂量，是参考上述情形和现在用药的习惯，折中为成人每日总剂量一两左右。这样比宋元方剂的用量增加了不少，但比现在一般的剂量，已减轻了很多。通过临床，如果同样有效的话，可进一步进行科学研究那就可以节省很多药材。

一、柴胡加龙骨牡蛎汤

柴胡五分，黄芩一钱，人参一钱，桂枝五分，茯苓一钱，半夏一钱，大黄五分，龙骨一钱，牡蛎一钱，生姜五分，大枣一钱。锉为粗末，成人每日总剂量为九钱。装入纸袋，每日用一袋，根据《伤寒论》原方主治"伤寒八九日，下之，胸满烦惊，小便不利，谵语，一身尽重，不可转侧者，柴胡加龙骨牡蛎汤主之"的条文，分析了该方内容包含有小柴胡汤、小半夏加茯苓汤及龙牡汤等的主治。试用于肝炎恢复期、胸胁胀满、肝区隐痛（柴胡汤证），或伴有神经症、头重、头昏、疲劳感、睡眠不安（龙牡证）、心悸动惕（小半夏证），梦扰，小便色黄而少（茯苓汤证），大便倾向于干结（大黄证），舌有苔，脉弦虚细数等证候。目前为止已用了百余人次，一般反映效果良好，略举较典型的病例如下：

1. 男性，32岁，门诊号是1267。主诉有失眠病史已13年，2年前发现肝肿大，近来感肝区隐痛，头昏，异常疲劳感，睡眠不安，多梦易惊，不能看书读报，妨碍学习和工作。脉象弦细而数，舌苔薄白而腻，小便色黄，大便有时干结，胸胁满闷，证属肝火交郁，心神被扰。予以本方5剂，复诊时，自觉诸症轻减，仍予原方，10剂后情况大好，头胸轻松，肝区痛止，每晚能睡6小时，患者自称许多年来经过多次中西药物治疗，未有这次感觉轻松。

2. 男性，23岁，门诊号21204。主诉神经衰弱已8年余，记忆力锐减，终日头胀，昏昏沉沉，失眠，每晚只睡2小时，或似睡非睡，梦多，时遗精，经过中西医院、门诊住院、睡眠疗法、理疗、针灸、气功等种种治疗，效果不著。近来又自觉肝区胀闷不舒，有隐痛感，脉虚细数，舌有微白苔，面容憔悴，身体衰弱，此乃肝气郁结，心失潜藏。投予本方5剂后，略觉见效，肝区胀闷稍好，一般症状均较好转，在第4次复诊时，因其症情颇似气血两虚，而改用河车大造丸及养荣膏（本院自拟方）等，讵料患者在第 5 次复诊时，主动提出认为还是原方效果好。因此继续投以柴胡加龙牡汤，两个月后，诸症大见好转，过去不能看书、工作，已全休了半年，自服此药以来，每晚已能睡五六个小时，精神较好，遗精已止，肝痛亦消失，现在已经上班工作了。

3.男性，34 岁，门诊号 13129。主诉数月前突然头昏失神，癫痫样发作已经 3 次，悸动惊惕，稍劳累则失眠，头重头昏，胸闷，泛泛欲呕，脉弦滑数，舌微白尖红，小便少，大便干结，证属心神被扰不得潜敛。投予本方，另加天麻，服药 5 剂后，心神较安，惊惕渐减，睡眠亦较好，后改间日服药，已服药 30 余剂，癫痫样失神，数月来不复再发。

4.男性，27 岁，门诊号 103346。肝肿大，肝区痛，头昏失眠，便秘，胸胁饱闷，食欲不振，舌有黄腻苔，小便色黄短少，疲怠不耐劳，此为肝胃不和，湿热内盛。投本方 5 剂后，复诊时患者反映，服药后感到很轻松，大便调畅，肝区痛已止，胸亦宽，食纳增进。

此外，如门诊号 2472，男性，肺结核，肝大；4137 号，女性，浮肿，肝大，伴有神经症；7021 号，男性，肝大，头昏，周期性失眠；6810 号，肝大，神经衰弱，梦游症，梦谵，睡中起来开窗户等。应用本方，效果都不错。不过也有个别病人嫌药味太轻，不太乐意接受，这是习惯于服用大量滋补剂的患者，他们的心情是可以理解的，今后应考虑改制剂型来弥补这一缺点。

须得说明：柴胡加龙骨牡蛎汤不是专治一个病的处方，关键是要抓住柴胡加龙骨牡蛎汤"证"。柴胡加龙骨牡蛎汤的"证"为：相对来说偏于实证、心悸、心烦、失眠、头痛、头重，或胸胁苦满，精神情绪不安定。抓住这个证，可灵活应用于各种心脏疾患，心脏神经疾患，植物神经功能紊乱，高血压，动脉硬化，癫痫，皮肤病，急慢性肝炎，阳痿等。

二、桂枝加龙牡汤

桂枝一钱，芍药一钱，龙骨一钱，牡蛎一钱，甘草一钱，生姜一钱，大枣一钱。根据《金匮要略》该方条文"夫失精家，少腹弦急，阴头寒，目眩，发落，脉极虚芤迟，为清谷，亡血，失精。脉得诸芤动微紧，男子失精，女子梦交……"，而用于较前病症更虚者。贫血显著，大便倾向于稀薄者，这个方剂药味较少，总剂量为七钱。本方应用时间尚短，四五个月来，用了三十余人次，一般反应有效，略举病例如下：

1.门诊号11679，男性，31岁。有肺结核史，轻度浮肿，面色苍白，夜有盗汗，汗后身冷，疲怠甚，有时精神紧张则失眠多梦、手足常冷，脉细虚弱，证属心肺两虚，阳损及阴。桂枝加龙骨牡蛎汤，服5剂，盗汗即止，睡眠较安，手足亦和，又服10剂，面色较好，精神状态大有改善。

2.门诊号10987，男性，41岁。轻度浮肿，肝大、心悸怔忡，阳痿，面色萎黄，腰膝酸痛，夜间尿频，脚冷，脉浮细而弱，重按无力，舌苔淡白，不渴，中医辨证为心肾阳虚，服本方20多剂，一般症状好转。

3.门诊号350，男性，30岁。3年来经常腰酸，频发遗精，性感淡漠，且早泄，心悸，容易出汗，腰以下冷感，少腹时感筑动，脉沉细虚弱，舌淡白，证为肾阳不足。予以本方，5剂后有效，仍予本方，共服25剂，诸症均见好转。

在小剂量柴胡加龙骨牡蛎汤和桂枝加龙骨牡蛎汤取得疗

效的基础上，我们根据仲师当归四逆加吴茱萸生姜汤主治
"手足厥寒，脉细欲绝"及"内有久寒"的原则。用于 4 例
顽固性脱疽，效果极为满意，兹举病例两则如下：

1. 王某，男性，48 岁，住院号 2024。两足趾疼痛已 16
年。于 1954 年因胃痛体检，发现肝大，胃小弯溃疡及胃下
垂，两足趾阵阵疼痛如烧灼状，痛发作于冬天较频繁，并有
规律性的每年三四月间发作。于 1959 年春季，行左足大拇
趾切除及右足大拇趾部分切除，并曾作两侧腰交感神经切断
术。于 1962 年 2 月住院，行右足中趾切除，及两侧肾上腺
部分切除术，后又疼痛发作。1962 年 7 月复作左大拇趾关节
断离术，但仍阵发性疼痛，不能入眠，局部呈干性坏死。由
于局部血液营养不良以致创口裂开，无法愈合，于 1962 年
9 月 27 日转为中医治疗。诊其脉弦细，四肢厥冷，舌有白
苔，面容憔悴，此乃寒邪凝滞血脉，治则温经活血，且时有
胃痛，因而投以当归四逆吴茱萸生姜汤（这 1 例不是锉散剂），
开始时用比较重剂量，后来因当归等实在供应不上，不得不
改用小量，持续服至 10 月中旬，疼痛著减，创口缩小，始
终坚持原方小量持续，或间日服药，至 11 月底，干性坏死
部渐现红润，至 12 月，疼痛大减，创口已完全愈合，能骑
自行车出外活动，现在患者已经出院，经调查追访，一般情
况良好。

2. 杨某，男性，43 岁，住院号 4062。脱疽 3 年，气候
寒冷即疼痛，不能步履，近 1 月来右足大趾破溃流黄水，两
足趾青紫肿块数处，局部清冷不和，疼痛不能入睡，于 1963
年 4 月人院治疗。脉象沉细，舌苔薄白，食欲及二便如常。
证属寒客血脉。即予当归四逆加吴茱萸生姜汤小剂量进之，
15 剂后，诸症状均有好转，局部皮色青紫渐退。仍予原方续

服，30剂后右足大趾破溃处已经愈合，局部清冷亦和，并能起床行走，仅右足趾青紫块有一处尚未全退，目前仍在继续住院治疗中。

风疹散是我科自制的方剂，处方为：茯苓2钱，白鲜皮1钱，蝉衣1钱，赤芍1钱，地肤子1钱，苦参1钱，总剂量不过7钱，用于风疹瘙痒，已试用了33例，此方具有清热凉血，祛风通络之功，对部分患者有显著的效果，确能使之消失。其中有6例过去经常发作，服药后不仅很快消退，且追踪观察1年余，迄今未复发。但亦有部分病例，虽能减轻症状，但不能使之消失，初疑药力不足，因加重剂量，自1两2钱，1两6钱，最后加到2两2钱，临床上注意观察，仍然是这样。对有的患者效果非常明显，有的仍然只能减轻症状，可知不是药力不足，而是风疹类型不同，现在该方仍用7钱，正在进一步作类型方面的研究。

讨论：

关于中医处方的剂量问题，按照历史实践，古代用药，尤其是宋、金元时代的医方，更明显地远较现在为小。现在日本及苏联医界对生药的用量，恰与我国古代剂量相仿。日本的汉方医学是在我国唐时向东传去的，东京汉方医学会出版的汉方分量标准书"经验汉方处方大成"，其中收集我国古方及时方600多首，统计其中最轻的栀子干姜汤，共2味，1日量计4公分（约1钱余）。最重的人参养荣汤，共12味，1日量为31公分（约1两）。据他们在《汉方临床医刊》上报道，疗效是很好的。

莫斯科国家医学出版社出版的《苏联医学手册》，其中收藏不少的"茶剂"。如利尿茶剂、轻泻茶剂、健胃茶剂、利胆茶剂等，所用都是植物药，如玉米须、艾叶、车前、款冬叶、甘草、茴香、薄荷、荠菜、益母草等，实际上都是中药。他们的用法，是把干燥药草碎成粉末，成人每剂 1 汤匙或者 1 茶匙，沸水 1 杯，泡浸 30 分钟，过滤，1 日分数回服用，小儿依年龄体重递减（1 汤匙干燥药粉不过 2 钱余，1 茶匙约 1 钱余）。他们的剂量也和我国宋时相仿。

继承和总结古代经验，对这些具体问题，我们也得注意。当然，具体问题还须具体对待，病有轻重缓急，体有大小强弱，一般和个别，自难强求统一，可是一般情况下，尤其是慢性病，持续服药时，根据我们的初步观察，小剂量看来是有效的。

上面是复方的剂量，但对单味药的用量，是另一个问题。如用雷丸、槟榔等驱绦虫，如不足一定剂量时，就难达到目的。中医学是丰富多彩的，有复方的辨证施治，有单方的特效疗法，作为单味药来说，它的作用往往随着用量和用法而不同。经科学证明，人参用小量有强壮、兴奋精神的作用，相反用大量则而呈抑制作用；茜草用小量则止血，用大量则有通经作用；雷丸杀绦虫，须生用磨粉服，如作煎剂则无效。凡此种种，均不容忽视。中医药的科学研究，是复杂的、繁重的、艰巨的，有待于我们今后努力。

历代有效的经验方剂，是先辈实践经验的成果。应该作为总结研究的对象，要总结这些经验，必须保持它原来的面目，认真严肃，实事求是地进行。我们知道，中药的疗效，是存在于其中的复合成分，起着综合作用。那么一个有效方剂的疗效，同样是存在于其中配伍药物的综合作用，因此要观察一个方剂的疗效，尽可能不随意加减，否则无法观察总结，我们希望把定型的方剂和它适应的证候，作辨证与辨病相结合的观察、研究。初步肯定它的疗效范围，以便推广应用，并为今后科学研究打下基础。中药剂量问题，是不是在继承古人实践的基础上，按照宋、元剂量，应用于临床，如果证明同样有效的话，不仅在临床和中药药理上，而且在经济上，亦有其研究的意义，我们作了一些初步试验观察，提出这个课题，是否可行，请医药界同行共同商榷。

关于精简处方的初步试验（1952年）

中医习惯上的开处方，提起笔来就是十来味，这当中不但有浪费的嫌疑，并且模糊了药效的认识。即使一张方子，把病很快地治好了，也弄不明白是哪几味药发生的效力。中医工作者凭借丰富的经验，应用祖国自产，取之不尽，用之不竭的天然药物，适合广大劳动人民的医疗条件，为人民服务，在新中国国防、卫生建设上，起到了很大的作用。第一次中央卫生会议决定的"面向工农兵，中医科学化，西医中国化"等重要决策，显然对中药医病的创造和发掘，寄有极大希望的。我们要做好"精简处方"，明确药效，尽量选用主药，减去辅药，做到每一个处方，少则一二味，多则四五味，不拘形式，只求把病治好。中药业同志，正在开动脑筋，为增产节约创造条件，如果药价便宜了，广大的劳动人民有了小毛病，大家来医治，来买药，营业一定会更加好起来，可以扩展正当而合理的营业利益。

现在先把我的初步精简处方的经验提出来，和大家讨论，希望广大读者，再作进一步的研究。

我曾经用二三味药，试治伤寒，（传染性肠热病）达到了减轻症状，缩短治疗经过，效果很不错的目的。

黄连1钱、乌梅肉（去核）3钱，黄芩2钱。成人1日量，作煎剂，3次分服，小儿依照年龄或体重递减，有的时候，专用黄连、乌梅两味，功效也好。

我对药理的认识是这样的：

黄连据文献报告为植物性抗菌药，对伤寒杆菌有抑制作用，古代经验亦知其能"坚肠胃"，"健胃解热消肠炎"。

乌梅为酸味清凉药，能抑制肠道中细菌的繁殖，其理由是一般细菌都怕酸性，细菌从口入，大部分可被胃酸杀灭，肠液是碱性，适应细菌的繁殖，大量乌梅的酸味，使肠液变成酸性，可能抑制其繁殖（乌梅能驱蛔虫，似乎也是这个理由，因蛔虫常居于碱性的肠中，一旦窜入酸性的胃中，就易被呕出，吃了乌梅，也易驱出，"乌梅能驱蛔"，可是在试验皿中，并不能杀蛔虫。）。不但伤寒，对其他细菌传染性肠疾患的发热，都是有效果的。

黄芩的煎剂，在人体外试验，对细菌的抗菌作用也是很强的，且经动物实验证明有解热作用。

比较显著的病例，作者于临床上遇到伤寒病例，尤其是劳动人民为经济条件所限，不能用氯霉素的时候，常用上面的两种或三种药物治疗，总计不下数十例，都觉得很好，作者限于条件，都是门诊或往诊致不能完全观察和记录，其中下面2例，因病家距离较近，得以观察其经过。

1.尚小妹，女，6岁，住苏州市东美巷。1952年4月11日初诊，发热已8天，咳嗽，腹泻，体温39.5℃，嘴唇干焦，烦躁，夜眠不安，白血球5000/立方毫米，肥达反应正伤寒强阳性，限于病家经济，作者义务诊疗，并给予黄连乌梅流浸膏丸剂（黄连一与乌梅三之比，浓缩至十分之一的流浸膏或成丸剂）1克，为2日量，每日3次分服，2日后，下痢止，夜眠安静，全身症状如烦躁、唇焦等均退，体温略降，38.9℃，再给予该药（量同上），并嘱多给饮料绝不另服他药，专服此丸（小孩不会吞丸，另用糖水将药丸溶化灌下），连服1星期，患儿已毫无自觉症状，精神快乐，能嬉戏，似知饿而欲索食，病家以为已痊愈，但肛门测温仍有38.2℃，再给药，5日后，降至常温，此后继续观察，体温不复再升。

2. 黄姓女，托儿所干部，20岁，住苏州市西美巷。1952年8月7日初诊，主诉头昏，胸闷，便秘，发热已5天，腹胀，体温38.5℃，脉搏72次/分，舌苔白腻，不思食，处以小承气汤（大黄1钱5分，厚朴1钱，枳实2钱），加玄明粉3钱，开水泡浸，1日2次分服，得溏泻2次，头昏腹胀闷等症状均减，但体温反而增高至39℃，因患者在半月前曾注射伤寒霍乱混合疫苗1次，0.5毫升，第7天验血，肥达氏反应阳性，白血球减少，尤其是中性多核球减至40%。患者颇有医学常识，自知是伤寒，并且她很信赖氯霉素，这一时间，苏州市上恰缺货，她托人去搜购，一天、二天，直到第3天，好容易得到熟人家里服用后剩余的5颗，吃了1天，体温降低了半度（这时候她的热已升到39℃了，吃了5颗氯霉素，降至38.5℃）。药没有了，不得已，专吃芩连乌梅汤，到第3天，她自己感到轻松了，夜间睡眠安恬了，胸闷痞胀也好了。连服了10天，体温降到37.5℃，食欲增进，能够吃粥了。至23天，体温完全平复，继续观察10天，此后不复再升，完全恢复正常。

这是经济简单的中药，当然不及氯霉素，但似乎能减轻症状，缩短病程。对伤寒的治疗，可惜例子很少，如果能证实它的功效可靠的话，不与氯霉素比较，就是和一般的中药处方来比较，也可节省病家大量的医药费负担。

附注：作者的用法是这样的：

用真川黄连与乌梅肉作一与三的比例，托药店煎成十分之一的浓流浸膏，略加滑石粉做成丸子，成人每日量 1 克到 1.5 克（滑石粉是赋形药，不算在内），3 次分服（小儿递减，因味苦，小儿用糖水溶化），有的时候，即用生药作煎剂，对不怕苦的成人，或加黄芩，或加黄柏都可以，若遇下痢的患者，有时加地榆 2 钱。

又：这个方药，不单用于伤寒，凡细菌性传染性肠炎一类的各种肠疾患，都可应用，尤其对小儿胃肠病突然高热者，只要用单纯的乌梅浓流浸膏也能很快解热。在胃肠病流行期间，饭后服还可以作预防用，这些价廉效宏的国产妙药，希望中药店和医务工作者，随时制备，用以方便病家。

急性气管炎，大都是感冒引起，若急性重症的，往往有头痛鼻塞，胸闷，体温升高，咳嗽，或者有胸胁痛，咯痰不松等症状。用桔梗（祛痰）3 钱，甘草（缓和镇咳）1 钱，黄芩（解热）3 钱，杏仁（镇咳）3 钱。以上 4 味，对于祛痰镇咳，解热，足以应付有余，如果没有热度，黄芩可以不用，咳得厉害时，加象贝（镇咳）3 钱，若体温高而兼胸闷气急者加麻黄（平气）1 钱，生石膏（解热）5 钱（以上都是成人量）。这个方子，照当时市价，不过二三千元（注：即现在的二三角钱）。根据我个人的经验，一个感冒性急性气管炎，无合并症者，大都两三剂可以解决。如果经济困难的人患了此病，往往一拖再拖，可能继发支气管肺炎，或者咳出血来，继发肺结核。即使没有合并症，咳嗽拖得长久了，最低限度也可能变成慢性气管炎，古时叫它"痰饮咳嗽"，或者"久咳嗽""老咳嗽"等，就不大容易治好了。

我们要更好地为人民服务，应该在这些地方开动脑筋，找出窍门来，为人民减轻负担。好在中药的镇咳祛痰消炎药多得很，不限于上面的几味，其他同类的俯拾皆是，像远志

（祛痰）、马兜铃（镇咳祛痰）、木蝴蝶（缓和镇咳）、车前子（镇咳）、桑白皮（镇咳利尿）等，大家应该做到，在开方的时候，首先替病人的负担着想，尽量做到"单方化"、"汤头化"、"简洁化"。讲到效力上，"精简的"一定要比"杂滥的"好。中医要科学化，不仅在理论上，同时在行动上，也要有实际表现。现在苏南地区的劳保条例已依工人兄弟姊妹们习惯的需要，开放了中医药的治疗，我们苏州地区中医药已进厂了（上海，想亦不例外），进厂的中医药同志们，尤其应精简药方，明确药效，节省国家的药物资源，因为工厂里，中西医药同时并存的，一个感冒气管炎，西医用点"爱披西"（即 APC）和祛痰镇咳液，功效不一定比中药好，用中药如能精简化，价廉而效宏，那才可以表现出中医的优点。此外对于黄疸、胃溃疡、百日咳、支气管哮喘等若干例子，容后再谈。

谈谈对中药工作的一些意见（1983 年）

一、中药质量下降，人材缺乏问题，原因是多方面的，也是比较复杂的

长期以来，中药时而归商业部门，时而归卫生部门，时而商业与工业部门双重领导，也有工业、商业、卫生等部门多重领导者，以致业务方向不明。要提高中药质量，除了解决上述问题外，必须采取行之有效的措施，重视人才的培养、使用和待遇等一系列问题。中医中药本来是一家，古时医生自己采药，医药分工后，逐渐有距离，产生了隔阂，近几年来，由于落实了中医政策，中医工作单独地开展了。中药工作跟不上，原因之一就是从事中药工作的人员受歧视，

干了多年具有丰富经验的老同志，也只不过是个老药工，抓抓药。无论是待遇问题，还是职称问题都得不到合理的解决。在药材部门工作的大学毕业生，有的甚至不安心本职工作，更谈不上深入研究和提高。其三，从事中药工作的人员中，大部分是中小学程度，他们没经过系统培训，缺乏专业知识，在学徒制度被取消的情况下，一参加工作，即走马上任，立即上柜台。因此在工作中出现一系列问题，如进货，抓药时真伪不分，质量低劣，该炮不炮，该制不制等。其三，据说药材收购委托了供销合作社，他们是外行，待遇较低，积极性不高。加上"大锅饭"的副作用，他们说："药品缺乏不关我们的事，现在只能有什么，售什么。"中医处方写上什么炮制选品等，概不理睬。要解决上述问题：一要及时抢救中药后继乏人的问题；二要加强领导和管理，政府应有长远规划和短期安排的措施，方能扭转当前中药无人问津的局面，保障十几亿人民的服药安全、有效；三要办好中药专业教育，使从事中药工作的广大同志，特别是青年一代，能得到系统的培训。四要重视中药的科学研究工作，要以中医中药传统经验为基础，运用近代科学手段，进行研究，稳步前进。

二、中药紧缺问题，应从两个方面着手

目前国内外对于中药需求量日益增大，一方面应该研究增产。我个人认为，只要有人去做，情况是会很快改变的。过去某些紧缺品，经栽培和饲养现已成为积压品。如江苏的地鳖虫、云南的参三七、以及东北某些贵重药品等，都大量增产了。事在人为，中药的潜力是很大的。只要有专人负责，开展科学研究，从同属近缘植物中寻找新品种，可能

会有更多更好的新发现。如刺五加等例不胜举。如果认真去做，还可以大大地开发我国中药新资源。

另一方面应讲求节约。目前中药使用的浪费现象是存在的，一剂煎药一大包，煎1~2次就倒掉了，如果一剂汤药改制成中成药，可作多次用量，只要使用对症，效果同样很好。

我建议，中药应该制剂化、标准化，也就是"中药成药化"。这样不仅节省原材料，防止腐烂，降低药价，服用方便，而且便于临床观察，总结疗效，交流经验，易于推广。当然"汤药"改进，要以科学严谨的态度，要结合中医复方研究，同时进行。验方要在单方研究的基础上，按中医"理法方药"来组合，一个一个地研究解决。

三、中药的临床应用和科学研究，应统一名称

我国地方大，中药品种多，由于地区习惯，同名异物，传统用药阴错阳差，长期以来得不到纠正。所以中医治疗成果无法推广。建议中药名称必须加写动植物分类的"科、属"名。一般药材商店，同属不同种，问题还不大，如做为科研，向外交流时，还需加写拉丁学名，这样中药名称就可以统一了。

中药是一门自然科学，培养教育年轻一代，必须尊重科学，学习现代知识，才能掌握。中药又是我国历史经验的宝贵遗产，认真地加以继承，必须应用本草学知识来整理研究。自古以来，关于中药的采收时期、产地、形态、鉴别、品质良劣、真伪识别、加工炮制、保存贮藏等，历代本草中言之甚详。实践是检验真理的标准，我们一方面要严格遵古炮制，并在这基础上，严慎科学研究，逐步改进提高。"道

地药材""遵古炮制"中，有"微量元素"等因素存在，如"石膏"和化学纯品"硫酸钙"，功效就不一样，必须注意研究。

四、中药问题，是关系到人民保健事业和国民经济的一件大事，应该加以重视

中药工作面广量大，涉及到农业、工商业，最终目的还是为医疗保健服务。要做好这方面的工作，希望有关部门认真研究解决。此外还应由中医中药界密切配合，两方面共同努力。加强领导，鼓励科学研究。中药人员中知识分子较多，接受比较快，只要工作细致，订立责任制，积极性发动起来，不但所有问题可以较快解决，而且可以相信一定能够开发中药新药源，更好地为四化建设服务。

我对整理中药的意见（1954年）

中药是有治疗功效的，有实用价值的。但是必须要改进，要整理。因为中药的种类太多了，几千年来，连续不断地在增加，像民间新草药的发现，药材市场因产区不同，随时有新品种发现，如同是柴胡，有北柴胡、南柴胡、银柴胡，同是术，有白术、茅术、於术等，例不胜举。这些新品种的发现和增加，可以说是好的一面，但以误传误的问题，也往往因此而来。

例如柴胡，根据古代记载，入药用其根，以宁夏产者为上品，不过现在药市柴胡有许多种，北柴胡、南柴胡、银柴胡等，所谓南北柴胡，都是苗，没有根，银柴胡则是根，照理说银柴胡最可靠了，可是据说银柴胡是石竹科，（我们没有见到原植物，究竟是伞形科还是石竹科不敢肯定，但柴胡

应该是伞形科），那么必须联系实际到产药区深入了解情况。

此外如蒺藜，现在药店有"潼蒺藜"、"刺蒺藜"（又名白蒺藜）两种。根据古代记载，蒺藜以产于陕西潼关者为良，可是现在市场上之"潼蒺藜"为黑褐色肾脏形。据生药学之记载，蒺藜为蒺藜科植物之菱形果实，有突起之角，锋利如刺，然则药市出售之"刺蒺藜"为真品。所谓"潼蒺藜"，究竟是什么，也只有亲身到产地观察其原植物，才能解决问题。

又：胡麻有黑白两种，这明明是"芝麻"，也称"脂麻"，本草书有种别名，益母草的种子"茺蔚子"，异名"小胡麻"，而胡麻则称"大胡麻"，异名"巨胜子"（这似乎取其粒粗形大者为力胜之故吧），而现在药店出售之"大胡麻"，又名"巨胜子"，很像"甜瓜子"，为赤褐色而有光泽，形较脂麻大，而其壳较坚厚的一种不知为何物之种子，这又是非联系产地，查究其原植物，不易解决的。

又如䗪虫一物，药材市场有形态不同之甲壳虫类，多至三四种在销售，据药材业中人说，哪一种销北方，哪一种销南方，他们是依照习惯信仰运销的，其实䗪虫是"土鳖"，即背有横纹，栖止于灶下仓房灰土间的"地鳖虫"，《本草纲目》有详细记载。中药从业人员似不应保守旧习，同时以数种不同的甲壳虫当做䗪虫出售，应该来一次统一的整理，中药存在类似的问题实在不少，初步的整理，应该如何着手呢？

政府卫生部门已经注意到这些问题了，曾经调查过中药常用药，并发动中药职工反映情况，自动地查禁销毁伪劣药，无效药，这种方法是很对的。不过目前中药从业人员结合业务学习还不够，即使有业务学习，也不过是怎样做生意、怎样对付顾客、怎样进销货和订合法利润等而已。

我（叶先生）的意见是今后应由各市卫生部门领导号召中药从业人员重视业务学习，学习之重点应该是有关生药学的新知识，药名应统一，目前可暂以李时珍《本草纲目》的药名为依据，反对旧习惯的"别名"、"土名"和"简写别字"，如"薄荷"写成"卜火"，"牛膝"写成"牛夕"等。中药别名太多，有名同而实异，或同物而异名，混淆不清，易致错误，应一律依据《本草纲目》的正名为主，因为《本草纲目》是集中国本草之大成，我们应用之中药，无论形状、效用和来历，都应是已经过本草书之记载的，中药之收购和贩运，除了原有商品规格和知识经验外，应该结合到本草记载的品名、药性和功效等。一种药物，往往因产地、品种，而分成很多种，例如人参，有红参、白参、晒参、糖参、野参、种参等，无论多至若干种，其为五加科人参之根则一也。又如柴胡，无论南柴胡、北柴胡、红柴胡、软柴胡，其为伞形科植物柴胡之根则一也。中药业务学习，除了暂以《本草纲目》为依据外，似应结合以植物分类的基本知识作为初步的鉴别。初步要求不必过高，应逐步了解到药物的产地、形状、科属、或木本、草本、藤蔓本、高大的"乔木"，还是小的"灌木"，四季不凋的常绿植物，抑或冬季叶落的落叶木本，由种子发芽的一年生植物，还是地下有宿根的多年生植物等。这样渐渐能运用科学分类，科学整理。如果在产药区组织中药从业人员进修，配合以植物学及生物学的课程，学习分类，教以压制标本，则中药业结合实际，进行学习，一定可以发掘潜力，获得一定的效果。要整理中药，必须依靠中药界广大群众的力量，并须配合科学方法，才能收效。再者我们对于本草的记载，虽应参考，但须批判地接受,《本草纲目》药名之错误者亦不少,例如"南烛"即"缤木",与南天竹是不同的两种,《本草纲目》则混为一种,中药行发售则有"天竹子"和"南烛子",实际上不错的。如果盲目根据本草的记载,不免违反了科学,例如最近见到江苏省人民政府卫生厅印行一种《中药常用剧毒药品剂量表》,其中有"大戟不能与甘草同用"等,这是毫无科学根据的,又同表以全蝎、蜈蚣列入剧毒药,也是错误的,蜈蚣毒在齿,蝎毒在尾针,这与蛇毒在齿完全相同,毒蛇(蕲蛇等)之肉,则为强壮剂,该表既列全蝎、蜈蚣为毒药,那么蕲蛇等类,何又漏去呢?可见整理中药,若是凭旧观念,脱离科学则易犯错误,这些仅是个人的看法,仍请大家批评指正。

伪药厘正点滴谈

中药品种种类繁多,而且中国医药学历史悠久,经验积累极其丰富,所以中药同名异物,同物异名,名实混淆,阴错阳差的情况,自古有之,现在更甚。中药来源于民间,新的品种不断在发现,老的品种往往被混淆,甚至失传。例如:五加皮,原是五加科和人参同科的植物,其功用与人参相近,有补益强壮功能,能治腰酸背痛,古时用来泡酒吃。后来有人发现一种新品种,夹竹桃科的"杠柳",泡酒治风痛,止痛作用较强,但是有毒,叫做"北五加",把原来的就叫做"南五加",后来慢慢地把南五加失传了。这样一来,中医处方开五加时,哪里知道真五加早已没有了,病人吃了药怎么能收到补益强壮的效果呢?

中药诸如南沙参、北沙参、南鹤虱、南五味、北五味,……都是这样的。历史在发展,药物也在不断发现,药物命名是人为的，新名、旧名、地方土名、别名，越来越多。因此，异物同名，新旧混淆，以伪乱真，良劣不分。如有了北五加，丢了南五加；有了新连翘，忘了老连翘，如此种种，也是中医学的损失。最近，黑龙江省发现了刺五加，人们叫它"五加参"，由于疗效好，群众欢迎，很快风行全国，并且畅销美国、加拿大。实际上，这就是五加科的南五加，《本草纲目》早有记载"宁要一把五加，不要金玉满车"。五加科的五加，照植物学分类来说，就区分为"细柱五加"、"短柄五加"、"刺五加"、"红毛五加"等等。但是，中药材供应，只有北五加——杠柳，而南五加却没有了。实际上，真五加——短柄五加、细柱五加、红毛五加等，都是野生的，到处都有，可是现在中医要用它却没有了，这是非常可惜的，又如败酱科的败酱草，是一味疗效很好的良药，而我们南方绝大部分地区，都以十字花科的薪蓂充当败酱，这是完全错误的，因为它毫无败酱的功效。实际上，"黄花败酱""白花败酱""糙叶败酱""异叶败酱"等，都是败酱科的真败酱，到处有野生，可惜无人采收。据最近报道，糙叶败酱即北方用的"墓头回"，有抗癌作用。我们南方用的墓头回是菊科植物苦荬菜，有消炎作用，用治妇人带下，也有效果。

中药这个宝库，丰富多彩，虽然阴错阳差，有时也可以通融，甚至有的新品种疗效比原来的更好。例如：《伤寒论》麻黄连翘赤小豆汤的连翘，根据本草学考证，它是金丝桃科的连翘。李时珍《本草纲目》连翘项下说："旱莲即小翘，今用如楮实者，乃蜀中来。"此即现在用的木犀科的连翘。大家都知道银翘散是温热学家所创造的良方，木犀科的连翘，清热解毒、抑菌消炎比原来的连翘好。但是金丝桃科的连翘，就是中草药的田基黄。据报道，田基黄对早期肝硬化有效。麻黄连翘赤豆汤原来就是治疗黄疸的，黄疸是肝胆方面的病症，这样看起来张仲景的处方用药是很有道理的。现在的连翘虽然好，但古时的连翘（属金丝桃科）则另有它的功效，惜乎失传，损失很大。《金匮要略·下痢病篇》的紫参汤中的紫参这味药，不知怎么变成了"重楼"或者"蚤休"？而真正的蚤休，即七叶一枝花，这味大有前途的解毒药却失传了，沦落在民间，只有草药医生在使用，我们中医想用也没有了，这也是中医的一大损失。诸如此类的情况，真是一言难尽。有人说得好，中药不过关，中医受冤枉，病人吃苦头，国家受损失。我在省中医研究所时，和所里的同志，做过一些调查研究，搞了一本《江苏中药名实考》，后来又写了两本《本草推陈》和《现代实用中药》等书，目的就是为此。

中医和中药如唇齿相依，唇亡则齿寒，二者是不可分割的，中医中药只能分工，不能分家。目前中药工作跟不上形势发展，还存在着许多问题，如采收、供应、加工炮制，特别是供应紧张问题。实际上，这些都是人为的紧张，中药潜力很大，增产节约，开源节流，大有可为，这是一件大事。中药问题不解决，要搞好中医工作是有困难的。我看中药存在的问题，要研究解决，不能专门责备中药部门，我们中医也是义不容辞，责无旁贷的。开发和利用资源，发展经济，为人类多作贡献，我呼吁同道们共同来努力。

关于中医工作今后努力的方向，谈谈我个人的体会。我认为，中西医结合创造我国的新医学、新药学，是我国医学发展的必由之路，这是研究的方向。青年学中医，应该重视实践，课堂教学虽重要，但随师临证尤为重要，实事求是，密切结合实际。大家知道，中医学是我们祖先和疾病斗争的经验积累，是在群众实践中发展起来的。有句名言叫做"群众实践是科学研究无穷无尽的源泉"。可知中医的实质是科学的，要研究中医的理论，只能从实践中去做，无论读医书，或者阅读医学杂志，要注意实践的东西，把临床实践有效的东西拿来，通过自己的再实践，看看能不能重复。这就是说成功的东西，才是正确的。自己投稿写文章，也要写朴素的临床实践经验，希望别人去实践，如能够重复，这才是经验的总结。在旧社会，中医工作最大的困难，就是没有中医医院，中医看病，无法总结。现在有条件了，我认为中医院应有意识地选择病种，开设专门病房，治疗以中药为主，西医协助诊断，多做一些系统观察，总结出一些中医有效的东西来。尽管中医是辨证，当然不可能要求一病一方，但一证一方是可以的。方剂应当相对地固定下来，虽然允许加味，或二方合剂，例如：柴胡桂枝汤等，但不要太过灵活，否则就无法总结推广了。恳切希望我们中医同道们，大家来重视临床实践，研究和总结，同时把辨证施治和辨病施治结合起来，进行"方与证"的研究。例如：承气汤类治疗急腹症；大柴胡汤类治疗胆囊炎、胆结石、胰腺炎等；又如活血化瘀的桃仁承气汤，治疗下焦蓄血发狂，精神分裂症，伴有经闭等。希望有条件的治疗单位，认真继续实践，进一步提高。这些工作，决不是少数人所能做好的。我国有条件了，各地都有中医院，如能根据条件选择病种，收住病房治疗，那么在确定疗效，然后进行机制研究等方面，更容易合理组织力量。中西医结合工作是艰难而复杂的任务，应分先后缓急，有步骤、有计划地进行。我从中医角度来说，所谓治疗以中医为主，就是希望把中医的实际的精华（包括针灸和其他中医疗法）总结、提高、推行，交给下一代。理论研究也很重要，首先应把实践有效的、成熟的东西，以现代科学方法来进行中西医结合的研究。

我们中医当前的主要任务，就是要继承、发扬古人留给我们的宝贵经验和理论，就是要通过实践再实践，总结出大量的更好更确实的中医精华、崭新的东西来。为今后中医现代化和中西医结合研究工作提供坚实的基础，为世界医学科学的发展作出贡献。

大青叶与板蓝根（1974年）

大青叶、板蓝根，是一物二用，苗名大青叶，根名板蓝根。用其防治流行性感冒、上呼吸道感染、咽喉及扁桃体炎、急慢性肝炎、流行性乙型脑炎、脑膜炎等细菌或病毒性传染病，都有卓越的疗效。

此药各地使用品种不一，在华东、东北地区用的是十字花科的"菘蓝"；华北、华东有的地区用的是蓼科的"蓼蓝"；华南、西北、江西、湖北等地用的是爵床科的"马蓝"及豆科的"木蓝"等，华中有些地区则以马鞭草科的"路边青"为大青。

大青的原名叫做"蓝"，"蓝"是制造靛青的原料。可以染青，故名"大青"。"蓝实"名见《神农本草经》，列为上品。《名医别录》云："蓝"，生于平泽，其茎叶可染青。唐·苏恭说："蓝有三种，堪染青"。李时珍说："蓝凡五种，'蓼蓝'，叫'似蓼'，五六月开花，细小成穗，浅红色，子亦如蓼，'菘蓝'，叶似白菘；'马蓝'，叶似苦荬，俗名'板蓝'；'吴蓝'，长茎如蒿而花白，吴人种之；'木蓝'如决明，叶似槐叶。诸蓝不同，而作淀（靛青）则一也。""蓝淀"，即蓝叶泡水，以石灰搅和，沉淀所得的青色染料，又名"靛青"。上面的浮沫叫靛花，搅取阴干，即"青黛"。据本草记载，当时靛青从波斯来，作为青布的染料，并用以治病。西药也有不少是染料色素的制剂。染料色素作药用，中外相同。

宋·苏颂说："蓝，处处有之。菘蓝可用为淀，马蓝四时俱有，叶类苦荬菜，土人连根采服，治败血。"这里所称的"败血"，虽不能说是现在的脓毒败血症，但亦可能是一种腐败性流血的疾患。又说："江宁一种吴蓝，叶青花白，亦解热毒。"《神农本草经》称："蓝实解诸毒，蓝叶汁，杀百药毒，治烦闷。"据此可知，蓝叶、蓝实均有清热解毒的作用。

大青叶、板蓝根，虽是不同种属的多种植物。但它们却有一个共同点，都可制造青黛和作青色染料。据分析："菘蓝"全草含有靛蓝素，为天然靛蓝中的一种主要色素。此外还含有靛红素。蓼蓝、马蓝、木蓝等，都含有同样的色素。据药检工作者测定，青黛中靛蓝的含量，一般于 5% 以上，最高可达 8% 以上。又据报道：青黛在体外试验，对炭疽杆菌、志贺氏痢疾杆菌、霍乱弧菌，金黄色葡萄球菌等，皆有抑菌作用。

当然大青叶和板蓝根的医疗作用，不能仅仅根据靛蓝素这一点，我们尚须注意临床实践，观察所用大青叶和板蓝根的品种，以不同的品种作比较研究，以推广其高效者，提高其质量，或发现其他类同品，扩大药物资源。

乌头、附子小议（1980 年）

乌头、附子有毒，用之得当，是很有效的。其有毒成分是乌头碱，而有效成分也是乌头碱。据日本矢数道明博士研究发现乌头、附子含有六种乌头碱，其一至四种是有毒成分，第五与第六种是有效成分。前四种在高温下可以破坏，后两种则不被破坏。后来日本大阪大学的高桥真太郎教授又通过大量实践，创制了"无毒附子"，经厚生省批准，作为普通药推广使用。主要作用为强心、镇痛、温肾、散寒。日本研究乌头、附子是有血的教训的，《头注本草纲目》作者白井光太郎博士，就是因附子中毒而牺牲的。矢数氏开始研究乌头、附子时，从我国四川购去很多各种规格的加工炮制品（有炮附子、盐附子、胆汁水泡附子等），虽有各种各样的制法，结果认为都能减去有毒成分，说明了我国劳动人民与疾病作斗争、勤劳智慧的创造。日本加工无毒附子的方法很简单，用高压锅加温120℃，经过2小时，就可把有毒成分全部破坏掉。通过中日科学技术交流，相信不久，老法的繁琐加工方法和大量的人力物力都可以解放出来。而乌头、附子的应用，必将得到更好的发展。

中药璪谈——北沙参、防风（1961 年）

一、北沙参的潜力

北沙参主产于我国山东莱阳，中药市场称"莱阳参"，其原植物为伞形科珊瑚菜属北沙参，学名 Phellopterus littoralis, Fr.Schm. 生于滨海沙地，本植物与防风同类，亦名"海滨防风"，其茎叶嫩时可供食用，味美，新叶及叶柄鲜红色，故名"珊瑚菜"。根肥大而长，达二三尺，皮黄肉白。商品北沙参系挖掘后剪去须根，剥去外皮，只取中心刮成首尾均匀之根条，束扎成把，销运各地。张璐《本经逢原》云："沙参有南北两种，北沙参质坚性寒，南沙参质虚力微。"黄元御《玉楸药解》谓："补肺中清气，清头上郁炎……产山东、辽东者佳。"《本草从新》云："北沙参甘苦微寒，专补肺气，清肺养肝，兼益脾胃。"诸家临床经验均知南北沙参功用不同。北沙参并有类似防风之清头目、散郁火、平肝养肝、清肺益脾胃之功，不若南沙参之专作祛痰止咳用也。我国中药商品规格，向来要求甚高，因而远销南洋及日本，获得国外信誉，但是北沙参的加工，去皮去须损耗较大，建议今后除出口任务外，应考虑把其根全部利用，以充分发挥其全面作用。

二、防风的无尽功用

防风，《神农本草经》列于上品，顾名思义，"防风"有"防治诸风"之功。观《神农本草经》主治大风、头眩痛、风邪、目无所见、风行周身骨节疼痛；《大明本草》主三十六般风，补中益气……瘫痪……羸损盗汗……安神定志；《珍珠囊》……散头目中滞气，经络中留湿，主上部见血。看来本品不只用于外感风邪，并具有镇静、镇痛、滋养、柔肝、息风、和脉络等功效。特别对于脑部疾患预防中风，以及脑贫血、神经衰弱、高血压、血管硬化等均适用之。再来看看《朱氏集验方》用防风一味为末，浮小麦汤送服治自汗不止。《普济方》用防风、白芷等分，治偏头痛。《经验后方》用防风、南星等分，治破伤风牙关紧闭。防风一味研末，名"独圣散"，治妇人崩中。《千金方》等并用来解除乌头、附子、芫花、野菌及诸药物之毒。这些实践经验，雄辩地说明了防风是一味疗效广泛的良药，从药物鉴别来说，防风是伞形科的药用植物，历来应用有数个品种。李时珍云："江淮所产者都是石防风……二月采嫩苗作菜，辛而甘香，呼为"珊瑚菜"，其根粗丑。……李氏所指"石防风"系伞形科防葵属，学名为 Peucedanum deltoideum Makino，亦为防风之一种。正品防风，一般认为 Siler divaricatum，B.etH. 为宋《图经本草》所指"叶似青苔而短小，春初时嫩紫红色，江东人采作菜茹，五月开细白花"的品种。

据国外文献记载 Peucedanum Officinalis L（即伞形科防风之一种）用以治脑病卒倒、眩晕、癫痫、头痛、麻痹、痉挛等症有效，这种防风虽不产于我国，但与我国本草所记之防风是同类品种，它们的功效亦大致相似。可见我国历代医药学家的记载防风治"头眩痛、目无所见、诸风、瘫痪、安定神志等脑部疾患"，具有实践性，科学性，不仅中外经验不谋而合，且早在二千多年前，已有明确之认识。笔者近来应用防风于神经性失眠、头昏、头痛、脑胀等症，收到满意疗效。而其无尽功用，尚有待于研究开发。

五加皮与杠柳皮的区别（1965年）

五加皮为常用中药之一。《神农本草经》列为上品。陶弘景称："五加皮，五叶者良。"苏颂云："今江淮湖南州郡皆有之……高三五尺，上有黑刺，叶生五杈……每一叶下生一刺，三四月开白花，结青子，至六月渐黑色。"李时珍亦谓此药"五叶交加者良，故名五加"。据各家所述形状，与《政和本草》及《植物名实图考》所载五加皮的附图，可以确定五加皮应该是五加科植物五加的根皮。但是目前药材商品所供应的五加皮，除了四川、河南个别地区外，全国各地都是萝摩科植物杠柳的根皮（药市称北五加或香五加）混充。过去药市五加科的叫做"南五加"，这种所谓南五加，现在几乎名存而实亡。

杠柳是一种有毒植物，与五加皮性能功效完全不同，这两种药材开始由混淆甚而至于以假代真，不仅妨碍了中医处方用药的正确性，而且用量过多时有中毒的危险，有迅速纠正之必要。

萝藦科杠柳，是一种藤本植物，叶对生，披针形，断之有白色乳汁，花后结荚果成对，如羊角。与五加科五加，形状不同，容易辨认。据近人研究，杠柳含有杠柳素，有强心作用，可作羊角拗（进口货、旧称毒毛旋花子）的代用品，它的有毒成分，就是强心作用的杠柳素。

另外，有人把五加皮与杠柳皮做过实验比较，证明南五加性温和，静脉注射于动物体内，血压无任何变动，北五加皮（杠柳皮）注射后，血压上升极高，数分钟后，动物即毙命。研究结果认为饮用五加皮酒有时引起中毒致死的原因，可能是这种五加皮酒所用的原料是杠柳皮之故。

杠柳皮被当作五加皮，始于何时虽不可考，宋《图经本草》谓："五加皮……今所用者乃有数种，京师北地者……疗风痛颇效，余无所用……江淮产者，其苗茎有刺，叶五出……俗间但名追风使用以渍酒疗风痛，乃不知其为真五加皮也。……而北间都不知用此种。"看来那时就有南北不同的品种，可能民间土名叫做"追风使"，泡酒可以治风痛，从而与五加皮混淆在一起。

据北京中药业老药工反映，用北五加皮浸制的五加皮酒，疗效好，群众欢迎，销路很大，因此他们拥护北五加皮，不同意用南五加皮，可见杠柳皮不仅有强心作用，并且有镇痛之功，虽然是有毒植物，由医师掌握，适当应用，仍然不失为一种有发展前途的药物。

关于杠柳皮的毒性，实验报道：给猫内服，依体重每 1 公斤，给服 1 克的剂量，即足以致死，因此建议如果用杠柳皮浸制五加皮酒，每 500 毫升酒中含量不超过 0.5 克，则为安全。

杠柳皮虽有强心及镇痛之效，但无五加皮的补益强壮作用，凡中医处方应用五加皮，都是根据本草性味功效而用的，今药市所供应的不是五加皮而是杠柳皮，这不但影响疗效，而且是非常不妥当的。

五加皮，是五加科植物的根皮，人参也是五加科植物之根，同科近缘植物，往往有近似的性能，人参为著名的强壮药，为国内外医药学家所重视，苏联医务工作者近年来研究人参，感觉到野生人参很稀少，栽培又费力而费时，在同科植物中寻找人参的代用品，结果找到了五加皮，试用于临床，证明有类似人参的作用。

五加皮在我国历代本草和其他医药文献里，早已清楚地指出，有补益强壮的功效。《神农本草经》谓："益气，疗躄，小儿三岁不能行。"《名医别录》谓治："男子阴痿，小便余沥，腰脊痛，两膝疼痹，风弱，五缓，虚羸，补中益精，坚筋骨，强志意。"甄权《药性本草》谓："治疗湿内不足。"《大明本草》谓："补五劳七伤。"《千金方》：治虚劳不足，以五加皮、枸杞根皮制酒任饮之。《全幼心鉴》：治小儿行迟，谓服此便能走。《和济局方》：用治妇人血劳，憔悴困倦，并云常服能肥健人。综合以上诸家经验记载来看，五加皮之治"腰脚痛痹，风弱，五缓，痿躄，小儿行迟等，显然是补中益精，坚筋骨的结果，它和杠柳皮之治风痛，药性功能是截然不同的。前者是补益强壮药，后者是强心镇痛药，各有它们的医疗用途，当然应该兼收并蓄，但是绝对不容混同甚至代替。

五加皮在我国东北、华东、华南、西南各地区，分布很广泛，资源极其丰富，这样一种既经济而有用的药材，在防治疾病工作中，需要是殷切的，且本品还有出口任务（四川产销的五加皮，从来是专销四川本地及出口的），希望药材公司迅速恢复收购，供应医界充分利用。

由于中医药长期以来医药分工的关系，存在着不少的隔阂，我国地方大、历史久、中药材又无比丰富，群众实践又不断地发现新品种，都有赖于各地老药农、老药工传统的采制经验，世代传承下来，这种优良传统是不容忽视的，必须尊重，并很好地继承，不过情况是非常复杂的，必须不断总结，不断提高，这就需要我们中医中药工作者紧密地结合起来，共同努力，克服彼此之间的隔阂，才能逐步地得到解决。如《中华人民共和国药典》（1963 年版），已经明确地规定：五加皮为五加科植物细柱五加的干燥根皮。杠柳皮则依照药市习惯定名为"香加皮"，区别地规定为两种药物，个别地应用。这是完全正确的。

蚤休与拳参混淆原因的探索（1960 年）

各地中药市场供应的蚤休（或称重楼），它的原植物都是蓼科的拳参或紫参，而蚤休则只流传于民间，草药医、蛇医自采自用，叫做"七叶一枝花"。

拳参和紫参，是两种极有效的药物，为什么充做蚤休，埋没了它们固有的作用呢？为了纠正名实，发掘中药，充分利用这些有效药材，更好地为人民保健服务，试以本草学的观点，探索它们互相纠缠的原因，并提出积极研究中药的意见。

1. 蚤休，收载于《本经》，还有蚩休（《名医别录》）、螫休（《日华子本草》）、紫河车（《图经本草》）、重台、白甘遂、草甘遂、重楼金线（《唐本草》）、草河车（《民间》）、七叶一枝花（《本草蒙筌》）、三层草（《本草纲目》）等异名。它的基本来源为百合科王孙属轮叶王孙的一种，拉丁名为Paris Poly Pfyela，系多年草本，根茎肥大，表面褐色，有环节，断面粉质白色。茎一枝直立，茎顶有叶轮生，小叶长椭圆形，呈卵状披针形，四五片至七八片，叶的变化很大，或成掌状复叶，排成一层，亦有两层至三层的。花着生于顶端，单朵，花梗长，花瓣绿黄色。蕊紫红色，药黄色，花柱长，向外反卷，因有金线重楼、七叶一枝花、重台、三层草等别名。

它的异名"蚩休"、"螫休"表示了它有解蛇虫毒的功效，其他的别名，都能形容它的茎、叶、花蕊和根茎的形状。再来看看历代本草学者对它的描述：《唐本草》，苏恭说："一茎六七叶，似王孙，鬼臼萆麻辈，叶有二三层，根如肥大菖蒲，细肌脆白。"韩保升的《蜀本草》则谓："药似鬼臼、牡蒙（指王孙），年久者二三重，根似紫参，皮黄肉白。"宋·苏颂说得更具体，谓："叶似鬼臼、王孙，作二三层，六月开黄紫花，蕊赤黄色，上有金线垂下，根似肥姜，皮赤肉白。"李时珍云："重楼金线，处处有之，生于深山阴湿之地，一茎独上，茎当叶心，叶绿色如芍药，凡二三层，每层七叶，夏月茎头开花，一叶七瓣，有金丝蕊，长三四寸，王屋山产者有五七层，根为鬼臼，苍术状，外紫中白。"

蚤休的根茎花叶，诸家本草，记述得很清楚。

2. 拳参，拳参的基本来是蓼科属紫参类拳参，拉丁名为Polygonum bistorta 多年生草本，根茎肥厚揍曲，黑棕色，根生叶丛生，茎生叶无柄，披针形，锐尖头，基部心脏形，托叶鞘状，秋季梢头抽圆柱形花穗，密生淡红白色的小花。它的地上部分，与蚤休是截然不同的，根的外形虽可能有些相似，但蚤休根内面白色，拳参和紫参的根内面红棕色，这是可以区别的。

拳参始见于宋《图经本草》，苏颂说："生淄州田野，叶如羊蹄，根似海虾，黑色，土人五月采之为末，淋渫肿气。"这味药有收敛止血，止下利之功，苏联已收载于药典。

3. 紫参，《神农本草经》列为中品，又名牡蒙。紫参的拉丁名为 Polygonum tenuicole。《吴普本草》说："紫参一名牡蒙，生河西或商山，团集生根，黄赤有文，皮黑中紫。"梁·陶弘景说："三月采根，火炙使紫色。"又说："今方家皆呼为洪牡蒙，用之亦少。"唐·苏恭说："紫参叶似羊蹄，紫花青穗，其根皮紫黑，肉红白，肉浅皮深，所在有之；牡蒙叶似及已而大，根长尺余，皮肉亦紫色，根苗并不相似，虽一名牡蒙，乃王孙也"。李时珍云："紫参、王孙，并有牡蒙之名，古方所用牡蒙，多是紫参。"

4. 王孙，《本经》列入中品，王孙的拉丁名为 Paris Tetrapbylla。吴普说："楚名王孙，齐名长孙，又名海孙，吴名白功草，又名蔓延。"并云："蔓延赤文、整延相当。"陶弘景说："今方家皆呼为'黄昏'云'牡蒙'市人少识者。"

唐·苏恭引陈延之《小品方》述本草牡蒙一名王孙，徐之才药对有牡蒙无王孙，此则一物明矣。李时珍云："王孙叶生巅顶，似草河车（指蚤休）叶，《神农本草经》及《吴普本草》，紫参一名牡蒙。"陶弘景亦曰："今方家呼紫参为牡蒙，其王孙并无牡蒙之名。"而陶氏于王孙下乃云又名牡蒙，且无形状，唐·苏恭始以紫参、牡蒙为二物，谓紫参叶似羊蹄，王孙叶似及已，但古方所用牡蒙皆为紫参，后人所用牡蒙乃王孙非紫参也。不可不辨别。李又云："唐玄宗时，隐民姜抚上言，终南山有'旱藕'，饵之延年，状类葛粉，帝取作汤饼赐大臣，右骁骑将军甘守诚曰：'旱藕者，牡蒙也，方家久不用，抚易名以神之耳。'据此牡蒙乃王孙也。盖紫参主治血证积集疟痢，而王孙主治五脏邪恶气癖痛，疗百病之文，自可推也，苏恭引《小品方》牡蒙所主之证乃紫参，非王孙，故今移附于紫参之下。"

笔者按：本草王孙的记载，复杂迷离。①吴普所举之异名，已甚费解。②陶氏则据方家皆呼为黄昏，以意度之，认黄昏即王孙，因又给王孙添了两个别名黄昏、牡蒙。李时珍在这个问题上，产生了怀疑。李说神农、吴普本草，紫参一名牡蒙，其王孙并无牡蒙之名，而陶氏乃云又名牡蒙，因把苏恭所引《小品方》牡蒙所主之症——金疮破血，生肌、止痛，赤白痢，移附于紫参之下，这是他的独具卓见处。但《小品方》牡蒙所主之证，即是紫参，那么苏恭所据以为牡蒙、王孙为一物之语，不攻自破。李不仅不加纠正，而仅凭甘守诚"旱藕者牡蒙也"一语；竟又据此"牡蒙乃王孙也"又将旱藕并入王孙，是其千虑之一失，即此看来，王孙的异名和它下面的功用，是有问题的。

那么蚤休与拳参的纠葛究竟与上述情况有什么关系呢？可能有以下几方面：

1. 蚤休和王孙是同科同属的植物，外观上是很相似的，而拳参和紫参也是同类的药用植物，它们之间的形状既相似，功效又相近，采药的药农，不可能作严格的区别，这是可以理解的。且据调查，发现蚤休的原植物既有拳参又有紫参，而草药医所用的"七叶一枝花"，其中有蚤休也有王孙。

2. 紫参原来是牡蒙，因陶弘景之说而牵涉到王孙，据李时珍云："古方所用牡蒙，皆是紫参，后人所用牡蒙乃王孙，而陈延之《小品方》牡蒙一名王孙，实际上仍然是止血止痢的紫参，李氏把它移附于紫参之下，是正确的，但李又说后人所用牡蒙乃王孙，这又可能为《小品方》用的是紫参而名为王孙，由于这一纠缠而紫参拳参当做王孙、蚤休之用，似乎历史已很久，可是王孙、牡蒙早已不用了，唯蚤休一直在应用。

3. 蚤休的根，韩保升说"形似紫参"。王孙的根，《唐本草》亦说"皮肉皆紫色"。实际上王孙、蚤休的根的内部是白色。似乎这时候已经混淆了。紫参在张仲景《金匮要略·下利篇》有"下利腹痛者，紫参汤主之"的条文，后人因不识紫参为何物，注家竟有疑紫参是桔梗之误者（《金匮要略》是宋·王洙在馆阁蠹简中发现的，因残简脱漏，下利腹痛，误作下利肺痛，注者不加考核，望文生义，将错就错，曲解为大肠移热于肺而肺痛，因疑紫参是桔梗之误）。

4. 吴其浚云："蚤休，通呼为草河车，亦曰七叶一枝花，为外科要药。滇南谓之重楼一枝箭，以其根老横纹粗皱如虫形，乃作虫篓，亦有一层六叶者，滇南土医云，性味大苦大寒，入足太阴，治湿热瘴疟下痢，与本草书微异。滇多瘴，当是常用药也。"据调查了解云南中药用的重楼，确是蚤休。而云南现在所用的"草血竭"又名"土血竭"，则是拳参组植物的根茎。它既有"血竭"之名，无疑是表示它有活血止血之功，可以设想云南这两种药名是从群众方面来的，恰巧结合了实际，因而把它们区分开来了。

5. 功用方面：蚤休主治"热病惊痫，痈疽和蛇毒"，民间俗谚云："七叶一枝花，深山是我家，痈疽如迂著，一如手拈挈。"说明了它有很好的清热解毒,镇痉等作用（蚤休根的成分：含有蚤休甙及派列斯替宁等甙类）。而紫参主治大热,吐血,衄血,血痢,痈疽诸疮,恰恰同样有清热解毒,并具收敛止血作用。拳参主治为外用"淋漤肿气"（拳参根的成分含有鞣质,还元糖、树脂、树胶、黏液质、淀粉等）,苏联用于肠炎下利,含漱治口腔炎症,也是一种清凉消炎收敛药,苏联实验与我国《图经本草》所载功用,不谋而合,可见古人实践的认识是正确的。因为这些都是清凉性解毒消炎的药物,所以长久地误用,不致于发生问题。况且中医应用大都是复方,更难发觉。唯因此而埋没了紫参和拳参,却是重大的损失。

紫参、拳参、蚤休、王孙,这些药用植物,都是客观存在的。实际上各有它固有的医疗作用,其所以纠缠混淆的缘由,主要原因在于中医中药分工后,脱离了联系,过去中药工作者仅凭传统的直接经验,缺乏理论知识作指导；中医工作者,只凭书本知识,缺乏直接的实践认识。陶弘景在《本草序例》中曾感慨地说："医不识药,惟听市人,市人又不辨究,皆委之采送之家,传习造作,真伪好恶,并皆莫测。"这些都是我国过去历史条件所造成的。

总之,蚤休和拳参的混淆,原因是相当复杂的,混淆的时期似乎已有长久的历史了。这里仅据历代本草的记载,和民间（草药医）的实践,参照近代药用植物的知识与苏联医学文献,作了初步的探索。不当之处,希读者指正。可是中药类此种情况还不在少数,今后应如何积极加以整理研究,是我们当前的一个重要任务。

整理和研究中药,必须密切结合实际、结合历史才符合中药研究工作的需要。一切真知,都是从直接经验发源的,但人不能事事直接经验，事实上多数知识是间接经验的东西，这就是一切古人的外域的知识，这些知识在古人直接经验时，如果符合"科学的抽象"，是科学地反映了客观事物，那么，这些知识是可靠的，否则就是不可靠。人类认识的历史告诉我们，许多理论的真理性，是不完全的，经过实践的检验而纠正了它们的不完全性，许多理论是错误的，经过实践的检验而纠正其错误。

中药璅谈——紫背浮萍（1963 年）

相传宋时东京开河，掘得石碑，梵书大篆，无能晓者。真人林灵素逐字辨译，乃是水萍治风方诗歌也。

歌云：

天生灵草无根干，不在山间不在岸，始因飞絮逐东风，汎梗青青飘水面，神仙一味去沉疴，采地须在七月半，选甚瘫风与大风，些小微风都不算，豆淋酒化服三丸，铁镤头上也出汗。

其方以紫背浮萍晒干研为细末，炼蜜和丸如弹子大，每服一丸，日三服，以豆淋酒化下。主治左瘫右痪，三十六种风，偏正头风，口角㖞斜，大风癞风，一切无名风毒，脚气并打扑损伤等。名"去风丹"，后人易名"紫萍一粒丹"。

浮萍一名水萍，《神农本草经》列于中品。性味辛寒无毒，主治暴热身痒、下水气、止消渴。它的作用有三：一发汗，二利小便，三凉血解毒。诸家本草记载主治风湿麻痹、脚气水肿、水气浮肿、风热瘾疹、丹毒、吐血衄血、口舌生疮。宋代《图经本草》谓：时行热病用浮萍合麻黄等汗出乃瘥，又治恶疾疠疮遍身，煎浓汤洗，多效。

笔者经验：本品用于风水肿遍身浮肿，喘咳无汗，小便不利，特别由于皮肤病，疥疮，湿疮，脓疮等湿毒内攻而发之浮肿喘满，其效更著。其他如急性感冒发热恶寒，表闭无汗，脉浮紧，喘咳，鼻衄等，或风疹瘙痒，恶风发热而兼小便不利者，功效胜于麻黄。因麻黄味辛性温，本品味辛性寒，故血分有热者适宜于本品，但体虚多汗者忌用。

浮萍生长于池沼湖泊静水中，夏秋间，我国到处都有，为浮萍科（一作眼子菜科）一年生之水生小草本。飘浮水面，叶为扁平倒卵形，三至五片，上面绿色有光泽，下面紫色，叶体下面有须根数条。此物有两种，一种面背皆绿，名青萍，一种面青背紫者，名紫背浮萍。入药以紫背者为良。

紫背浮萍，我家乡（浙江吴兴）民间呼"瓜子萍"，夏季池沼沟渠间甚多。菱湖地区农民多放养鱼苗，大量捞集用作鱼儿之饲料，稚鱼食之易肥壮。养金鱼者，有以此萍点缀于金鱼缸中，既供观赏，又作鱼饵也。

诸家本草有释水萍为大萍者。陶弘景谓：楚王渡江所得，即斯实也。唐·苏恭谓：水萍有三，大者曰苹，中者曰荇（蓤），叶皆相似而圆，其小者即水上浮萍也。李时珍辨析较详，谓苹乃四叶菜也。叶浮水面，根连水底，其茎细于莼荇，其叶大如指头，面青背紫，有细纹，四叶合成，中折十字，如田字形，又呼田字草，夏开小白花，故称白苹。本草所用水萍，乃小浮萍，处处池泽止水中甚多。春季始生，或云杨花所化。始生一叶，经宿即生数叶，叶下有微须，即其根也。又水粟一名萍蓬草，三月出水，叶似荇而大，初生如荷叶，六七月开黄花，结果如角黍，荒年人亦食之。昔楚王渡江得萍实，大如斗，盖此类也，若水萍安得有实耶。

按：苹为田字草，叶浮水面，根生水中。浮萍则根浮水中，漂泊无定，李氏辨之较详。但水生漂浮小草尚有槐叶苹，满江红，民间一般通称为"浮苹"，亦有误用者。槐叶苹为羊齿类槐苹科之一种，生于水田及池泽间，茎细长，叶为绿色椭圆形，羽状排列于茎的两侧，浮于水面，如槐叶状，下有细长之根垂生水中，俗呼蜈蚣浮萍。满江红亦属羊齿亚类，浮游水面，茎分歧，有鳞片状多数同形的小叶，略如扁柏之叶，呈红绿色，下面有多数悬垂的水生根，群众虽亦呼为"浮萍"，但非《神农本草经》之水萍。此外岭南地区有以天南星科之大藻（水浮萍）作浮萍者。药用植物的品种，是我们应注意研究的重要课题，中药往往由于同名异物而混淆应用，影响疗效。

白头翁品种与疗效（1962年）

白头翁名见《神农本草经》。列于下品，一名野丈人，又名胡王使者。殆皆形容其白毛茸茸而命名。梁·陶弘景《本经集注》（502～549年）云："白头翁处处有之，生高山山谷及田野，近根处有白茸。"后蜀（934年）·韩保升云："白头翁所在有之，有细毛、不滑泽、花黄……"宋·苏颂《图经本草》（1092年）云："白头翁处处有之。正月生苗，作丛生……上有细白毛而不滑泽，近根处有白茸，根紫色深如蔓青。"

唐·苏恭《新修本草》（659年）云："其叶似芍药而大，抽一茎，茎头一花，紫色如木槿花，实大者如鸡子，白毛寸余，皆披下如纛头，正如白头老翁，故名焉。陶言近根处有白茸，似不识也。太常所贮蔓生者乃是女萎，其白头翁根似续断而扁。"于此可见，白头翁之供药用，宋以前已有多种，故历代本草学家各据其所见而有争辩。明·汪机《本草汇编》云："寇宗奭以苏恭为是，苏颂以陶弘景为是。大抵此物用根，命名取象，当准苏颂图经，而恭所说，恐别是一物也。"我们现在均知，毛茛科之 Pulsatilla Chinensis（Bunge）Regel 中名定为"白头翁"，因本植物与苏恭之说完全相符。可是陶弘景与苏颂所说近根处有白茸，根紫色如蔓青的白头翁，究竟是何种植物呢？近来发现中药商品白头翁除了毛茛科之 Pulsatilla Chinensis（Bunge）Regel 以外，尚有蔷薇科之 Potentilla discolor Bunge 及 Potentilla Chinensis Ser，前者中名翻白草，后者名委陵菜。二者均名见《救荒本草》。据调查资料反映，江苏南京、上海、浙江兰溪、湖南、湖北、安徽、江西、福建、广东、广西、贵州等地区之"白头翁"，原植物都是蔷薇科翻白草和委陵菜。这种白头翁中医处方用以治痢疾，都有效，近来单独应用于临床，证明能治阿米巴痢疾。

翻白草 Potentiaal discolor Bunge 和委陵菜 Potentill Chinensis Ser，系蔷薇科之同属植物，其一般形状大致相似，叶为羽状复叶，表面绿色、背面有白色绵毛。全体有毛，尤其近根处有白茸。根肥大、圆椎形或纺锤形，花黄色。陶弘景一派本草学家所述的形状适与本品相符。

《救荒本草》朱橚云："翻白草一名鸡腿根，苗高七八寸，叶硬而厚，有锯齿，背白如地榆而细长，开黄花，根如指大，长三寸许，皮赤肉白，两头尖峭，生食煮熟皆宜。"本品亦载于《本草纲目》，列入菜部。李时珍云："鸡腿儿生延泽田地，高不盈尺，春生弱茎，一茎三叶，尖长而厚，有皱纹锯刺，面青背白，四月开小黄花……其根状如小白术头，剥其赤皮其内白色如鸡肉，食之有粉……"又云"甘微苦平无毒，主治吐血、下血、崩中、疟疾、痈疮。"这与《神农本草经》论白头翁主温疟狂扬，疗金疮，止鼻衄、毒痢，功用颇相类似。同属植物委陵菜外形与本品相似，故某些地区有以委陵菜作为翻白草入药。据调查报告，目前山东、辽宁、内蒙、吉林、北京等地，均以委陵菜作翻白草使用。但翻白草为不常用中药，故销售较少。

委陵菜亦见于《救荒本草》，《植物名实图考》收载于菜部，谓：《救荒本草》委陵菜，一名翻白草。生田野，苗初塌地生，后分茎叉，茎节稍密，上有白毛，叶类柏叶而阔大，边如锯齿形，面青背白，又如鸡腿儿叶而却窄，茎叶稍间开五瓣黄花，其叶微苦味辣，采嫩苗叶热水浸淘净，油盐调食。本植物尚有翻白菜、根头菜、野鸠旁花、黄州白头翁等名。委陵菜与翻白草，《救荒本草》虽已分别收载，但只知可以供食用。实际上我国多数地区作白头翁应用外，各地尚有多种名称，流传于民间，行之有效地治痢疾，恰与本草所载白头翁之功用适相符合，这是饶有兴趣的事实。

四川草药医把翻白草叫做"鸡脚爪"，用以治痢疾，配土瓜根、功劳叶治阿米巴痢疾，配马齿苋、茶叶治赤白痢疾。

贵州民间呼委陵菜为"天青地白草"。用以治痢疾、痈疮。功效：止血、解毒。他们的用法如下：① "天青地白草五钱，煎水服，治痢疾，一日三次，二日即愈。" ② "治久痢不止，天青地白草、白槿花各五钱煎服。" ③ "赤痢腹痛，天青地白草研细末，每服五分，开水送下。" ④ "治疔疮初起，天青地白草煎水服。" ⑤ "治刀伤、止血、生肌，天青地白草研细末外敷，或用鲜根捣烂外敷。" ⑥ "贵阳第一卫生学校采用民间草药天青地白草（委陵菜）治疗细菌性赤痢及急性肠炎。他们作了对照观察。一组用本品，另一组用SG。用本品治疗者，最快24小时消除急性症状者90%以上，3～5 天大便恢复正常。用 SG 者，最快 48 小时急性症状开始消失。乃将本品制成成药，名"痢特灵"，在当地推广应用。

委陵菜的一般成分含有维生素丙、粗蛋白、粗脂肪及鞣质。另含五氧化二磷及钙盐等无机盐。

翻白草根含有水解及缩合两类鞣质，其含有量为 0.04%。

就古代本草所载白头翁之性味功用来看，《神农本草经》云：气味苦温无毒，主治温疟、狂扬、寒热、癥瘕、积聚、瘿气，逐血，止腹痛，疗金疮。陶弘景《名医别录》云：止鼻衄、毒痢。张仲景云：白头翁汤主治"热痢下重"。以上疗效和《本草纲目》所载翻白草主治及委陵菜的民间应用，何其不谋而合乎。

寇宗奭《本草衍义》（1116 年）云："白头翁生河南洛阳界新安山中。性温，止腹痛，暖腰膝。新安县界兼山野中屡尝见之。正如苏恭所说，至今本处山中人卖白头翁丸，言服之寿考，不失古人命名之意。"唐·甄权（581～630 年）《药性论》云："白头翁味苦有小毒，止腹痛、赤白痢，治齿痛，主项下瘤瘿，又主百骨节痛"。《大明本草》（970 年）云："白头翁主治一切风气，暖腰膝，明目，消赘。"以上主治，除下痢以外，其余性能效用与前述白头翁作用显有不同，其为毛茛科白头翁之作用。尤其是寇宗奭所说山中人卖白头翁丸者，言服之寿考，与《大明本草》所说之"暖腰膝"及甄权所称为齿痛骨痛等，似宜于老人。据此等功效，更与《神农本草经》药品名例不相符合。盖《神农本草经》以三百六十五种分为上、中、下三品。凡轻身益气、不老延年之药为上品；遏病补虚羸者为中品；除寒热邪气、破积聚愈疾者为下品。《神农本草经》以白头翁列入下品，而寇氏据民间卖白头翁言服之寿考及《大明本草》所称"暖腰膝"等，均非《神农本草经》下品之物。从本草学观点看白头翁，个人认为蔷薇科之委陵菜及翻白草应当是《本经》及陶氏所用的"白头翁"，而毛茛科之白头翁当是后来经验所发现。作为药物来说，应以疗效为依归，而植物的命名，都是人为给予的。

同名药物的由来，不是形状相似，即是功效相近。特别是同属植物，不但形状相类，而它们所含的成分和效用亦大致相同，例如翻白草和委陵菜。据报告：毛茛科白头翁根部含有白头翁素 Anemonin。另据调查反映：四川重庆的商品白头翁则是毛茛科植物秋牡丹 Anemone japonica（Thunb.）s.elZ. 之根。秋牡丹又名打破碗花花，与毛茛科白头翁为同属植物，它的根部同样含有白头翁素。四川一带曾以本品制成丸药，名痢疾丸，用以治痢疾有卓效。可见白头翁及秋牡丹治痢之成分和作用相同。而蔷薇科之翻白草和委陵菜治痢的作用机制，决不可能与毛茛科的白头翁和秋牡丹完全相同，中药类似的情况甚多。应当在继承前人经验的基础上，根据本草文献，结合群众实践，鉴定品种，澄清名实，联系实际，观察临床，分析其性状，研究其疗效，不断总结经验，更好地发挥它们的作用。

关于金钱草问题的考证和解答（1959 年）

中华人民共和国成立以来，各地医务工作者采用民间草药金钱草治结石（尿路结石和胆结石）症，获得显著的疗效，治验报告陆续发表于各地医刊。由于金钱草是民间药，过去中药店大都未备，各地应用都是就地取材，而药用植物同名异物者甚多，于是发现有数种不同的金钱草，其中有的在本草上早有记载，有的只流传于民间，当地医家虽偶有著录，名称和疗效各地又不一致，因此情形比较复杂。

一、同名异物引起疑问

笔者于所著的《实用经效单方》一书（132 页）中，推荐了连钱草又名金钱草治尿路结石、小儿疳、慢性肺炎有效，并叙述了它的形状、产地，且附有原植物图。其间曾用肖熙同志介绍广州王某治验例，并报道了笔者对金钱草的经验和中外文献的记载，说明它具有各种的疗效。我当时鉴于此药中药店多未备，因此发表文章希望引起人们的注意，并希望药材部门设法收购，以便医家、病家应用。近有读者刘昌一同志来函提出疑问。略谓，根据我介绍的金钱草形态去找，竟发现形态相同、功效不同，功效相同而形态又不同等疑问（原文见 1958 年第 10 期《江苏中医》），并谓广东王某治愈膀胱结石所用的金钱草，究不知是何种云云。

按：广东王某治验案，系引自广州《星群医药》月刊第 4 期 21 页（1955 年 8 月）肖熙"肾及膀胱结石与金钱草"一文。该文说明金钱草又名偏地金钱，叶圆、对生、蔓延湿地，开淡紫花，广东原野甚多。并追加说明谓："今日草药店公认治胆石、黄疸，都主用满天星，一名金钱草，服二三次即愈。"文后附有生草药照相版，显然是蔓生小草本，与唇形科的连钱草相符。又同刊第 9 期 62 页王利贞又作"关于金钱草的生态"一文与图以补充肖氏之文，更清楚地表现出是唇形科金钱草之形态。据此，可知王某所用者确是本品。

二、关于金钱草治结石的报道

关于金钱草治结石的报道，除肖氏介绍 2 例以外，还有：

1.《中国药学大辞典》（陈存仁）于金钱草（《本草纲目》拾遗的金钱草，即唇形科的金钱草）条下，引缪永祺报道治愈尿路结石 3 例。

2.《中国新医药》13 期（1955 年 2 月）蔡乃文医师报道治愈膀胱结石 1 例。说明金钱草是蔓生的，潮湿地、庙祠等阶砌处都有繁殖，叶圆如钱，面滑，底有小茸毛，春、夏之交生长甚速，又名铜钱草，并称："据香港经营杂药业的新会籍友人谈，这草又名满地金钱，新会乡间甚多。"

3.《中医杂志》（1955 年 5 月号）肖运春报道治愈膀胱结石 1 例，并说此草外观叶圆，为对生叶之草本植物。文后有编者按云："金钱草别名遍地金钱，其叶对生似铙钹，生郊野湿地，治热淋，玉茎肿痛，见《本草纲目拾遗》生草药店有售，价颇廉。"

4.《江西中医》（1958 年 5 期）王龙骧云："南昌金钱草为伞形科植物'天胡荽'。1954 年南昌各院已广泛用作治疗肾炎、肾结石，都获得较好的效果。"又说："广东另有一种金钱草，茎直立，属豆科植物。据说对肾脏病亦有效。中药同名异物者甚多，可见中药研究，鉴定品种，为目前迫切需要的任务。"

5.《广东中医》（1958 年 5 月）梁荣锋报道，愈膀胱结石 1 例，说明用的是豆科灌木样植物，亦名金钱草。

按：豆科金钱草，见"岭南采药录"，名龙鳞草，别名"亚婆钱"、"午时灵"等。叶圆，味淡苦，性平。消风热，治小儿马牙疳及月内锁喉病，并治牙痛，浸酒，能祛瘀生新，又能去湿消滞。

6.《中医杂志》（1958年11月）中医研究院附属医院外科报道治验胆结石4例，用的是四川大金钱草，又名过路黄，系报春花科植物，并称："另有一种小钱草，别名黄疸草，系旋花科植物。"

从以上所引来看，对结石症有效的金钱草，已有五种，今后尚可能有新的发现。我国药用植物之无比丰富，即此可见一斑。

三、本草书记载的金钱草

1.赵学敏《本草纲目拾遗》卷三收载之金钱草，又名遍地香、半池莲、遍地金钱等。其叶对生，形圆如钱，像铙钹、生郊野湿地，蔓生满地，开淡紫花，节布地生根，叶四围有小缺痕，皱面，干之清香者真。赵学敏云："纲目有积雪草，即此。"

按：此即唇形科之连钱草，一名积雪草；《岭南采药录》称透骨消。

功效：《本草纲目拾遗》云："味微甘，性微寒，祛风、治湿热。"

《百草镜》："跌打损伤，产后惊风、肛痈、便毒、痔漏。"

《采药志》："发散头风、风邪，治脑漏、白浊、热淋、玉茎肿痛。捣汁，冲生酒服，神效。"

《荷兰药镜》："治肺伤劳咳，强壮、温暖，开达；能去黏稠恶液。"

《和汉药用植物》：引欧洲民间用为强壮和胸，感冒咳嗽及咯血。

《药用植物事典》："强壮解毒，小儿痫、五疳、痛风、脚气、肾脏病等。"

2. 积雪草又名连钱草、地钱草、胡薄荷等，收载于《本草纲目》卷十四。《酉阳杂俎》云："地钱叶圆如钱，茎细、有蔓延也。"寇宗奭云："积雪草南方多有，生阴湿地，形似水荇而小，而光洁，微尖为异，叶叶各生，今人谓之连钱草，盖取象也。"

按：此即伞形科之积雪草。《生草药性备要》称崩口碗、老公根、葵蓬莱。

功效：陈藏器："主暴热，小儿寒热，腹内热结。"

《天宝单行方》："治女子忽得小腹痛，月经痛，腰脊切痛，不可忍者。"

《广州植物志》："乡人采其叶，煎水饮，有清热、利尿之效。锡兰人亦作清血、助消化的良药。"

3. 天胡荽（南昌金钱草）又名鹅不食草，收载于《本草纲目》卷二十。入药，通鼻气，利九窍，吐风痰，去目翳，散疮肿等。

按：天胡荽亦属伞形科积雪草属植物，其形与积雪草相似而叶较小。

4. 龙鳞草（广东金钱草）收载于《岭南采药录》。系豆科山绿豆属多年生亚灌木状草木。茎直立，叶圆如钱，叶互生，茎叶皆密被绒毛，有香气，开蝶形花，结小荚果。此植物产于印度、越南及我国南部广东等处。

以上4种，本草均记载其形状与功效，但能治疗尿道结石尚是近年所发现。本草所记医疗功效各有不同，可见中药之疗效范围甚广泛，通过临床实践，可能还有新的发现。因此研究中药，除根据前人记载外，还须注重实践。

此外，如四川大金钱草、小金钱草，和另一种铜钱草（又名喉蛾草），亦属樱草科（即报春花科）植物。在江苏民间用来治喉痛；在四川民间则用以治跌打损伤（见《中国药用植物志》第三册182图。南京中山植物园裴鉴、周太炎著）。

四、各地有不同的名称和经验

1.唇形科的金钱草（连钱草），在广东叫透骨消，治跌打损伤（见《岭南采药录》）；福建民间叫肺风草，十八缺，治伤风咳嗽（见《福建中医》3卷4期郑忠楷"连钱草与积雪草辨"）；在浙江吴兴南浔民间叫"疔草"，治疮肿丹毒，痛疽初起，捣敷，能消肿解毒（见《浙江中医杂志》25期南浔制药厂林黎元："连钱草"）；在湖南衡阳用于小儿支气管肺炎久热不退（见《浙江中医杂志》25期衡阳中医研究所张序东"论连钱草"）；在日本叫疳取草、穿墙草，用治小儿疳，强壮、解毒、利尿、治痛风、脚气、肾脏病、糖尿病、慢性肺炎等（见《和汉药用植物》等）。

2.伞形科的积雪草，亦名连钱草，在广东叫崩口碗、老公根、葵蓬莱，治浊、散湿热、小肠气、疔疮（见《生草药性备要》），又呼崩大碗，钱凿口，煎汤用作清热、利尿（见《广州植物志》）。在江苏叫"落得打"，药材公司在苏州等处收购，用于跌打损伤。在福建民间叫"乞食碗"，"蚶壳草"，用治腹胀，作利尿药（见《福建中医》3卷4期）。在湖南衡阳叫"寸步爬"、"荷包草"，捣敷、外用，治跌打损伤（见《浙江中医》25期）。

3.伞形科的天胡荽，在福建民间叫"过路蜈蚣草"，治肝硬化，外用治齿缝出血，无名肿毒，缠腰疮等（见《福建中医》3 卷 9 期）。

中药在各地有各种不同俗名和习用的经验。以上仅根据杂志有报道而为目前所知者。我国地区广大，历史悠久，民间以及各地医家与疾病作斗争的经验无比丰富，于此亦可见其一斑。

五、解答刘昌一同志的疑问

刘昌一同志提出的疑问，是很自然的。由于中药的名称和疗效，大都是各地人民生活实践中和疾病作斗争所积累起来的经验，观于上面的各种记载，刘同志的四个疑点，不难涣然冰释。如：形态相同而功用不同的透骨消，实即是《本草纲目拾遗》之金钱草。形态与透骨消相似之崩口碗，即是伞形科之积雪草。功效相同而形态不同之广东金钱草，即是《岭南采药录》之龙鳞草。广州王某所用的金钱草，究竟是豆科还是唇形科呢？据肖熙文，是一种蔓生小草，绝不是直立亚灌木状之龙鳞草。观于《星群医刊》第 4 期及第 9 期和《中国新医药》13 期，《中医杂志》（1955 年 5 月号）；《江西中医》（1958 年 5 期）等报道的金钱草，均是蔓生植物唇形科或伞形科的连钱草一类。而豆科直立植物的金钱草（龙鳞草），亦能治尿路结石，仅于《广东中医》（5 期）开始见有报道。此药在《岭南采药录》仅记载其有消风热、小儿马牙疳、锁喉病等功效。于此可见中药新疗效，在实践中不断有所发现。至于在广东境内是不是只有豆科龙鳞草一种被称为金钱草，而其他唇形科、伞形科蔓生小草，是否亦被称做金钱草，殊难肯定。观于肖熙称草药店公认治黄疸都主用满天星一名移星草之金钱草附图，及《中国新医药》蔡乃文谓香港杂药业的新会籍友人谈金钱草又名满地金钱，新会乡间甚多云云，则蔓生金钱草，在南方民间，显然亦有流传和应用。

六、笔者的意见

有关治结石的金钱草，仅据目前所知，已有四五种。即唇形科的连钱草（《本草纲目拾遗》的金钱草）；伞形科的积雪草属天胡荽（南昌金钱草）；豆科的龙鳞草（广东金钱草）；报春花科的四川大金钱草和旋花科的小金钱草（黄疸）等。今后可能还有陆续的发现。至于哪一种是结石特效药，还须积累临床经验，进一步研究。由于中药品类繁多，同名异物，同物异名，其间参互错综，非常复杂。今后研究中药，必须密切结合实际，观察生药形态，分别科属，确定品种。提高疗效，更好地为人民服务。

金钱草及其类似品的区别（1958 年）

一、金钱草

别名：连钱草、遍地香、钹儿草、遍地金钱（《本草纲目拾遗》），透骨消（《岭南采药录》），疳取草（日本）。

本品系唇形科（Labiatae）的连钱草（Glechoma hederaceaL. 或 Nepeta glechoma Bentn. 及 N. hederacea（L）Trev.），为多年生蔓草。春季自旧茎发苗，新枝直立，高约三五寸。茎方形，叶圆、肾脏形、基部心形，边缘有钝锯齿，雨面均绿色，上部之叶较小，对生，具长叶柄，茎叶多少被疏毛。三四月间，梢上叶腋开花，轮生，二至四朵，花冠唇形，淡紫或粉红色，花瓣有紫色斑点。花后其茎横卧地面，匍匐延伸，长达丈余。茎与叶均带香气。

赵学敏说：生郊野湿池，十月、二月发苗，蔓生满地，开淡紫色花，间一二寸生节，布地，节间生根，叶四周有小切痕，皱面，以叶大者力胜，干之清香者真。

产地：我国江南各地均产，生于原野路旁。现在野生者较少见，草药业者常栽培，繁殖极易。

采集时期：开花时期或花后茎叶繁茂时期，刈取全草。洗净，悬通风处充分干燥保存。

性味：味微甘，性微寒（《本草纲目拾遗》），气香而味苦（《新本草纲目》）。

成分：连钱草茎叶含有胆碱（Cholin），精油0.03%，苦味质，鞣质等。

效用：

（1）祛风，治湿热（《本草纲目拾遗》）。

（2）温暖，开达，强壮，稍收涩，愈创伤，尤能尽去黏稠恶液，疏散内胆壅塞。祛肺肾污液，冒寒、咳嗽、痰咳、湿喘等肺病（《荷兰药镜》）。

（3）为强壮药，用于慢性肺炎及泌尿系炎症极有功效。又散风湿，治骨痛，理跌打损伤。

（4）治小儿疳病，故有"疳取草"之名。小儿痫病，痛风，脚气，肾脏病等。有强壮解毒之功。欧洲民间常用作强壮药。又治感冒及咯血，用为和胸药。

（5）对腺病质的小儿，易感冒、下痢者，有糖尿病，肾脏病，长期服用，颇有效果。

（6）发散风邪，治头风，脑漏，白浊，热淋，阴茎中痛，捣汁，生酒冲服神效（《采药志》）。

（7）去风散毒，煎汤洗一切疮疥神效（《葛祖方》）。治疥疮，钹儿草加盐少许，搓热频频擦之，擦后洗浴，三次必愈，若用煎洗，反不见效（《救生苦海》）。

（8）治跌打损伤，疟疾，产后惊风，肛疮便毒痔漏，擦鹅掌风，捣汁漱牙痛（《百草镜》）。

（9）治肾及膀胱结石：《药学大辞典》金钱草条，引缪永祺治验案3例。《星群医药》月刊1950年4期22页，萧熙"肾及膀胱结石与金钱草"一文，转述贵州铜仁县章浩若治验肾脏结石，已割去左肾而右肾又发结石痛，在无可奈何中，接受单方金钱草治愈。后为原治之某外籍西医所知，惊讶不已，索去此草，进行分析。另1例为广州王敬之，患膀胱结石，尿闭不下，用大量金钱草（1日6~8两），煮汤服，排出很多砂粒而痊愈。此外，近年来关于金钱草治尿结石，已为群众所周知。治愈之人，不及备举。

（10）治热劳咳嗽，经久不愈。或肺痈咳嗽，呼吸不利。连钱草二两，甘草一两，用大麦煎汤泡浸一二小时，去渣加白蜜用作日常代茶饮，名清肺和胸饮（《荷兰药镜》）。

（11）金花散，治小儿疮毒。金钱草、红花、大黄、连翘、藿香、升麻，各二钱；沉香、槟榔、郁金、乳香、木香，各一钱。共研为散剂，或加麝香少许为丸剂，每服一钱，日二三服。

（12）治痛风、脚气、肾痛。连钱草、麦门冬、小连翘各三钱，煎服。

（13）疔疮走黄毒归心。遍地香捣烂，童便煎服（《慈航活人书》）。

（14）白火丹、遍地香、车前草等分，捣烂绞汁，和以白酒，鹅毛蘸涂患处即消（《祝氏效用》）。笔者曾见一草药医，专以此草医治"黄病鼓胀"、"五淋白浊"、"小儿疳积劳病"等，群众威信很高。

金钱草的各方面记载，它的治疗范围非常广泛。可归纳为下列四类。

（1）去湿利小便。泌尿系炎症，尿路结石，白浊热淋，阴茎中痛，肾脏病，糖尿病，脚气，痛风，黄病，鼓胀等。

（2）强壮，清肺养阴。小儿疳，腺病质小儿易感冒，惊痫，风邪咳嗽，慢性肺炎，咯血等。

（3）解毒，止痛，疏解污浊恶液。跌打伤，疔疮便毒等。

（4）外用治皮肤病：如疥疮、鹅掌风、火丹等。

金钱草治尿路结石，最受人们所注意。对于其他如小儿疳劳、痫病、肾脏病、糖尿病等，都是极有研究价值的一种良药。唯目前中药店大都不备，医家病家都感不便。希望药材公司，鼓励栽培，设法收购。

用量：金钱草的剂量，各方应用极不一致。据缪永祺、章浩若、王敬之等治尿路结石的经验，每日用一扎，6~10两。其他一般文献记载，每日10~20厘米，3~6钱。大抵草药医单独用，剂量较重，而用以治尿路结石需要大剂量，每日用草似不应少于2两或3两。作强壮剂和一般应用，每日不超过1两。如与他药配合处方，每日3~5钱，亦足够发挥其疗效。本品性味和平，剂量过大亦无副作用。但最适当最有效的剂量，还须今后在临床上进一步研究得出结论。

二、积雪草

积雪草亦名连钱草。是伞形科（Umbelliferae）积雪草（Centella asiatica（L）Urban. 或 Hydrocotyle asiatica Linn），生于阴湿处的蔓性草本。形状与金钱草相似，而全体光滑无毛，叶圆，肾脏形，有长柄，边缘有钝锯齿。头状花序，每一花梗之顶，由三至六朵细花集合生成，花瓣红紫色，花梗比叶柄短，往往叶柄与花序之柄三四个集生于节间。

积雪草，名见《神农本草经》，又名地钱草（《唐本草》）。段成式《西阳杂俎》云：地钱草叶圆茎细，有蔓延地，一名积雪草，一名连钱草。

陶弘景云：积雪草方药不用，想此草以寒凉得名耳。

苏恭云：此草叶圆，大如钱，茎细而劲，蔓生溪涧侧。

《植物名实图考》云："今江西、湖南阴湿地极多，叶圆如五铢钱，引蔓铺地。或谓以数枚煎水，清晨服之，能祛百病。此盖阳强气壮，借此清寒之品，以除浮热，虚寒者恐不宜耳。"有一种相似者，"辛烈似胡荽，不可服"（按天胡荽形状与本品相似，参阅天胡荽）。

积雪草苦寒无毒。主治大热、恶疮、痈疽（《神农本草经》）。捣敷热肿丹毒（苏恭），治暴热、腹内热结，捣汁服之（陈藏器）。以盐挼贴肿毒（《日华子本草》）。研汁点暴赤眼（李时珍）。

此草在广州长堤一带的凉茶店（专售生草汤之店）及生草药铺均有出售，以供群众需求，乡人取其茎叶煎水饮服，闻有清热利尿之效。锡兰岛人亦认为是清血助消化的良药。

处方：积雪草5钱，当归、栀子、蒲黄、黄连、黄芩、生地黄、槐花，各1钱。上部出血加藕节1.5钱，下部出血加地榆1.5钱，煎服治一切呕血，便血，妇人崩中，止血神效。方名九仙驱红散，并云此方得之甚效（《董炳集验方》）。

按：此药陶氏谓"方药不用"者，殆当时民间仅作生草药捣汁外用，但后来渐被医家应用于处方（如九仙驱红散等）。

此草由江苏省镇江市、苏州市药材公司收购，商品名落得打。但《本草纲目拾遗》所记载之落得打，叶细碎如蒿艾者，完全不符。另有一种叶形小者，为天胡荽，亦应予以区别。

三、天胡荽（名见《千金方》）

《四声本草》所载的石胡荽是菊科，与伞形科天胡荽是两种。《本草纲目》并而为一，但附有两图，其一叶本狭末广者是石胡荽；其一叶圆心脏形者是天胡荽，又名鹅不食草。但菊科的石胡荽，亦作鹅不食草。

天胡荽为伞形科积雪草属，多年生小草本。茎细弱，匍匐延伸，节间生根。叶有长柄，托叶菲小呈鞘状，叶小圆心脏形，边缘有掌状浅裂及钝锯齿，表面绿色光泽。春夏间叶腋抽长花梗，梗端开小花排成伞形花序，花冠白色而带淡红紫晕。

李时珍说：生石缝阴湿处小草，高二三寸，冬月生苗，细茎小叶，形似嫩胡荽。其气辛薰不堪食，鹅亦不食之，故有鹅不食草、野园荽等名。

天胡荽的效用：

（1）辛平无毒，通鼻气，利九窍，吐风痰（萧炳）。塞鼻去目翳（陈藏器）。治痰疟鸲鹆，鼻塞，散疮肿（李时珍）。

（2）有祛痰、止咳、解毒、消肿之效。用于急性咽喉炎，扁桃体炎、疥癣、蛇咬伤、痈疽、漆疮、风湿痛、挫伤等。

（3）铺地锦（天胡荽）性温平，清热除痰，入肝肺二经，专治小儿鸡咳。用此草捣烂（约五钱）和蜜糖炖服

（《徐子真生草药实用撮要》）。

（4）治喉生单双蛾。铺地锦一握，加食盐少许，捣取汁含之，极效（《黄璧岩草药集效方》）。

（5）揸耳鼻止头风。治癫敷跌打、痈疮极妙（《生草药性备要》）。

（6）治脚趾湿痒，俗名香港脚。采其茎叶，加入食盐少许捣烂，敷患处，数次后，患趾表皮迅速硬化，逐渐脱皮而愈（许小士等经验方）。

按：江苏省药材公司收购本品，名叫鹅不食草，但其中亦混有菊科之石胡荽。功效是否相同，有待临床上进一步研究。

金钱草、积雪草、天胡荽、石胡荽的区别如下：

1. 金钱草：属唇形科，茎及叶有细毛，叶对生有长柄，每节间生两叶，叶腋生淡紫或粉红花，花冠唇形。

2. 积雪草：属伞形科，茎叶光滑无毛，节间集生三四叶柄与花柄，花为数朵集合而呈头状花序。

3. 天胡荽：亦属伞形科，形状与积雪草相同而叶较小。

4. 石胡荽：为菊科，全体无毛，叶长倒卵形，前端有三缺刻，夏秋间叶腋生绿色圆球形头状花。

治痢良药野麻草（江苏苏州的血见愁）（1959 年）

野麻草是民间用来治赤白痢的草药，疗效确实。很久以来，长期地分散在各地，近年来为发掘中医药宝库，各地纷纷报告，野麻草在临床上试用，对痢疾有确切的疗效，亟待进行总结。

据福州市红十字会医院报告：抗日时期，福建省某后方医院曾采用野麻草治疗赤痢，收到良好的疗效。1953 年

10月，该院的一位职工，因患阿米巴痢疾服用此草而迅速治愈，于是引起了他们的注意，采用此草在临床上试用，发现效果确实可靠，乃推广应用于门诊和住院患者以及小儿科的病人。计门诊治疗痢疾18例，小儿痢疾13例，住院患者27例，全部治愈。特别对住院病人的观察，均于大便中查到变形虫者方予应用，用此药治疗的阿米巴痢患者除给予维生素、葡萄糖外，不用其他治痢的药品或收敛剂、泻下剂、解热剂等。27例患者，都系病情严重的阿米巴痢疾，治疗结果得到100%的疗效，剂量是干的野麻草1两煎汤，1日2次分服。鲜草则用2两，小儿按年龄减量，服法与成人同。服药后在2~3日之间，临床症状消失。复查大便，在3~4日之间阿米巴转为阴性，远较吐根素疗程缩短了2/3（《全国医卫技术革新资料选编》）。

朱良春同志介绍：南通市制药厂向福建购来野麻草原料，制为"痢疾片"，送了两瓶给六合县人民医院，该院一位内科医师患慢性阿米巴痢疾已甚久，曾用痢特灵等种种西药治疗无效，服用痢疾片而治愈。南通市公费医疗门诊部及南通市中医院用此药治疗赤白痢疾——包括细菌痢和急性肠炎等；疗效均极可靠。每次服5片，日3次，大都当日即见效，二三天治愈。

据湖南省衡阳市卫生防疫站顾文明同志报道，58例痢疾患者服用野麻草的统计，对细菌性痢疾痊愈率为75.86%，好转率为12.68%；对阿米巴痢疾无效。

福建省中医研究所与福建医学院微生物学教研组所作36种草药和痢疾杆菌抗菌作用的报告，计野麻草等11种草药对志贺氏痢疾菌及史密次痢疾菌，有显著的抗菌作用；对福氏及宋内氏菌之抗菌作用则较差。而南通市中医院治一急性痢疾，腹痛，里急后重，1 日 20 余次杂有红色黏液下痢，用痢疾片内服，3 天即症状完全消失。该患者在治疗前曾送大便至卫生防疫站作细菌培养检验，结果分离得福氏痢疾杆菌。显然此药既能治虫痢又能治菌痢和其他一般的肠炎。为什么一种药草能治多种痢疾呢？这是因为中药的有效成分较复杂，它的医疗作用不如西药单纯。药物的复合治疗，是一个大有希望的新方向，如果以西药观点来看中药，往往是不对头的。

据衡阳顾文明同志的经验，野麻草对阿米巴痢无效，并提到有 4 例女病员在服药后出现轻重不同的腹痛的副作用。而朱良春同志的经验，治疗女病员，用干草 1 两煎服，半小时后，即见腹痛缓解，下痢减轻，两日而愈。因此他怀疑该药因产地不同而性效略异，这虽然也有可能，但还应考虑到衡阳的野麻草，是不是与福建的野麻草同名异物，因这是民间的土名，因同名异物而同有治痢作用的药草，事实上确有很多，这也是值得注意的一个问题。

笔者认为中药的研究，尤其是民间草药，必须了解原植物的品种，最低限度要搞清它的科属，才易顺利地推广应用，否则同名异物的太多，因而疗效往往不一致。福建产的野麻草原植物经鉴定是大戟科的"铁苋草"，学名为 Acalypha australis L，这种药草，我们江苏省也有生产，苏州药材公司收购的"血见愁"，即是本品。

根据本草记载："血见愁"原名"地锦草"，又名"草血竭"，主治痈肿，跌打，血肿，血痢，下血崩漏等证，系生于田野石砌间之小草，铺地生，茎纤细，色赤，断之有白色乳汁，夏秋间叶腋开黄色小花，也是大戟科的草本植物，学名 E uphorbia hamifusa Willd。现在河北安国制药厂提取它的地锦草酸及单宁酸，制成血见愁药片，用来止血，治鼻衄、咯血、子宫出血和月经过多等证。为什么大戟科的"铁苋草"，我省也叫"血见愁"呢？地锦草和铁苋草形状是大不相同的，这似乎不是偶然的混淆，可能还是民间经验传统所由来。按吴其濬《植物名实图考》记载谓："人苋，一名铁苋，叶粗涩，不中食（指苋菜是可食用的），为刀创要药，江西俗呼'海蚌含珠'。"据此，则本品还有止血的功效，血见愁之名或由此而来。

本植物有"人苋""海蚌含珠""玉碗捧珍珠""野麻草"等别名，在日本则还有"榎草"、"偏笠草"等名称。本品为大戟科一年生草本，生于田野近水潮湿处草丛中，高约一二尺，茎直立有分枝，叶有柄，互生，叶形卵状，长椭圆形，先端尖，边有浅锯齿，叶面皱纹粗糙如麻，夏秋间叶腋出有梗之花穗，花雌雄同株，雄花多数细小而成穗状，褐色，雌花苞三角卵形抱合，略似编笠状，子房三，每房有胚珠如珠，故有"海蚌含珠"等名称，我省药材市场称"血见愁"，在苏州地区收购，主销于东北及浙江等处。产地不仅在苏州，其他地区亦有。过去因销路不大，收购量不多。在当前如黄连、木香治痢中药供应紧张的情况下，充分利用这种具有确定疗效而生产又便利的草药，认真地推广、发掘是非常有必要的。

一种苏州特产的中药——紫梢花（1959 年）

紫梢花，是苏州特产的中药，药材市场上称"紫霄花"，但不是植物的紫葳花或凌霄花，而是产于河水中的一种动物性物质。苏州药材公司于去年计划依照需要量收购，但由于货源不足，不能满足供应需要。此药行销于浙江、河南、河北等省，不销于本省。

紫梢花的性状：紫梢花为一种灰白色、质疏松轻虚、似海绵样不整齐的块状物，压之即松散而成细粒和尘粉，无味，微腥臭，沾惹皮肤发痒而起小瘰，有刺激性。笔者曾访问当地采药农，据说："此物产于河中，谓系某种虾类产卵于河中木椿上、树根或芦苇间，是一种黏液凝结物，当水位低落时，可以大量采捞，晒干后，售于药市。采集期在秋季，如水位过高时，妨碍收采，货源即大为减折。"

本草所载名称的沿革：远在千余年前，唐开元间，陈藏器著《本草拾遗》收载此药，称"弔脂"，一名弔膏。宋嘉祐间，苏颂《图经本草》引《延龄至宝方》称："吉弔脂"号"紫梢花"。宋·陈自明《妇人良方》云："紫梢花生湖泽中，乃鱼虾生卵于竹木之上，状如饴撒，去木用之。"

神话式的传说：陈藏器引裴渊《广州记》云："弔生岭南，蛇头，龟身，水宿亦木棲。其膏至轻利，以铜及瓦器盛之，浸出；惟鸡蛋壳盛之不漏。其透物甚于醍醐，摩理毒肿，大验。"苏颂引姚和众《延龄至宝方》云："吉弔脂出福建州，甚难得，须以琉璃瓶盛之，更以樟木盒重贮之，不尔，则透气失去也。"孙光宪《北梦琐言》云："海上人言，龙每生二卵，一为吉弔，多与鹿游，或于水边余沥，值流槎则粘着木枝如蒲槌状，其色微青黄，复似灰色，号紫梢花。"

弔脂的效用：《广州记》云："摩理毒肿，大验。"陈藏器主治风肿痈毒，瘾疹赤瘰，疮疥痔漏，皮肤顽痹，内损瘀血，以脂涂上，炙手热，摩之即透。《延龄至宝方》治聋耳，点入耳中，便瘥。

紫梢花的应用：李时珍主治：益阳，秘精。疗真元虚惫，阴痿，遗精，余沥白浊如脂，小便不禁，囊下湿痒，女人阴寒冷带，入丸散及坐汤用。并说近时房中诸术，多用紫梢花。濒湖《集简方》治阳事痿弱，用紫花、生龙骨等分，麝香少许，为末，炼蜜为丸，如梧子大，每服二十丸，烧酒下。欲解时，饮生姜甘草汤。《总微论》治阴痒生疮，用紫梢花1两，胡椒0.5两，煎汤温洗数次，即愈。

按： 裴渊谓弔膏至轻利，……须以鸡蛋壳盛之，姚和众谓琉璃瓦盛之，可知当时均用其湿的黏液物，作外用摩擦涂敷。可能由于湿的不易保存，故姚氏云，甚难得。后来由于需要大，渐被设法干燥保存，应用上亦由外用发展到内服作丸剂。同时亦保持外用，作坐汤，洗阴痒。从历代本草记载疗效上观察，古之所谓弔脂摩理毒肿疮疥，皮肤顽痹。紫梢花作坐汤，洗阴痒。由外用而内服作丸剂，治阳痿。此物对皮肤有刺激性，用于前述诸证，理论上亦有所依据。中药外用治阴痒，内服治阳痿，具有这种性能的如蛇床子等，颇不乏其例。

不以名害其实：人类在生活实践中，采用多种多样的物质用来治疗疾病，是客观存在的事实。而当时、当地仅凭识识相因，口口相传。古代文人的记载，又不免据传说，凭臆测，对水生生物，不可能有正确的认识。且古代往往以鱼、龙为同类，而加以神奇的渲染。我们不管它为龙、为弔，以及是否鱼、虾之卵。但人们千余年来采取这一种水生生物供药用，自岭南、福建，以及李时珍的所见所闻，至现在苏州药市仍在源源生产，供应外地所需，可见这种药物，有它一定的功效，为群众所需要，而不断地流传着迄未失传，不可因其名之不正，而忽弃其实。

紫梢花是什么东西？紫梢花既不是古代文人臆测之弔脂，也不是鱼、虾所生之卵。笔者曾访问苏州采集该药的药农，据说是一种糠虾所产之卵，粘附在水中木椿或树根上的黏液块。但是它的采集期在秋季，不符合一般虾类产卵的季节。且鱼、虾产卵于水中，似不能粘结成团块。因此，我们的疑团，终莫能释，取近请教了南京师范学院生物教研组尤大寿同志，他认为这是一种淡水海绵。据说这种淡水海绵，是前苏州东吴大学生物系某教授发现于苏州城河中的木椿上。该教授曾作过一些研究，由于这是一种稀见的淡水海绵，目前对于它的生活史和习性，尚不明了，这确是一个饶有兴趣的问题，生物学家以为稀见的海绵，而人民群众则早经实践，采用作药物，由来已很久，足以说明生活实践是科学研究无穷无尽的源泉。

今后研究工作的展望，紫梢花是一种比较冷门的中药。虽然出产于苏州，但历来供销于外地，本省医家尚无应用的经验。此药的效用，本草上虽有一般的记载，与其他中药一样，医疗作用往往有新的发展。目前消费地区对本品的用途、用法，以及临床疗效，处方配伍等一系列的实践经验，有必要进行调查了解，这需要药材供销部门的协助，进行追访消费者，了解使用情况。同时希望对紫梢花有应用经验的中医药界同志们介绍经验，交流信息，以便在现有基础上进一步地实验，使这一味奇妙的中药，更好地为医疗服务。

决明子代茶增进健康的功效（1954 年）

用决明子炒捣泡汤代茶用，香味赛过咖啡，能开胃理肠，消炎利尿，有营养却病之效，价格却比茶叶低得多。

决明子是中国特产，它的主要成分有二种物质胡萝卜素（Caratine）和遏摩亭（Emodin），前者是甲种维生素的初级物质，能增进人体抵抗力，防治皮肤病及角膜干燥，治疗夜盲症，遏摩亭对胃肠无力之消化不良、胃酸过多、排便不畅之头重脑胀、高血压、神经衰弱等，都有卓效。服本品后小便显著增多，因其能促进自然排便和利尿，体内废料可以及时排除，新陈代谢因而旺盛，对防治若干疾病，保持健康有重大意义。

日本自亨保年间（1716~1736 年）始由我国传入本品，栽培渐广，民间惯收贮之名"哈武草"予儿童作茶剂，谓有保健强身之效，举凡眼炎、胃炎、气管炎、胃肠疾患，亦在适应之列，采用决明子代茶，不仅减少了胃肠病的发生，同时减少了医药费用，俾益新陈代谢，增强体格。笔者家庭实行决明茶已久，都觉得香味很好，乐于接受，饮用此茶以来，一般感觉食欲旺盛，排便正常，对来宾敬以此茶，已成习惯，每当作咖啡，辗转介绍试用，一般反映都认为满意。

决明 Cassia Tora. L. 是豆科一年生草本，各地野生甚多。初步调查，浙江省杭州、金华、兰溪，以及皖南、苏北等处出产很多，极易繁殖，利用荒地，随处可以播种，五月下种，十月收获，不需肥料，夏开黄花，初秋结长线状荚果，种子呈褐色菱方形，久藏不变。

用法：将决明子淘洗晒干，炒微黄磨碎，贮藏瓶罐，每用一撮（喜浓饮加多些可也），注以开水，呈芳香饮料，可一再泡渍，如喜甜味也可加入砂糖。

功效：对慢性习惯性便秘效果最著，每日 20 克（6 钱）煎浓汁顿服，连用四五日，很舒畅地排出软便，这与一般用轻泻剂之下稀薄粪迥然不同，续以小剂量饮用，可经常得自然利便；对慢性胃肠病之消化不良、胃酸过多、脚气、浮肿、高血压、神经衰弱等，每日以 10~15 克（三四钱）煎服；口腔炎、口舌疮痛（俗称火气），用其浓液滤过，作漱口料，一日多回含漱，往往一二日即显效果。

中国医书以本品列入眼科应用者最多，见外台方、圣惠方、普济方。有用以作消炎目的者，如《本事方》治背疽，《江西中医药刊》报道，江西省民间以本品为治肺痈妙药，日本民间方亦应用于肋膜炎、肾炎等，衡以苏联生药研究，谓若干植物有抗生作用，董生 Tokin 教授，观察植物中能产生特种物质，与他种生物制剂有同样防止致病微生物的能力，发现了植物杀菌素 Phytoncide。笔者对于决明子的药理方面，也存此憧憬，希望引起医药界的注意，给这味不被人们重视的草药予以新的估价。

有关甜瓜蒂的应用经验（1957年）

中医学这个伟大的宝库，蕴藏着无比丰富的珍贵经验，在前人经验的基础上，通过自己的实践，不断总结，不断提高，是中西医结合共同研究发掘中医药应循的道路。例如：甜瓜蒂，最早载于《神农本草经》，别名"苦丁香"，苦寒有毒，古方用作催吐剂。《伤寒论》《金匮要略》有"一物瓜蒂汤"主治"诸黄"；瓜蒂散"吐宿食在上脘"等记载。关于甜瓜蒂的古书记载和近人实践有不少文献。现将古今资料，摘录如下：

一、古书记载

1.《神农本草经》：主治大水，身面四肢浮肿，下水，杀蛊（腹水等）毒。

2.《名医别录》：去鼻中息肉、疗黄疸。

3.《大明本草》：治脑寒，热齆。

4.《本草纲目》：吐风热痰涎，风眩头痛，癫痫，喉痹。

5.《汤液本草》：治鼻不闻香臭。

6.《伤寒类要》：治急黄喘息，用瓜蒂、赤小豆研末，每服方寸匕，或吹鼻取水亦可。

7.《千金翼方》：治热病发黄，瓜蒂为末，以豆许，吹鼻中，轻则半日，重则一日，流出黄水乃愈。

8.《经验方》：治遍身如金，瓜蒂四十九枚，丁香四十九枚，坩锅内烧存性，为末，每用一字（今约1/4克）吹鼻，取出黄水，亦可揩牙追涎。

9.《孟诜食疗方》：治黄疸阴黄，取瓜蒂、丁香、赤小豆各七枚，为末，吹少许入鼻，少时黄水流出，隔日一用，瘥乃止。

10.《瑞竹堂方》：十种蛊气（腹水之类），苦丁香为末，枣肉和为丸，梧子大，每服十丸，枣汤下。

11.《随息居医方易简集》：治黄疸、鼻息，甜瓜蒂为末，吹鼻内，口含冷水，俟鼻出黄水而愈。

二、近人经验

1.李氏报告口服甜瓜蒂浸出液，治疗传染性肝炎。5%的瓜蒂浸出液，每日2次，饭后口服，年龄10个月至3岁者。每次1毫升；4岁至12岁者，1.5~2毫升，成人每次3~5毫升。

治疗传染性肝炎103例，10天以内治愈者占44.6%，15天内治愈者占92.2%，均无任何不适感觉。在临床上，亦未发现副作用。谭氏报告甜瓜蒂浸出液（同上）治疗3例传染性肝炎，黄疸指数均在30单位以上，以15日为1疗程，服药3日后，症状逐渐减轻，第16天检查黄疸指数均属正常。

2.鼻腔内吹入或吸入，治疗传染性肝炎、肝硬化：甜瓜蒂放烘箱内烘干，研成细末，取0.1克（3厘），分为6包，先以2包分别深深吸入左右鼻孔内；约40分钟后，清洁鼻腔，再吸2份；再隔40分钟，又吸2份。共3次，吸完0.1克，间歇7日。以同法再吸0.1克，如此类推，吸完0.4克为1疗程。一般慢性肝炎，2个疗程即可；肝硬化则需3~5个疗程，吸药以后，鼻腔流出大量黄水，每次可达100毫升。吸药时，患者头部须向前俯，使黄水滴入碗内，切勿吞咽，以免引起腹泻。有时会出现头痛、畏寒、发热等类似感冒的症状，或肝区疼痛加重，但1天左右即可自行消失。对于重症肝硬化体质虚弱者，可配合支持疗法。某部队医院治疗103例，其中15例住院治疗，痊愈8例，好转7例，其他115例门诊治疗，一般反映亦良好。营口传染病院报道用苦素丹，即苦丁香（香瓜蒂）焙黄研细末备用，每10天用药1次，每次用苦丁香末0.1克，分3次吸入鼻腔内，每次间隔40分钟。吸完3次后，吃生西瓜子5两，去壳吃，用于治疗急性黄疸型肝炎75例，1~2个疗程后，有效率达100%，治疗肝硬化13例，经随访4例基本恢复健康，9例症状好转（疗程同上）。

黑龙江省某卫生所报道：用瓜蒂适量，冰片少许，共研细末，取药末少许，吹入鼻腔内10余分钟，淌出黄水，令其淌尽，每日用药数次，到症状消失为止，经治10余例急性黄疸型肝炎，均治愈。

3.口服苦丁香（甜瓜蒂）丸（片），治疗急慢性肝炎。据介绍取丹参350克，浓煎去渣，浓缩至250毫升，再取苦丁香（甜瓜蒂）净粉50克，公丁香粉350克，和入煎液中，另取淀粉40克，白糖200克，作成400毫升混悬糖浆，最后取煎液与混悬浆混合，做成丸子（或压片），每粒重 0.5 克，含苦丁香 25 毫升，干燥保存备用。用于治疗急慢性肝炎，每日 3 次，每次 1 粒。

甜瓜蒂的有效成分：据分析报告甜瓜蒂含弹丝素，即甜瓜蒂毒，为一种结晶性的苦味素。据药理试验报道：实验动物内服甜瓜蒂毒后，有呕吐及下利的症状，但皮下及动脉注射，则无反应。因知甜瓜毒刺激胃感觉神经后，反射地兴奋呕吐中枢而引起上述症状。然则甜瓜蒂刺激鼻黏膜引起流黄水，何以能治肝炎？这就值得进一步结合临床、药理，中西医密切合作，进行研究，又民间用毛茛捣贴手腕治黄疸，发泡流出黄水而黄疸很快治愈。这是否与甜瓜蒂刺激鼻黏膜流水的机制相同？望有关单位，协作探索之。

栀子的炮制问题（1974 年）

栀子，原名"厄子"（名见《本草经》），别名"木丹"、"越桃"，通称"山栀子"。为茜草科植物"黄栀子"的成熟果实。因其含有色素，我国古时用来作黄色染料，它的色素"栀子甙"，或称"栀子宁"，与"番红花"（藏红花）色素完全相同。

黄栀子的浸出液，或其提取物"栀子宁"，在动物实验中证明皆能促进胆汁分泌，有明显的利胆作用，并能抑制结扎输胆管的家兔血中胆红素的出现。说明古代经验用山栀子治黄疸是非常合理的。山栀子的浸出液，有人做过试管实验，对致病细菌、皮肤真菌和各种癣菌，均有抑制作用。山栀子不独治黄疸，本草记载，主治"五内邪气""胃中热""心中烦闷""热厥心痛""吐血""衄血、下血、血淋""心胸、大小肠大热、通小便、利五淋、解郁热、泻三焦、治面赤、酒疱、皶鼻，赤癫、紫癜（可能包括湿疹、皮炎和皮下出血等）、烫火伤"等。综观山栀子的功效，具有利胆、清热、解毒、消炎、凉血、止血、利尿、镇静等多方面的作用。如《伤寒论》有"发汗吐下后，虚烦不得眠，反复颠倒，心中懊憹，身热不止，烦热胸中窒，心中结痛者，栀子豉汤主之"。这是仲景反复实践出来的栀子豉汤的"适应证"。中国医学的特点，就是整体的"随证施治"或称"辨证施治。"但是这些证，究竟是现代医学的什么病？可能是否包括胃炎、食道炎、胆囊炎、胰腺炎等心胸部脏器组织急性充血性炎症发热的症候群？这就有待于中西医结合，通过临床实践，不断总结，逐步加以证明。

笔者（叶先生）曾用栀子豉汤治疗夏季消化障碍而引起的急性卡他性黏液性胃炎，但不一定要在发汗吐下后。病人多有发热，由于胸中窒闷而在床上翻来覆去，转辗不安，脉多浮数或滑数，而舌上有苔。根据这样的证候，投予栀子豉汤，往往呕吐痰涎而愈。也有不吐而愈者。栀子这味药，还适用于急性食道炎。个人经验，不论因饮热汤烫伤而起或因大口吞咽烧酒而起的，投予栀子甘草汤1~2剂而愈。甘连栀子汤，用于胃酸过多症，胃、十二指肠溃疡，胃痛如烧如灼，而有潜出血倾向时，有制酸解痛，止血之效。黄连解毒汤，适用于发热的黄疸（阳黄），包括胆囊炎、胆砂、胆石梗阻等。都说明山栀子具有利胆、清热、消炎等良好的功能。不过上述诸证所用的山栀子，必须用生栀子，若用炒焦的则疗效不可靠。

一位中年男子，大口大口地吐血，中西医治疗，注射种种止血针剂，中药如参三七、十灰散、犀角地黄汤等，诸药无效。患者除咯血外，身体，精神均好，红光满面。自诉：

吐血年年发作，无肺结核，无肝病，自觉喉间痒、血腥感，即吐血。诊之六脉洪大，大便干结，因与栀子金花汤，大便畅行，咯血即止。

遗憾的是元代某些医家，想当然地说："治血病，炒黑用。"我们回顾一下金元以前山栀子的炮制方法，《伤寒论》《千金方》均言：去皮，劈，杵细用。《证类本草》引《雷氏炮炙论》以及《局方》等，凡使先去皮须，甘草水浸一宿，捣如赤金末用。到了金元以后，医家喜欢炒焦用，依据"血色赤，属火，血见黑则止，黑属水，水能制火故也"。

把黄栀子炮制成"黑山栀"，沿用至今。据了解，目前各地药材部门供应的山栀子，绝大部分都是"黑栀子"，我们曾和药工谈及这个问题。他们说：现在药材公司用机器加工，大锅炒，成批炮制后，分配到各个配方部，市上只有"炒山栀"和"焦山栀"，生山栀早已不用了。

黄栀子研细末，还可供外用，加入1/3白芥子研和，群众叫做"吊惊药"。对小儿发热惊搐，用生鸡子清调敷手腕部，退热定惊搐，往往一敷见效。用酒或醋调敷软组织的扭挫伤，叫做"吊伤药"，也是一个行之有效的经验方，值得进一步研究和提高。我们有时也用炒焦山栀子研细末，吹鼻治鼻衄，或作散剂，用于胃肠道出血，作直接止血用，但对于炎症性出血，尤其是黄疸，以及发热性疾患，须用黄栀子。生栀子味苦，对胃弱的人，可能有引起呕吐的副作用。姜汁炒的山栀子，是比较合理的。可是在当前成批炮制的情况下，姜汁拌炒的方法也不适用了。放置一两天后，姜气已挥发无余了。我的经验是加一两生姜做引子，同样可以制止呕吐的副作用。有人说：炒栀子可以减轻苦味，只要用量加重些，仍不失为栀子的性能。不过这样做，似乎浪费了药材。因此，把栀子炮制问题提出来。请医药界同道共同研究之。

古方狼牙失而复得（1983年）

狼牙始见于《神农本草经》。一名牙子，主治"邪气、热气、疥瘙、恶疡、疮痔、去白虫。"《名医别录》称"狼齿"。《吴普本草》名"天牙"。陶弘景谓："其牙如兽之齿牙，故有诸名。八月采根。"吴普谓："（狼牙）叶青，根黄赤，六七月华，八月实黑。正月、八月采根。"《蜀本草》谓："所在有之，苗似蛇莓而厚大，深绿色，根黑若兽之牙，三月、八月采根，日干色白者良。"

古方用狼牙者有：汉·张仲景《金匮要略·妇人杂病脉证并治篇》狼牙汤方，主治少阴脉滑而数者，阴中即生疮，阴中蚀疮烂者，狼牙汤洗之。方用狼牙三两，以水四升，煮取半升，以绵缠筋如茧，浸汤沥阴中，日四遍。

又：《崔氏方》疗阴痒痛不可忍，亦用狼牙草。

《外台秘要》治寸白诸虫，用狼牙五两，捣末，蜜丸麻子大，隔宿勿食，明旦以水下一合，服完即愈。

《千金方》治小儿阴疮，狼牙草浓煮汁洗之。

《杨炎南行方》治虫疮瘙痒，六月以前采狼牙叶，以后用根，生咬咀，木叶裹之，糠火炮熟，于疮上熨之。

《千金方》治射工中人有疮，狼牙冬取根，夏取叶，捣汁饮，并敷之。

葛洪《肘后方》治金疮出血，用狼牙草茎叶，熟捣贴之。

胡濙《卫生易简方》治小便溺血。金粟狼牙草焙干，入蛤粉，炒槐花，百药煎等分，为末，每服3钱。

以上所述狼牙的医疗功效是肯定的，主要是用于杀虫。《外台秘要》用治寸白虫（绦虫），《金匮要略·妇人杂病脉证并治篇》治阴疮、阴痒，显然是阴道滴虫病。《千金方》说治小儿阴疮，可能是蛲虫或滴虫性阴部糜烂；又说治射工中人有疮，这可能是尾蚴性水田皮炎之类，看来狼牙是一种有效的杀虫药，可惜后来失传了，后世本草及医方未见记载。李时珍《本草纲目》虽然收载，但仅收集有关文献，将其列入毒草类。根据《吴普本草》所述的形状，似蔷薇科植物，但不知是哪一种。

一、礼失而求诸野

明清时代的民间草药方，偶有龙芽草的记述，狼牙草是不是龙芽草确是个谜。

赵学敏在《本草纲目拾遗》中引用的参考书，大都是民间草药医书。例如《百草镜》说：龙芽草，立夏发苗，叶有微毛，茎高二三尺，寒露时开花成穗，色黄而细小，根有白芽，尖圆如龙牙，顶开黄花，故名金顶龙芽，一名铁胡蜂，以其老根黑色形似之。又一种紫顶龙芽，茎叶有微毛，寒露时抽茎开紫花成穗，俱二月发苗，叶对生，九月枯，七月采，又葛祖方，石打穿，一名龙芽草，石见芽，地胡蝉，地蜈蚣。赵学敏说：石打穿，《纲目》于有名未用下列之。只言止骨痛、大风痈肿，不言他用。而葛祖方其功用甚广，并有龙芽草与石见穿、地胡蝉、地蜈蚣诸名。考之《百草镜》龙芽草有二种，与地蜈蚣俱非一物，论其功用，石打穿治黄疸，地蜈蚣治跌扑黄疸，原《百草镜》因其用相同，于地蜈蚣下注：疑即石打穿，于龙芽草下注：亦名石见穿，治下气活血，理百病，散痞满，跌吐血，崩痢肠风下血。明明两种不同，不知葛祖方何以混而为一，此书传自明末，或有错讹或有的识，未敢妄议，附识于此，以俟再考。

二、循名以责实

曹炳章《增订伪药条辨》引徐相之所云，"仙鹤草似在芽草而实非。"而毛退之《中西医话》则谓：龙芽草，花黄五瓣，实多刺，俗呼"仙鹤草"。光绪丙申张雨人刊传《仙鹤草图》云：三叶之下有耳叶者真，此草屡治肺痨血证瘰疬，甚有效验。《救荒本草》龙芽草，一名瓜香草，每五叶或七叶作一茎排列，叶茎脚上又有小芽叶，两两对生，小花黄色，结实毛菁葵，子如黍粒，味甜。《植物名实图考》云：龙芽草，建昌叫"老鹊嘴"，广信呼"子母草"，湖南呼"毛脚茵"。《滇南本草》名"黄龙尾"，治红崩白带极有效。曹炳章说：金顶龙芽确是仙鹤草。徐君所云或以紫顶龙芽，或即李氏本草秘之石见穿，因仙鹤草花黄，紫顶龙芽即马鞭草，石打穿或石见穿是别一物也。

笔者认为，唇形科鼠尾属的紫参，一名石打穿，或石见穿，也是开紫花的，即紫顶龙芽之一种，这种形象化的名称，往往混淆不清，但有时却有大用，例如《卫生易简方》称做"金粟狼牙"。倒是帮了我们的大忙，这样一来，恰巧与"金顶龙芽"可以对照起来了。加以毛退之的《中西医话》与《救荒本草》描述的形状，可以肯定。古之"狼牙草"，就是后来的"龙牙草"（仙鹤草）是毫无疑问了。但仙鹤草之名，未见于本草，龙牙草亦仅见于草药诸书，并无仙鹤草之名。中草药的土名、地方名，虽然是徒乱人意，但是也很有趣，而且也是值得注意的。

三、实至则名归

仙鹤草，是十足的民间草药，民间用治肺病吐血。由于止血有效，约在三十年代，上海的一家药厂制成"仙鹤草素"（Agrimonine）注射剂及片剂，从此它的名称才为人们所熟悉。经过一系列的研究，阐明了药理作用除止血外，并有强心和强壮功能，以及抗菌、抗寄生虫等作用。在试管内对枯草杆菌及金黄色葡萄球菌有抑制作用，对人型结核杆菌有轻微的抑制作用。对草履虫有杀灭作用。约于70年代，有人发现了仙鹤草的根芽，对人的绦虫有驱除作用。体外试验3~4分钟内，即能抑制其头节的吸盘和顶突运动，使之很快丧失活动能力，12分钟后，颈节、体节亦停止活动，临床疗效与体外试验结果相符。仙鹤草的嫩茎叶煎剂，局部使用对阴道滴虫病亦有良好的效果。

目前，本药正在引起人们的重视，并把它应用于临床，取得了较好的疗效，是一个很有前途的药物。

驱虫剂（肠寄生虫驱除药）（1950年）

1. 使君子（异名：留求子、风稜御史）

学名：Quisqualis indica. L.

基形：东印度原产，使君子科蔓生木质常绿植物，我国南方暖地亦有，干高二丈余，叶卵圆形，前端尖锐，对生，全绿，夏秋茎端叶腋抽出长花梗，著红色总状花，下垂如穗状，结多角形坚果，果仁供药用。果壳黑褐色，纺缍形，长3~4厘米。茎1.5~2厘米，外具五稜，稜与稜间成凹形，坚硬而滑泽，内部仁肉色白微黄而柔软，有油脂，仁肉供药用，选其肥大色白而多油脂者为上品。

性味：油样微甘（甘温无毒）。

成分：含一种结晶性物质，系由"帕尔米青酸"及"羂利摄利独油酸"等组成，与脂肪油 25% 等，其他未详。

药理：据《科学》第三十卷十一期（P329）华西大学药学系李正化、陈思义报道，谓本品之水浸液中，提得一种结晶性物质，对蚯蚓之毒效极强，有驱虫作用，约为生药量之 0.22%，此结晶体易溶于水，不溶于酒精，加热至 200℃时，开始破坏，变为棕色，在 300℃时，则变为黑色，定性分析后，始知为有机钾盐，含钾量 25.76%。

功效：驱除蛔虫。（古代经验：健脾胃，除虚热、杀脏虫、治五痔、疗泻痢、溲浊、疮癣、小百病）。

应用：小儿蛔虫。本品甘、无毒，适宜于小儿。

用法及用量：去硬壳用其仁肉，作煎剂或散剂，每日 4~6 克，顿服。

处方：使君子肉 6 克，水 300 毫升，煎取 100 毫升。食前顿服。

友人叶心铭医师经验云："余自 1931 年起开始应用本品，供驱蛔之用，以其味甘，且无副作用，故认为儿童驱蛔之良药，煎剂之制法，取切细之使君子仁（新鲜者呈白色效更佳）1000 克，加水 5000 毫升温浸 2 小时后，煮沸一刻钟，过滤、滤液浓缩至 500 毫升，待冷后，加入防腐液（安息香酸 1 克，重碳酸钠 1 克，甘油 100 毫升，乙醇 100 毫升）200 毫升，放置经夜，再过滤，滤液中加水，添足 1000 毫升，成人每日顿服 6 毫升，10 岁以下之儿童减半，连用 3 日。（此报告见《医药学》三卷五期 P114）

2. 大蒜（异名：葫、荤菜、天师葫）

学名：Allium Scorodoprasum，L.

基形：百合科葱属，农村菜圃栽培，多年生宿根草本，叶狭长如带，夏日抽出圆形肉质长花轴，上缀伞形白色带紫花，花间杂以珠芽，其地下鳞茎供药用，又供食用，叶及花轴嫩时均可茹，臭气强烈。

性味：臭特异，辛辣。

成分：含有一种配糖体 Glucominal，有效成分为恶臭的含硫性挥发油，其他如 Phytin. arginin 果糖无水物等，本挥发油有强力的杀菌作用。

药理：含硫之挥发油对于细菌作用，以 0.5% 水溶液对窒扶斯菌 5 分钟完全杀灭，又用大蒜汁加入细菌培养基中约 3% 比例，对于各种细菌，殆完全制止发育。

效用：驱除肠内寄生虫，健胃整肠，理气，镇静，灭菌，消炎，治疗细菌性肠疾患、伤寒、痢疾等，又用酒制作钩虫驱除药，效果可靠。

荷兰《药镜》云：驱绦虫用大蒜切细，空腹吞下二三瓣，连续数日，其臭气渗透刺激绦虫，且增进肠之蠕动，致虫不能吸附肠壁，随大便而下，然须兼用泻下剂，则效更著。如患蛲虫，则捣大蒜如泥，用沸水泡，乘热熏蒸肛门，虫死而自下，又本品兼具利尿发汗之功效，治水肿，用于黏液质之水肿，小便不利者有卓效。

文献：（1）大蒜浸液治百日咳，保加利亚的内科医生华西来夫（Vassilcff）试用大蒜浸液于小儿百日咳200例，颇有效验，他的记录中说，大多数的病例，内服大蒜浸液三四天就见效，痉挛性的咳嗽和呕吐渐渐停止下来，食欲也渐增进了，营养也好转了。在这200个例子中，没有1个发现合并症，有些病例因同时患了扁桃体炎，所以服用本药较少，有些病孩子不肯多服本药，但也发生了治疗上的功效，只不过效力比较缓慢些罢了。

大蒜浸液的制法很简单，用生的大蒜球根，剥去皮膜，把一瓣一瓣的大蒜头肉，切成小片放在碗内，用沸滚的开水泡浸，大约经过 10 小时滤过去渣，再加白砂糖若干。10 岁的小孩，每天用大蒜 40 克，泡水 250 毫升；5 岁的用 25 克；一岁左右的用 15 克。但冲开水一律用 250 毫升，每天服 8~10 次，成人可用 60~80 克的大蒜，须连续三四星期，本药既可治疗又可预防（《医药世界》二卷一期杨士达译稿）。

（2）治疗慢性肠炎、痢疾，曾见《健康报》译载苏联医家的临床经验，谓大蒜对于慢性肠炎下痢，不管是细菌性或原虫性，任何原因的慢性痢疾，均有良好效果，用法是捣烂作浸液加入矫味料，成人每日二三球，多些也可。

（3）大蒜浸出液作蛲虫患者的灌肠剂，用大蒜切细，沸水浸 12 小时后以纱布滤过（约 20% 浸液），乘温（与体温相等）灌肠，1 日 2 次，每次约 60~100 毫升，有卓效。散痛消肿，蜚疮，下气消谷化肉，去水伏邪恶，宜通温补，疗疮癣，解瘟疫，止霍乱腹痛、蛊毒、溪毒、沙虫，并捣贴之，熟醋经年者良。

叶先生经验：慢性胃肠病，消化不良，肠鸣腹泻，用生大蒜黑烧，研细粉，每服 1 克，日三四次，有效。

又钩虫，用生大蒜切细粒，每日 3 次，每次 1 克，空腹时用温开水吞下，晚间服盐类泻剂取泻下，或隔日泻下之，连服 4 日为一巡疗，间三五日，三巡后再验大便钩虫卵，三至五巡后轻证大都全治。

用法及用量：每日 10~30 克，去外膜，生吃效更著，醋渍大蒜（酱菜店有售，叫糖醋大蒜）亦好，煮熟或煨熟的大蒜辛辣气大减，可以多吃些，有效。

处方：大蒜 100 克，阿魏 50 克，捣烂，加雄精适宜，为丸如绿豆大，外以朱砂为衣，瓷瓶密贮。每服 2~4 克，日服三四次，食前开水送吞，主治急慢性肠炎，下痢鼓肠，及肠寄生虫等。

德制新药：亚力山丁（Allisatin）及阿路斯（Allus）日新医学社（Sando），二药均以大蒜为主剂。

3. 石榴（安石榴、丹若、若榴、酸若榴）

学名：Punica Granatum，L.

基形：安石榴科，落叶乔木，叶对生，长椭圆形，全缘，有光泽，干高八九尺，初夏开赤朱色花，果实球形，熟则裂开，现出不整齐肉红色种子，分酸甜两种，可供食用。其树皮及根皮为驱虫药，在七八月间剥离干燥后供药用。

性味：酸涩，有收敛性。

成分："阿尔卡洛依独"（Alcaloidum）其成分为"泼来坦林"（Pelletierin）、"伊舍泼来坦林"（Isopelletierin）、"梅替儿泼来坦林"（Metrycpelletierin）、"普舍优独泼来坦林"（Psoudopellerin），其他尚有"孟尼之笃"、"单宁"等。

果汁含有苹果酸、枸橼酸、转化糖等。

药理：日本村上氏药理的生药学 328 号载，以泼来坦林作绦虫试验，依人体体液之弱碱性，在 1：10000 的生理盐水稀释液中，放入绦虫 5~10 分钟，即见绦虫停止运动而死。

效用：绦虫及钩虫驱除剂，果实之煎汁作扁桃体炎及咽喉炎之含漱，除口臭有效（古代记载：杀蛔虫、寸白虫，止泻痢、下血、脱肛、带下、崩中）。内服本品（根皮）作驱虫剂后，应服盐类泻下剂。

用法及用量：刮去外皮，用其内层皮质干燥者作煎剂，每日 10~20 克，小儿依年龄递减，作驱虫药，先一日以盐类下剂泻之，翌晨空腹顿服，下午再服泻剂。

处方：新鲜石榴树根皮 2 两，捣烂，沸水 1 斤半浸 1 天，入陶器锅煮取 12 两，去渣过滤，分 3 次服，每半小时服 1 次，药后 4 小时，再服泻下剂（绦虫驱除方）。

文献：石榴皮碱是石榴树皮或根皮中的有效成分，石榴果皮亦可作驱虫药，但因含大量鞣酸，对胃刺激甚大，易致呕吐，故使用不便。

本品乃石榴皮全赝碱之鞣酸盐（Pelletierina Jannecs）为淡黄色无臭之粉末，味涩，易溶于酒精，略融于水，其作用麻痹绦虫，对猪肉绦虫尤效，对短小绦虫无效，其功效略次于绵马（即中药之贯众）。

本品对于中枢神经初兴奋，后麻痹，对于视神经特具毒性。对于横纹肌先使强直（作用如藜芦碱），而后麻痹（作用如康毗箭毒）。用其治疗量后，常有眩晕，用中毒量则致恶心、呕吐及腹泻。反射初则亢进，后则肌软弱，此时常发抽搐及强直等。亦呈现瞳孔散大及视觉障碍。最后肌麻痹，呼吸肌麻痹，乃其致死的原因。禁忌与绵马（贯众）同。

用法：投药时，对于病人之准备，见绵马（贯众）项下，本品常一次顿服 0.25 克。30 分钟内即给予泻剂（现代治疗学）。

按：此指石榴根皮中提出的有效成分"泼来坦林"（Pelletierin）而言，此有效成分的毒性，能麻痹绦虫，若用过量，患者亦能中毒致死。故中药应用亦宜谨慎。

4. 苦楝皮（异名：川楝皮、楝树根皮）

学名：Melia japonica, Dor.

附：苦楝子（异名：金铃子、川楝子、楝实）

基形：楝科，落叶乔木，干高二三丈，羽状复叶，小叶长卵形，锯齿缘，生于暖地，夏月开淡紫色花，后结球形椭圆之核果实，冬月成熟，呈黄色，树皮及根皮与果，均可供药用。

性味：有特异臭味（苦寒有小毒）。

成分：含有单宁质，与一种苦味质，与西药之"括矢亚木"有效成分相同（近缘植物之台湾苦楝皮中含有"买尔辩恶新"＜Margosin＞苦味质）。

效用：根皮为绦虫及蛔虫驱除药，外用涂疥疮。

果实治心腹疝痛，蛔虫腹痛，果肉捣烂涂冻疮，树皮茎叶或花煎汁用作蔬菜、蒸草等的害虫的驱除剂。

（古代经验：泻热、治疝痛、杀三虫、疗疮疥。）

效用：肠寄生虫（绦虫、蛔虫）之心腹疝痛，兼作苦味健胃剂。

用法及用量：根皮去外面污层薄皮及内部木质根骨，取中皮干燥，每日 5~10 克，作煎剂，3 次分服，果实（楝子）同量，作健胃剂，每日 3~4 克。

新药：Saureran 日本长命研究所制，系以苦楝皮与海人草等为主剂之蛔虫驱除药。

处方：（1）楝根皮酒：楝根皮细切 100 克，60％ 酒精500 毫升温浸 7 天，绞渣过滤，仍加 60％ 酒精至 5000 毫升。作健胃用，每日 2~6 毫升，作驱虫用，每次 6~12 毫升顿服。

（2）川楝子（酒煮去皮核），玄胡索（醋炒）等分为细粉，每次 3~5 克（蛔虫腹痛）。

几种值得重视的民间药（1962 年）

所谓"民间药"，系指国内外民间作单方应用，行之有效，药材市场尚未普遍供销者。实际上这些草药在我国本草书中大都早有记载。加强民间药的调查研究，发掘中药潜力，发展药材资源，是当前迫切需要的任务。下面姑举数种，供医药界同道参考。

驱蛔药鹧鸪菜与海人草

鹧鸪菜最早见于距今四百多年前《漳浦县志》(1530)中："生海石上，散碎，色微黑，小儿食之，能下腹中虫。"闽书《南产志》及赵学敏《本草纲目拾遗》均有类似记载。福建民间应用鹧鸪菜治蛔虫，至少有数百年的历史。本品产于福建漳浦、广东潮汕、浙江温州等海岸岩石间，都有生长，特别在汕头东面沿海较多。其学名经鉴定为 Caloglossa leptieurii (Mont.) J.Ag.。在《孢子植物名称》中名"美舌藻"。地方名有"岩头菜"(浙江温州)、"蛔虫菜"(福建南部)、"鲁地菜"、"乌菜"(福建福安)、"池藻"(福建连江)、"竹环菜"(霞浦三沙)、"石疤"(广东台山县铜鼓)等。

据福建省中医研究所寄生虫病防治研究组报道，采用民间药蛔虫菜治疗蛔虫病，驱蛔有效率87.97%，排虫最快者为服药后6小时，其中以24小时内排虫者占最多数，最迟者为120小时。他们的用法及用量为：100%之干草浓煎液，1~5岁者10毫升，6~10岁者0毫升，11~15岁者30毫升，16岁以上者40毫升，均为1日量。据福建民间经验，三四月间采集的，疗效更好。

据浙江温州医学院采用岩头菜治疗蛔虫病700余例，驱虫有效率达87.9%。当地民间应用于成人每日量鲜草4两作煎剂或作菜茹，毫无毒性反应。曾有服至4斤者，亦不致中毒。仅有个别的人，服后出现肠鸣和轻度腹泻。

同类植物海人草 Digenea simplex (Wulf.) C. Ag. 大量生

长于我国广东东沙岛和台湾省的兰屿等处。日本九州南部冲绳诸岛亦有分布。近年来日本人开始在鹿儿岛县进行人工养殖的研究。日本民间利用海人草由来亦较久。250年前日本出版的"和汉三才图会"就提到过这味药，云："味甘微咸，能泻胎毒"，以本品合甘草二味为日本民间历来泻胎毒必用之药。后来日本的汉方医院用来驱蛔虫，以海人草、苦楝皮、大黄等配合成复方，名鹧鸪菜丸，治一切胎毒、虫癖，或寒热如疟者，下蛔虫如神。明治维新输入西洋医药后，他们的医药学者对本品的研究，仍孜孜不倦，做了不少的工作。生药学方面的研究认为本植物常有 Caramium clavulatum Agardh 及 Janiadecus-sato- dichotoma Yendo 和 Jania adhacrens Lamouroux 等藻类附着，其中前两种藻类对于驱蛔作用与海人草相等，其后一种效力更强。根据近年的研究报告，海人草的有效成分确定为"海人草酸"（α - Kainicacid 又称 Digenicacid）。医药学界一般认为海人草的驱虫效果不比山道年差，且无山道年之副作用，是一种比较安全的驱蛔药，特别适宜于小儿服用。日本三共、武田、盐野义等几家著名药厂相继制成 Macnin, Digenin, Diger-axin, Neu Marukonin, Anthenin, Sauveran, Ascaris, Kaaisonin 等种种驱虫新药。欧洲市场上有法国默克药厂出品的 Helminal 驱蛔剂，也是以海人草为原料提炼的制剂。但过去我国市面上盛行一时的伪药"宏兴鹧鸪菜"，据说开始时曾采用东沙岛所产的海人草为原料，后来只含一些山道年而不含海人草的提取物，冒滥欺骗，屡出事故，解放后已被政府取缔了。

鹧鸪菜、海人草，过去我国和日本许多文献中都把这两种植物当做是一种。日本学者以为九州冲绳和我国东沙岛台湾所产的海人草，就是我国古书里所载的鹧鸪菜。近经我国海洋研究所调查研究证明，产于福建广东汕头、浙江温州等处之鹧鸪菜，经鉴定学名为 Caloglossa leptieuri（Mont）J.Ag.，而不是东沙岛产的 Digenea Simplex。鹧鸪菜属于红藻门仙菜目红叶藻科（Delesseriaceae）。藻体丛生，长 1~4 厘米，扁平而狭细，不规则的叉状分歧，常自分歧点生出假根，借以伏卧岩石上，节间为苓状椭圆形。新鲜时紫色，干燥后变为黑色。本种繁生于温暖地区岩石上，我国海岸南自广东，北至浙江均有生长。

海人草 Digenea simplex（Wulf.）C.Ag. 属红藻门仙菜目松节藻科（Rhodomelaceae）藻体丛生，直立，高 5~25 厘米，圆柱状，不规则的叉状分枝，全体密被毛状小枝，但柄部因小枝脱落而裸露，固着器为盘状构造，新鲜时暗红色，干燥后绿或灰色。本品在我国目前已知产地为台湾省的兰屿和广东省的东沙岛。海人草和鹧鸪菜均为良好的驱蛔药，且这两种海藻均大量生产于我国。据文献记载，日本药厂制造驱蛔药，每年所需海人草的消费量达 70 万斤以上，而日本国内所产者，仅及 10%，无怪日本人所称"南支"产（实即我东沙岛）占过去市场的一半以上。据调查报告，我国东沙岛 1933 年的年产量约为 50 万斤，且东沙岛所产的海人草，质量优于日本任何地方的产品。海藻类驱蛔药用植物不仅限于海人草与鹧鸪菜。根据外国文献报道，尚有树状软骨藻 Chon- drialarmata（Kuetz.）Okam，这种海藻的驱蛔作用不亚于海人草，且新的有效成分已被提纯为 Domoic acid。本品分布于我国台湾省的兰屿和海南岛的榆林港等处，且生于浅海，采集便利，这又是一种有发展前途的新资源。此外尚有刺松藻 Codium fragile（Sur.）Hariot，铁钉菜 Ishige okamurai Yendo，珊瑚藻属海藻 Corallina Spp. 以及前述附着于海人藻中的交叉窝柄藻 Jania decu–ssato–dichotoma（Yendo）Yendo……，均有驱蛔之效，而广泛分布于我国沿海诸海岸。上述数种藻类，据日本人研究报告谓均有驱蛔作用，其中有的藻类超越海人草。

蛔虫是最常见的肠寄生虫，大力开展驱蛔工作，是防治我国农村地方病的重要任务之一。我国本草所载及民间习用之驱蛔药虽不少，但大量供应目前还跟不上广大群众的迫切需要。具有丰富资源和有确实药效之鹧鸪菜与海人草以及其他有效之海藻，我们的医学家有进一步调查研究，充分利用之必要。

有关避孕药"薰草零陵香"的考证（1957年）

《本草纲目》引"医林集要方"记载一则妇人断产方。用零陵香研细末，黄酒送服 2 钱，每日 1 回，连服 5 天（总剂量达到 1 两），即可在一年之内不受孕。不少读者，认为这一验方颇有一试之价值。可是零陵香这种草药，现在南方中药店里往往买不到。唯北京药店和民间有以栽培品应用者（俗称矮糠）。然零陵香名称不一，现在各地中药店一般出售的还有菊科植物之佩兰，亦名零陵香；豆科植物之丹阳草、辟汗草（即草木犀）；《救荒本草》之零陵香和我们所谈的零陵香，均为不同的植物。兹将诸家本草记载，特与有关避孕药的"薰草零陵香"，考核如下：

"零陵香"名见宋《开宝本草》，又名香草。陶弘景《名医别录》原名薰草。《山海经》西山经曰："浮山有草焉，名曰薰。麻叶而方茎，赤华而黑实，气如蘪芜，佩之可以已疠。"陈藏器曰："薰草即零陵香也。生零陵山谷，叶似罗勒。"苏颂《图经本草》云："零陵香今湖广诸州皆有之。多生于湿地，叶如麻，两两相对。茎方，七月中旬开花，至香。古云薰草者是也。岭南人皆作窑灶，以火炭焙干，令黄色乃佳，江淮亦有土生者，亦可作香，但不及湖岭者。至枯槁，香尤芬薰耳。古方但用薰草，不称零陵香。今合香家及面脂澡豆（古有澡豆方，即合诸药制如豆，以洗手面者），诸法皆用之。都下市肆货之甚多。"李时珍云："零陵旧治在今全州（广西桂林），全乃湘水之源，多生此香，今人呼为广零陵香者，乃真薰草也。今镇江、丹阳皆莳而刈之，以酒洒制，货之，芬香更烈，谓之香草。"又云："今唯吴人栽造，货之亦广。"

据以上诸家本草所述，零陵香为产于零陵而著名的一种香草。这种香草，初名薰草者，或作熏香，以辟恶臭。古人袯除（辟邪恶）以此草熏之。又熏犹不同器，盖薰草即香草之意也。于此可知此草供医疗上的应用，收载于本草书者，由来甚古。古时不仅供药用，并作工业上的香料用。当时市肆货之甚多，显然是经济价值甚高，需要量甚大，而民间栽培甚广的一种香草。

零陵香的同名异物，或同物异名，不一而足，即如上述。笔者更访问了南京中药业人员，据称从前中药店有一种香草，又名广草，或呼广陵草，香气很浓，药店虽备此草，为一种风俗习惯之用。并称现在南京有些寺庙中，尚有此项香草出售。盖此种香草，亦即唇形科零陵香属之一种。

有人认为零陵香即罗勒，兹将零陵香类与罗勒中名和学名的考证如下：查零陵香原产于热带和亚热带地区，随佛教传入中国，作降神薰香之用，最早已列于《名医别录》中品，称薰草，又称蕙草；到了宋《开宝本草》才改称零陵香，又称香草；《玉册》称黄零草，《纲目》称燕草。然零陵香普通有二种。一系 Ocimum sanctum.，二系 Ocimum basilicum L.，都是属于唇形科零陵香属植物。药用部分，是用它的干燥全草，此二种植物品种极其相似。在生药方面，可能互相通用。今欲把此最普通的同名异物的中药，分别清楚起见，一拟称薰草零陵香，原植物属于 Ocimum sanctum L.，Henry 氏称为九层塔，或蔡板草，与《植物名实图考》芳草类卷 25 第 110 页的图说相符。《本草纲目》草部芳草类的"薰草零陵香"，牧野博士依据《植物名实图考》，而认其原植物，决定为 O. sanctum L.。一拟称巴西零陵香，其原植物属于 Ocimum basilicum L.，Giles 氏称罗勒，又称香菜。Bretschneider 氏称薰草零陵香，北京俗称矮糠。Henry 氏亦称九层塔或香花草。照此看来，此类草药的中文名称有些混乱，均可互相套在学名文上，就难免有张冠李戴的错误了。查 O. basilicum L. 原产于南美巴西和热带非洲，也是外来药之一，和薰草零陵香非常相近。从来均把此学名充薰草零陵香的中名，是不适当的。至于《本草纲目》列于草部荤辛类的罗勒（宋《嘉祐本草》附：别名兰香；《本草纲目》称香菜，又称翳子草），与上述两种零陵香完全为同属不同种的植物。后人把此中文名与《本草纲目》草部芳草类的零陵香（O. basilicum L.）互相通用，这是更不适当的。然则罗勒究为何种植物，据牧野博士说：可能是 O. canum simo 的一种，决不是 O. basilicum L.。现把此零陵香的一类植物（O.Spp.）分述如下：

1. 薰草零陵香（九层塔）O. Sanctum L.　本植物为外来的多年生栽培草本。茎方形，全株布软毛，高 40~60 厘米。叶有柄对生，叶身长，椭圆形，钝头或锐头，全缘或齿缘，6~7 月间，梢端、枝头、顶生总状轮伞花序。通常为 9 层，故有九层塔之名。苞为卵状披针形或心形，萼先端 5 裂，最上片为广长椭圆形；下片有长芒，甚长；侧片广卵形，较下片短，花冠小形，稍稍超出于萼，果实至小，成熟后变为黑色如车前子。此草的佳香，根部最烈，其根谓之薰，茎叶谓之蕙。对于治神经衰弱和头痛郁闷等症有效，香气一如麝香。

2. 巴西零陵香（矮糠）Ocimum basilicum L. 原产于热带非洲及南美巴西，为外来的一年生草本，茎方形，高达 30~60 厘米，叶有柄，对生。叶为卵形或长椭圆形，锐头，基脚狭，稍全缘，6~7 月间，顶生穗状轮伞花序，长 15~18 厘米。苞为卵形，有柄；萼钟形，先端 5 裂，最上片圆而大，稍反卷，两侧并下方的 4 裂片，为锐头而有芒。花冠白色，淡红色或紫色。简状唇形，上唇稍整齐，4 裂，下唇稍长，全缘。雄蕊 4 个，倾下，花冠挺出于外，果实为至小的瘦果，至黑色成熟。

3. 罗勒 O. cimum camum sims. 罗勒至《嘉祐本草》始见著录：一般均谓罗勒就是零陵香，殊不知即"薰草零陵香"。前者早见于《名医别录》，后者亦早在宋初的《开宝本草》中，已详载之。唯此《嘉祐本草》上，罗勒的记载要后于《开宝本草》85 年之久。按《嘉祐》的罗勒，与零陵香分列，并不混合。《本草纲目》也是这样按其原图实似是而非。《嘉祐本草》于零陵香条下说"零陵香……生零陵山谷，叶如罗勒"，足证两物不同，只有叶相似耳。刘禹锡说："北人避石勒讳，呼罗勒为兰香。"又说："罗勒处处有之。有三种：一种似紫苏叶；一种叶大，20 步内即闻香；一种堪作生菜，冬日用干者，子可安入目中，去翳。少倾湿胀，与物俱出也。"李时珍说："按《邺中记》云：'石勒虎讳言勒，改罗勒为香菜'。今俗人呼为翳子草，以其子治翳也。"子能治翳，为罗勒的特效。与上述一、二两种零陵香的功用，也显然不同。时珍又说："香菜须三月枣生时种之乃生，否则不生。常以米泔水、泥沟水浇之，则香而茂，不宜粪水。……用其子，大如蚤，褐色而不光，七月收之。"照此看来，零陵香的成熟种子系黑色；罗勒种子系褐色如蚤而不光，这也是区别的一点。本植物与假苏（荆芥）（Schizonepeta tenuifolia Brig），均含有类似之挥发油。主要成分为蒎烯（Pinens）、按油精（Cinecle）、甲烷基丙稀基苯酚（Methylchavi, col）、右旋樟脑（D. campher）；故 O. canum.sims，又有樟脑草之名。

薰草零陵香的效用：

本品气味甘平无毒。唐·甄权云："苦无毒。"《名医别录》主治："伤寒头痛、上气、腰痛。"《开宝本草》主治："恶气、心腹痛满、下气。"《大明本草》主治"血气腹胀痛。"唐·甄权用治鼻中息肉。《范汪方》用于伤寒、下痢等。历代本草学家有着丰富的记载。周太炎等著《南京民间药草》云：Ocium bacilium，南京民间叫香草，作药用，是用其叶。把香草的叶与丹参煎水服，可通经、活血。它在医药上有一定的治疗作用。为发展生药资源，提高农业副产品，增加农民收入。对这样一种既有经济价值，又供医疗应用的香草，应该重视起来，鼓励农民种植。药材公司应予收购，以供医疗上的应用。

枳实枳壳古今演变的初步考证（1953 年）

枳实是一种常用中药，首见于我国第一部药书《神农本草经》张仲景《伤寒论》中用枳实者，共有 7 方，《金匮要略》中用枳实者，计有 9 方，可见它在医疗应用上已有了较长久的历史。后来唐·甄权在《药性本草》中，又增加了枳壳的名称。宋·寇宗奭说："枳实、枳壳，气味、功用俱同，上世亦无分别；魏、晋以来始分壳、实之用。"又云："枳乃木名；实乃其子。后人因小者皮厚而实名枳实；大者壳薄而虚，名枳壳。张仲景治胸痹痞满，以枳实为要药；诸方治痔、痢、大肠秘塞、里急后重，又以枳壳为通用，二物分之可也，不分亦无伤。"

按：枳实、枳壳为同株所生，以采之迟早，个之大小，皮之厚薄为别。查枳木之名，来源甚古，枳之原植物，究属何种？试考证如下：

古代对"枳"的记载：战国·宋王《风赋》："枳句来巢，空穴来风。"文选注："枳句"言枳木多句；"句"曲也，亦作"枳枸"。疏："枳句来巢"，则枳木多枝而曲，所以来巢也。诗"南山有枸传"："枸"枳句也《后汉书》："枳棘非鸾凤所栖"，以枳棘为恶木，殆因其木枸曲而多刺故也。东汉·张衡赋："楷枳落，突棘藩"，盖枳木多刺，可编为藩篱。"枳落"枳棘所编之篱落。唐·陈藏器说：《神农本草经》枳实用九月、十月，不如七月、八月，既厚且辛。旧云："江南为橘，江北为枳"，《周礼》亦云："橘，逾淮而北则为枳，今江南枳橘皆有；江北有枳，无橘，此自别种，非关变易也。"宋·苏颂说："枳木如橘而小，高五七尺，叶如橙，多刺，春生白花，至秋成实，七八月采者为实，九十月采者为壳。"《证类本草》有汝州枳壳及成州枳实之图，均为茎干多棘刺，叶为三小叶而成。汝州为今之河南临汝县；成州为今之甘肃成县，均在北方。据以上诸说，则古之"枳"，应是现在的枸橘。可是宋《图经本草》又说："今医家都以皮厚而小者为枳实；完大者为枳壳，皆以翻肚如盆口唇状，须陈久者为胜。近道所出者俗呼臭橘，不堪用。"照《图经本草》所说，似在宋以前已选取皮厚，气香之柑橘属为枳壳，而不用近道所出皮薄之臭橘（枸橘）。因此，李时珍在著《本草纲目》时另列枸橘一条，并说："枸橘，又名臭橘，处处有之，树叶并与橘同，但干多刺，二月开白花，青蕊，不香，结实大如弹丸，形似枳实而壳薄，人家多种为藩篱，亦或收小实伪充枳实。"倪朱谟《本草汇言》云："江南虽有枳，不及江北者气足、力厚。"

赵学敏《本草纲目拾遗》引叶天士家抄本草："枸橘色青气烈，小者如枳实；大者如枳壳，近时难得枳实，人多植枸橘于篱落，收其实，剖，干之，以和药，味与商州之枳，几逼真矣。"疗子痈及疝气解酒毒及胃脘结痛。

吴其浚《植物名实图考》说："枸橘、园圃种以为藩，刺硬，茎坚，逾以杞柳，其橘气臭，亦呼臭橘。"乡人云有毒，不可食，而市医院或以充枳实，亦治跌打，隐其名曰："铁篱塞"。

按：枸橘为芸香科枸橘属橘（Poncirus trifoliata Raf），系落叶灌木，干高六七尺，棘刺甚多，分枝亦繁，复叶自三小叶而成，叶柄有翅，春季先叶开花白色，果实球形，色青后黄，表面有绒毛，味酸苦，不堪生食。此植物原产中国北部，耐寒性强，多栽为藩篱，又用为柑橘类之接本。

枳之原植物，征诸古代记载，以及现代植物分类诸书均为枸橘（Poncirus trifoliata Raf）。汉·张仲景所用之枳实，当属本品。但现在供药用之枳实，已非此植物之果实，日本《大和本草》说："枳实之叶如柑，与臭橘叶不同，有以臭橘充枳实者，不堪用。"又《物类品隲》说："日俗以枸橘为枳壳，大误，中国种传于亨保年间（清康熙雍正间），骏府宫园有之，树如橘，叶如橙，经冬不凋，实亦如橙而小。"《手板发蒙》说："中国产者真，且系上品，产于日本者乃薄皮枳壳，盖枸橘也，亦名铁篱塞。"《日本植物图鉴》牧野富太郎氏于枸橘（Poncirus trifoliata）条下说："和名唐橘，供药用，称枳实（非真物，是代用品）。"又说："元来之枳实应为别一种。"又日本《头驻本草纲目》于"枳"之项下，种名尚未确定。刘米达夫等著《和汉药用植物》及村越三千男著《药用植物事典》均以枸橘为枳壳。木村重光《综合药用植物》、清水藤太郎《国医药物学研究》，均以回青橙（Citrus auran tium）为枳壳。依照以上诸说，枳壳实际的原植物在日本亦各是其说。

枳实产地：梁·陶弘景《名医别录》说："生河内（河北）川泽。"宋·马志云："生商州（陕西）川谷。"苏颂云："洛西州郡皆有之，以商州为佳。"古时所用枳实的产地，都在北方，似以枸橘为主。而现在则主产于南方的江西、四川、江苏等处。江苏苏州所产之枳壳，为代代花之果实。

按：本品为芸香科柑橘属酸橙之变种。代代（Citrus aurantium Var. Amara.Engl）别名：回青橙，臭橙，系常绿灌木，枝间疏生棘刺，叶椭圆形，先端略尖，边有浅波状微齿，初夏枝梢叶腋开白花，果实略呈扁圆形，至冬呈黄色，不脱落，翌年夏又变青色而增大，数代果实同生于一树，故名"代代"，皮厚、肉酸、不堪食用，唯其花香气浓郁，产于苏州虎丘、浙江黄岩、杭州塘栖等处，栽培者采其花焙制茶叶，名"代代花茶"，其未熟果为枳壳，供药用。江西所产之枳壳，据王龙骧报道，亦为柑橘属植物，惜未作品种的鉴定（见《江西中医药》1957年第7期45页）。根据江西与江苏所产之枳壳实，均非枸橘，而四川等处所产者，尚待调查。但枸橘与柑橘属未熟果，功效是否相同，应在临床上作进一步的研究。

紫参汤中紫参的重新认识（1961 年）

《金匮要略·呕吐哕下利篇》："下利肺痛者，紫参汤主之"，方内载："紫参，甘草右二味，以水五升，先煮紫参取二升，内甘草煮取一升半，分温三服"，这一条原文，历史注家大都知道文字有错简，《金鉴》云："此文脱简，不释。"程云来云："肺痛未详，或云肺痛当是腹痛。"唐容川云："肺痛之证未明，紫参究系何物，亦未能考。"陈修园云："紫参近似桔梗，今各地药肆已无此物，盖久无人用矣。"有人疑紫参为丹参者，亦有人疑为紫菀者，甚至有疑非仲景方者，黄元御则随文注释云："肺与大肠相表里，肠陷而利作，则肺逆而痛生，肺肠之失位，缘于中气之不足，脾土不升而后肠陷，胃土不降而后肺逆，甘草补中而缓急，紫参清金而破瘀，瘀去气调而复肺胃升降之属，则痛定而利止矣。"黄氏这样注解，可说信手拈来，自成妙文，可是不能解决问题。这条原文应作"下利腹痛者，紫参汤主之"，本来是简朴而明白的，《金匮要略》是断简残篇，文字脱漏，不足为奇，尚易理解，只因紫参一药的失传，以致许多注家虽知肺痛是腹痛之论，但对紫参无应用经验而不能证诸方药以决其疑义。

中医学自医药分工以后，医家和药家逐渐失去了联系，以致在药物的发展、沿革、演变过程中，产生名实混淆，不易及时纠正，虽然紫参早记载于《神农本草经》"紫参一名牡蒙，主心腹积聚，寒热邪气，利九窍，通大小便。"《名医别录》：疗肠胃大热，唾血衄血，肠中聚血，痈肿诸疮。"唐·苏恭还把它的形状，说得很清楚，他在《本草》紫参条下注云："紫参叶似羊蹄，紫花青穗，根皮紫黑，肉红白，牡蒙叶似及巴掌大，根苗并不相似。"

由于紫参一名肚蒙，王孙亦一名牡蒙，紫参与拳参为同类，王孙与蚤休亦属同类。这其间由于同名异物，同物异名演变过程中千丝万缕的关系，把紫参当作了蚤休，许多年来紫参这一药，一直当作蚤休。其名虽亡，其实尚存。

紫参、拳参为蓼科蓼属之近缘植物，他们的地下根茎均肥厚，外皮紫褐色，内部粉红紫色，含有淀粉及鞣质，二者性状功用大致相同，紫参为清热解毒，止血，止痛，治下利腹痛之要药。拳参亦载于宋《图经本草》，为收敛止泻剂。苏联用为止泻及口腔炎之良药，已收载于苏联第八版药典中。

蚤休、王孙均为百合科王孙属之近缘植物，他们的地下根茎肥厚，外皮黄褐，内白色，蚤休为解热解毒，治痈疮、解蛇毒的要药。紫参亦有消痈肿疮毒之功，用来作蚤休，一部分功效是相同的，可是埋没了它固有的收敛止痢止痛等作用，但百合科之蚤休则因此而失传。据我们调查了解，江浙地区药材商品之蚤休都是紫参与拳参的根茎，而蚤休则民间草药医用来治蛇毒，他们自采自用，叫做七叶一枝花。这一《神农本草经》收载的中药蚤休在中医界已失传，只流传于民间。

笔者最近曾用柴参（商品蚤休）治疗一患下痢腹痛的亲友，只服 2 剂而治愈。本人认为没任何理由对仲景紫参汤这一条证治存有丝毫的怀疑。建议考虑恢复紫参的原名，推广应用，同时采集蚤休（七叶一枝花），不使良药埋没，更好地为人民健康服务。

麻黄连翘赤小豆汤之连翘（1962 年）

宋版《伤寒论》第 262 条云"伤寒瘀热在里，身必发黄，麻黄连翘赤小豆汤主之。"连翘二两下有注云："连翘根是。"

按：连翘，《神农本草经》已有记载，主寒热鼠瘘瘰疬痈肿恶疮结热蛊毒，《药性论》主通利五淋，小便不通，除心家客热。《大明本草》主通小肠，排脓治疮疖，止痛，通月经。《神农本草经》另列翘根条，主下热气，益阴精。《尔雅》云："连异翘"，释曰：连一名"异翘"，后人合称为"连翘"。郭璞云："连翘"，亦作"连苕"，又名"连草"。这显然是草本的连翘，其全草及根都可供药用。梁·陶弘景曰："连翘处处有之，今用茎连花实。"《唐本草》注云："此物有两种，大翘、小翘，大翘生于湿地，叶狭长如水苏，花黄可爱，小翘生岗原之上，叶花实皆似大翘而小细，山南人并用之。"宋《图经本草》云："大翘高三四尺，花黄可爱，秋结实如莲作房，根黄如蒿根；小翘花叶均似大翘而细小，茎短，才高一二尺，实房黄黑，内含黑子如粟粒，亦名旱莲草，南人用花叶，《本经》中品鳢肠，亦名旱莲，人或以此当旱莲非也。"于此可见连翘在唐朝医界已作旱莲，同物异名，混淆所由来。李时珍于鳢肠条下注云："旱莲有二种，一种苗如旋覆而花白细者，是鳢肠，一种花黄、结实如莲房者，乃小连翘也。"可知明代以前已将连翘并入旱莲条矣，幸李氏联系了实际，指出了这是小连翘，此即陶氏所称之小翘。近据调查，市上之红旱莲基本植物系湖南连翘及小连翘两个品种，即大翘和小翘，菊科植物鳢肠别名墨旱莲，

278

故将连翘称红莲，《植物名实图考》云："湖南连翘极似刘寄奴，开黄花，长须迸露，中有绿心如葫芦形，一枝三花，土人呼为'黄花刘寄奴'，用治损伤败毒。"本品现在湖南、湖北地区作刘寄奴，在云南地区有作王不留行者。盖以其有止血，活血，治损伤败毒之功而当作刘寄奴，是同名异物之混淆。据历代诸家本草记载此草本连翘之功用，归纳有下列三项：①清客热，利小便；②通经、活血，治伤肿；③解毒排脓治痈疮。古方用以治黄疸，与它的清热利湿功效是完全符合的。近年据广西梧州市人民医院用田基黄（即金丝桃科小连翘之同类植物）治黄疸的报道称，一般服药 2~3 天即退黄，5~10 天肝功能显著好转，或完全变为正常。又广州军区某医院用田基黄治无黄疸型肝炎 71 例，60 例收到显著疗效。据同类药用植物一般的近似功用来看，这种草本连翘治黄疸是信而有证的。

现在所用之连翘系木本植物木犀科连翘之果实，这种木本连翘，究于何时开始，虽不可考，唐以前本草，未见记载，仲景所用的，毫无疑问不是这种。唯宋《图经本草》中苏颂曾经说："今南方医家云连翘有二种，一种似椿实之未开者，壳小坚而外完全无附萼，剖之则中解，气甚芳馥，一种如菡萏，壳柔，外有附萼，而无解脉，亦无香气，此甚相异。"前者似指木本的连翘，后者则指草本连翘的果实。苏颂所指如果是这种的话，可见宋时南方的医家，已把这两种连翘（草本连翘与木本连翘）同时应用。后来因草本连翘被称为"旱莲草"而逐渐丧失了正名，而市上连翘，只有木本木犀科连翘的果实这一种了。当然木本连翘，也是后来实践中发展起来的，后世时方银翘散等所用的显然是本品，苏颂并称"如椿实者，乃自蜀中来，入用胜似江南者，据本草则亦以蜀中为胜，然未见其茎叶也"。可见木本连翘解毒之功效也很好，但不等于和草本连翘完全相同。

应用古方麻黄连翘赤小豆汤的时候，对古方所用的连翘应该用草本的连翘，才能保证古方的疗效，同时应该考虑恢复草本连翘的原名，以免与旱莲草、刘寄奴、王不留行等混淆。

五积散的临床运用（1964 年）

五积散初见于宋《太平惠民和剂局方·伤寒门》。本方主治气、血、痰、食、饮五种病邪的郁积，因以五积散命名，为宋元以降历代医家常用的名方之一。笔者喜用此方，在温习古代文献的基础上，结合本人的临床经验和体会，作一简单介绍。

一、局方五积散的处方和主治

1. 处方

苍术（米泔水浸，去皮）二十四两，桔梗（去芦）十二两，麻黄（去根节）、枳壳（去瓤炒）、陈皮（去白）各六两，干姜（煨）、厚朴（去粗皮）各四两，白芷、川芎、芍药、当归（去芦）、肉桂（去粗皮）、茯苓（去皮）、甘草（炙）、半夏（汤洗七次）各三两。

上除肉桂、枳壳、陈皮别为粗末外，十二味同为粗末，慢火炒令色转黄，摊冷，次入肉桂、枳壳、陈皮，令匀，每服三钱，水一盏半，入生姜三片，煎至一中盏，去滓稍热服，日二三服。如冷气奔冲、心胁脐腹胀满刺痛、反胃呕吐、泄利清谷及疝癖癥瘕、膀胱小肠气痛，加煨生姜三片，盐少许同煎；如伤寒时疫，头疼体痛、恶风发热、项背强痛，加葱白三寸、豆豉七粒同煎；若但觉恶寒、或身不甚热、肢体拘急、或手足厥冷，加吴茱萸七粒，盐少许同煎；如寒热不调、咳嗽喘满，加红枣煎服；妇人难产，入醋一合同煎服之，并不拘时。

按：《局方》五积散的炮制方法，后人称之为熟料五积散，与生料五积散之不加炒至黄色者，应用上略有区别。以温散寒邪为主者用熟料五积散，以发散风湿为主者用生料五积散。

本方处方之药用量，诸书略有不同，但同为十五味，其引药为姜、枣，或姜、葱等，依证情而异。苍术一药，《局方》一本作二十两，一本作二十七两，显得传写之误。

《局方》干姜（煨），煨音览，火焚也，等于"炮"，此《局方》常用之炮制也。半夏汤洗是古制，现在用姜制。《三因方》先将十二味微炒令香，后入枳壳、桂、朴三味，同为细末，每服三钱，水一盏，煎七分，温服。其余药量，大同小异。

五积散之成人服用量，一般为每服三钱，加水适量，一次煎，煎取七分，去渣温服，这是一次量。日二三服，总剂量为六至九钱，分次煎服，药引临时加入。

2. 主治：①调中顺气，除风冷，化痰饮；②治脾胃宿冷，胁腹胀痛，胸膈停痰，呕逆恶心；③外感风寒，内伤生冷，心腹痞闷，头目昏痛，肩背拘急，肢体怠惰，寒热往来，饮食不进；④妇人气血不调，心腹撮痛，经候不匀，或经闭不通，难产及胎死腹中，并宜服之。

二、五积散的运用经验

（一）历代医家的经验和论述

（1）宋·陈言《三因极一病证方论》云："五积散治太阴伤寒，脾胃不和及有积聚腹痛者。"

（2）宋·严用和《济生方》谓本方主治感冒寒邪，头疼身痛，项强拘急，恶寒或腹痛；又治伤寒发热，头疼恶风，内伤生冷，胸膈胀满，风寒湿气客于经络，腰脚酸痛及妇人难产，血滞不通，月候不调。

（3）明·龚信父子合编《古今医鉴》云："五积散治寒邪卒中，直入阴经等证。"用治伤寒之阴证。本方气味辛温，既发表又温中，开郁顺气，厥功甚伟，为去寒湿之圣剂也。龚氏推崇五积散及防风通圣散为一阴一阳，一正一反之要方。谓寒湿阴邪也，用五积散以散其阴；燥热阳邪也，用防风通圣散以泄其阳。并谓人之有病不外阴阳者，善用药者，对阳邪则用防风通圣散以治燥热，对阴邪则用五积散以散寒湿，故春夏多宜防风通圣散，秋冬多宜五积散。

（4）清·陈修园《时方妙用》云："中脘作痛，手不可近，乃内外不和，外则寒气凝于毛皮，内则垢浊停于中脘，当审其体之虚实而施治……实者宜五积散。"又《时方歌括》云："表里俱寒，外而头项强痛，内而肚腹亦痛，较桂枝证更甚者，服此汤。"如本方去麻黄，酒煎服，治痢后鹤膝风甚效。

（二）笔者的临床运用

中医运用复方进行整体性的治疗，具有同病异治、异病同治的特点。本方的应用范围，根据中医八纲分析，适用于阴证、寒证、实证、表里证及寒实证，括痰、饮、湿、食、气、血诸邪积。笔者通过对《局方》和诸家经验的温习，结合临床实践，初步认为其适应证可以归纳为如下几点：

（1）胃内停滞寒饮宿食，胃痛，或呕吐，脘腹胀满，或胃有振水音，腰膝有冷感者。

（2）脘腹挛急痛，疝气上冲，或冷气攻冲，呕吐，饮食不能下，上热下冷，或四肢厥冷者。

（3）妇人血气不调，月经不匀，或痛经，白带下，腰以下冷痛，脉沉迟者。

（4）妇人难产，或胎死腹中，或胞衣不下，腹痛，恶露不绝，伴有寒证、实证色脉者。

（5）咳嗽气喘，动悸迫促，胸内苦闷痞塞，喉间痰涎壅塞，伴有肩背臂痛，腰股挛急痛，脉沉实有力者。

（6）风寒湿痹，筋骨痛，跌打宿伤，腰脊冷痛，脚气，脚膝拘挛疼痛，疝气腹中冷痛，或遇冷则发病，腰脚冷感者。

（7）感冒风寒，恶寒头痛，不发热，全身疼痛，胸闷，咳嗽气逆，或腹痛，脉实无汗者。

现将笔者验案数则举例如下：

1. 哮喘

江苏吴江一农民，男性，年三十，素来体格健壮。自某年秋在田间遭受暴风雨之淋袭以后，即常发喘息咳嗽，遇冷即发，时发时愈，已有二三年。笔者因抗战时期，避乱于该乡，适彼又发病，症见咳嗽喘促，痰多泡沫，喉间如水鸡声，胸闷不能平卧，头痛，肩痛，腰背痛，两目似突，苦闷欲绝，并见头上有汗，而两足冰冷，诊其脉沉弦而紧，舌苔白腻。发病当日，不食，不大便，时为发病第二天。因予处方五积散，以麻黄、桔梗、陈皮、半夏等为君药，服药剂，喘咳大减，续服二剂，病去大半，嗣后，配制丸剂继续服用，即不闻再发。

2. 坐骨神经痛

患者男性，年四十余，水泥厂工人。左腰股痛，时发时止，已有数年。据称因跌伤臀部而起，初痛尚轻微，后因修理码头，入水受冻，腰痛转重，曾在西医院诊为左侧坐骨神经痛，治以针灸、电疗，均能当时见效，但仍有发作。近来腰腹疼痛，卧床不起。诊见患者身体结实，面色苍白，蜷卧床上，头痛，胸闷，不思食，有轻微咳嗽，肢体疼痛，恶寒怕冷，下肢冷，腰腹挛痛，喜热熨，转侧困难，按其腹结实拘挛，大便三日不下。诊脉滑实而紧，舌苔白腻且厚。归纳其症状，既有表证，又有里证，病情属于寒证、实证，予五积散加生姜、葱白为引药，一剂见效，两剂大便自下，腰腹痛著减，后略事加减，数剂治愈。

3. 月经不调

一农村妇女，年约二十许。自诉结婚年余，未曾生育，婚前月经正常，近五个月来，月经期间腰痛，腹痛，月经量少色黑，有瘀块。诊其脉沉迟小滑，舌苔微白，二便正常，腰以下冷，即在睡卧中亦两脚不温，时发转筋，每于月经来潮前五六天，即开始下腹胀痛，腰痛，下肢痛，甚则上冲呕吐，头昏目黑。先予桂枝茯苓丸方加味治之，效果不著，后以五积散加桃仁、红花，效验立显。嗣以原方，嘱于每次经期前服数剂（用锉为散剂，每剂约一两，一日二次煎服），历三月而治愈。

4. 白带

某妇女，体躯肥胖，年近四十，诉月经不调，不育，经期后移，量及色无异常，无痛经现象，但常以腰痛为苦，白带下特多，颇如文献所称"白淫"、"白沃"，腰及下肢有冷感，脉象迟滑，手足不温，乃处以五积散方。初服四剂，白带及腰痛略减，复诊时仍予原方，续服十剂，唯腰、脚仍有冷感，因嘱坚持原方继续服用。但患者嫌此药价廉而非补剂，乃辍服，后始终未闻获得生育。

三、讨论

五积散的处方共含有十五味药，再加药引，粗看药味似较庞杂，但中药复方方剂的疗效，不能孤立地从各个药物个别看药效。反复实践有效的方剂，合理配伍而产生一种综合的作用。如本方内含苍术、厚朴、陈皮、甘草，为运脾化湿之平胃散；陈皮、半夏、茯苓、甘草为主治一切痰饮之二陈汤；有治太阳表证之桂枝汤；有治痰饮之苓桂术甘汤；有治肾脏疾病的甘姜苓术汤；有四物去地黄，具行血通经脉之功；有麻黄合桂枝辛温发表以散表寒；姜、桂、枳、朴温里以行气滞；陈皮、半夏合麻黄、桔梗开肺以豁痰；麻、桂干姜、芎、归、甘草具续命汤之方义。综观全方，结构严密实为以上诸名方综合的复方。依诸方之作用，可以理解本方之疗效不仅主治气、血、痰、饮、食五邪之郁积，而对表里内外、脏腑经络之寒湿阴邪，悉皆能治，其治疗范围，颇为广泛。

五积散之药量，《和剂局方》以苍术最多为君药，桔梗为臣，麻黄、枳壳、陈皮等为佐药，其余为使药。后人根据实际需要而变更其分量、配伍者，如《三因方》麻黄春夏二两，秋冬三两；干姜春夏一两半，秋冬二两；桂春夏三两，秋冬四两等。笔者用治喘息证，不以苍术为君，而以麻黄、桔梗、陈皮、半夏等为主药（见验案一）。

本方在各地中药房均有成药制剂，如散剂、丸剂等供应。笔者喜用粗散，按照《局方》的制法，加药引姜、枣或姜、葱作煎剂。

《局方》熟料五积散，笔者认为颇有意义。因本方药味大都为芳香药，锉成粗粒（古称为麻豆大），微炒令香，则更易发挥其有效成分之作用。成人每次总量四钱至五钱，一次煎，加水一盏，煎取七分，去渣温服，一日两次。唯此锉散剂最好临时炒香，否则必须密闭贮藏，如果香气散失，疗效势必大为减损。中药房成药丸剂吞服，不如煎汤热服奏效快。个别药房习惯用蜜丸，用以嚼食，不合理，应改进。

有人主张本方宜加白术，并减苍术之量，笔者同意此意见。因本方除含平胃散以外，他如苓桂术甘汤、苓姜术甘汤等方均用白术，故按《局方》苍术减半加白术等量为佳。

成人每日量依照《和剂局方》之记载，每服三钱，如日服三次，共为九钱。目前，大家处方习惯都将各个药物写在方笺上，一般每味药用量二至三钱，本方共计十五味药，则每日总剂量当在三四两以上。笔者用治喘息之一症（见验案一），就是用这样的剂量，似属浪费。另笔者也曾用过散剂或丸剂，每日不足一两，同样收到相应的疗效，特别感到遵古（《局方》）配制的锉散剂，一日两次，每次四五钱煎服，效果最佳。上案月经不调之一例，就是这样用法。看来中药的剂量，还可大大减少，希通过实践，共同研究。

对中医的研究工作，应当从中医的临床实践经验着手，一个病一个病地总结中医的疗效。在中医学文献中，蕴藏着许多历经反复实践卓有成效的名方，这是先辈医家辛勤劳动的研究成果，也是今天重点研究的对象之一。通过临床，总结它的疗效，肯定它的适应范围，并运用中医理论，加以说明，这不仅可以阐明中医辨证施治的规律，且便于推广应用，更好地为人民保健服务。不断总结，不断提高，又可为今后应用现代科学方法阐明疗效机制，打下良好的基础。

应用巴豆剂的一些经验和体会（1961年）

巴豆是一味具有峻烈作用的中药，远在数千年前已被人们用来治疗疾病，我国第一部本草书——《神农本草经》早已清楚地告诉我们"巴豆性味辛温有毒，破癥积，攻痰癖，荡涤五脏六腑，通闭，泄壅，疗喉痹，排脓毒，消水肿，杀虫鱼"，所以后人称之为斩关夺门之将，有戡乱劫病之功。

虽然巴豆的毒性极猛烈，但我国的医药学家在长期实践中掌握了它的特性，总结了临床应用经验，将其巧妙地制成巴豆霜，配伍他药为丸剂散剂来应用，按照辨证规律，针对巴豆剂适应证施用，有立竿见影之妙效。张仲景《伤寒论》有桔梗白散，是典型的巴豆剂（巴豆霜一分，桔梗、贝母各三分组成）。原方主治"寒实结胸，无热证者"。我曾用于痰食胶结、昏迷不语之老人，获得意外疗效。如郑姓老人年七十余，素嗜酒，并有慢性支气管炎，咳嗽痰多，其人痰湿恒盛，时在初春，其家有喜庆事，此老饕餮酒肉饭食后，即入床睡眠，翌日不起，家人在忙碌中初不知，至晚始发觉患者迷糊，询之瞪目不知答，木然如痴呆，因其不气急，不发热，第三天始邀余诊，两手脉象滑大有力，检视口腔，满口痰涎黏连，舌苔则厚腻垢浊，呼之不应，问之不答，两目呆瞪直视，瞳孔反应正常，按压其胸腹部，患者蹙眉似有痛闷感，拒按状，于揭被时发觉有尿臭，始知其遗尿在床。然大便不行，当考虑其脉象舌苔是实证，不发热，不咳嗽，不气急，病不在脑而在胃，因作寒实结胸论治。用桔梗白散五分，嘱分三次以温开水调和缓缓灌服。二次灌药后，呕出粘腻胶痰样呕吐物甚多，旋即发出太息呻吟声，三次药后，腹中鸣响，得泻下两次，患者始觉胸痛发热口渴，欲索饮，继以小陷胸汤两剂而愈。

其次为一5岁小儿肺炎，于发病后第8天往诊，据其家属称某权威西医诊断为急性肺炎。当时青霉素正风行一时，每4小时注射，请来护士在其家连续注射数昼夜，热退了，呼吸也平静了，可是该儿旋呈无欲状态，不饮也不食，注射也不哭不叫，不闹也不眠，肛门体温36.7℃，脉沉弦而滑，舌苔满布白腻，时有恶心干呕，但眼及四肢神经反应尚正常，大便虽不行，腹部按压亦无抵触物，唯按及胸脘时，患者颜貌呈苦闷状。投以玉枢丹，灌药后悉呕出，病情不动不变，筹思无策。时在夏季，患儿裸卧床上，任令触诊，注视其呼吸，有时闻以太息，胸胃部有窒闷感，胃部扣诊有鼓音，乃作结胸治，以桔梗白散小量（每回一分）频频灌服，吐出则再灌，药后呕出黏痰甚多，继而大便泻下黏涎，旋即出声哭闹。翌日复诊时体温升至38.5℃，咳嗽，乃以小青龙汤加减治疗而愈。

巴豆剂的另一处方紫圆，我亦常喜应用，认为小儿食积发热引起惊搐烦啼诸症，最有著效，且服用便利，导滞去积不腹痛，无副作用，安全有效，确为儿科之常备要药。对于小儿即使是乳儿，由于乳积、食积、痰积、虫积等胃肠道障碍而起的变蒸发热、夜啼不安、惊搐等症，随其体质年龄病情而投以适当剂量时，往往排出黏液如痰样物而迅速奏效。

紫圆见于《千金要方》儿科门，为巴豆霜一份，代赭石1份，赤石脂1份，杏仁2份。四味组成，丸如萝卜子大，3岁儿每次服0.5分至1分；以轻泻为度，不泻稍稍增量。经验证明，紫圆为儿科之妙药，后人从此发展而制出的儿科名药保赤散、金鼠矢、万应丹等，均是巴豆剂对儿科方面的应用。

中华人民共和国成立后，各地中医创造了很多的新方剂，在血吸虫病治疗中，湖南用含巴绛矾丸（巴豆霜合煅制皂矾），江苏常熟的麝香木香丸（巴豆霜、木香、麝香等），广东的巴豆红糖丸等，用来治腹水，江苏的巴豆朱砂膏外贴治白喉，南京地区的利喉散用来治气管白喉等，均有良好的效用，巴豆制剂获得了广泛的运用和发展。

虽然巴豆是剧毒药，但有毒药物却为治病的利器，只要掌握了配制和剂量的规律，用以攻病破坚，诚有斩关夺门、旗开得胜之功效。巴豆峻烈，毒性在巴豆油，制成巴豆霜，系压榨去油，除油越净，则越无腹痛、呕吐等副作用。如新制巴豆霜，去油未净，则内服用的剂量要减少。不然，它的副作用较难掌握，巴豆内服取其攻坚，巴豆油并非不可用，不过定量的问题有待进一步研究。利喉散治气管白喉，取其逐伪膜，显然是巴豆为主之排逐气管阻塞作用。曾有文献报道治小儿气管白喉濒于窒息危险时，用生巴豆一粒，加水研磨成白色乳剂，以注射针吸取乳液少许射入患儿喉头，当即呕出伪膜得救。这种在无条件地区仓猝中抢救的实例，足见巴豆斩关夺门的作用。外贴用的巴豆朱砂膏应以不去油之巴豆，紫圆、桔梗白散等则必须去净其油。此外配伍以绛矾、赤石脂等矿物性粉末，内服时似有保护性，可以减轻副作用；配桔梗等则用于寒实结胸。可见配伍、剂量、用法，对此均有重大关系。

辨证施用"瓜蒌枳实汤"的妙效（1961 年）

瓜蒌枳实汤这一个时方，出于明·龚廷贤《万病回春·痰饮门》，原方为：瓜蒌、枳实、当归、贝母、陈皮、桔梗、茯苓、黄芩、栀子、木香、砂仁、甘草、竹茹、生姜十四味，它与清·沈金鳌《沈氏尊生书》的瓜蒌枳实汤大同小异，沈方有麦冬、人参、苏子、竹沥、姜汁，而无黄芩、砂仁、木香、竹茹，共十五味。

现所用的是前方，《万病回春》中这个方剂主治痰结之咯吐不出、胸膈痛闷、寒热气急等症。我常用此方治老人痰饮或不拘原因的咳嗽，气急咳咯，胶痰浓厚而胸痛有热的病症，屡获满意的效果。此方看起来平淡无奇，可是辨证论治，用之得当，每有出乎意外的妙效。

1957 年叶先生去北京开会，一个星期天，友人来电话邀叶先生去为一个年近八十的湖南耆宿周振鳞老先生看病。到了他家里见这位老人围坐在床上，呼吸气急、咳嗽、喉头有痰声，剧咳很久，费了很大力气，好容易咯出一口痰，他的家人帮助用手指挖出来，痰浓如胶，黏韧而拉得很长，这时患者额上汗出，精疲力竭，但又不能倚靠一下。据他的家属说：昨天刚从北京医院回来，据医院诊断为慢性支气管炎、肺气肿、心脏病，还有高血压。这个病已经多年了，过去每年冬季要发作，春季暖和，慢慢好转。近年来病愈发愈重，常住医院，医生说并发肺气肿、心脏病，且年纪这么大，没有好办法了，同意他出院，回家吃吃中药看。由李任公的介绍，而邀叶先生去的，听了他的诉述，相信北京医院的诊断是正确的，脉象是弦数而大，但重按则无力，也可说是浮大而弦数，舌苔则很厚，黄而垢腻，口渴不多饮，颜面呈潮红现象，可能因剧咳气逆而上部充血，询知有头痛脑胀，咳时更甚，并觉烦热汗出，大便干结，小便少而色浓。此老肢体骨骼魁梧，但肌肉消瘦。主诉当前最大的苦痛，是疲惫想睡而不能睡，气急咳嗽，痰在喉间咳不出，遂为之处方，用栝蒌枳实汤。但又感到患者既是肺气肿，又是心脏病，而且这么大年龄，很可能随时有危险发生。这方子未必能见效，谁知出乎意料，第三天又来邀诊，据说吃了两剂，好得多了，咳嗽松了，气较平了。傍晚再去，诊得脉象比较缓和，浓痰能顺利咳出，气急亦较平，可以伏几假寐数分钟，据称很想睡一睡，可是心胸烦惊，不能安宁，且有谵语。乃为之处方，原方去木香、砂仁加半夏、胆星，取竹茹温胆汤复方的含义，药后逐渐好转，能睡眠，又能进食。第三次复诊时，咳嗽大减，气急完全没有了，患者很高兴。连续五次复诊，始终以本方合温胆汤加减，至最后一次复诊时，见此老已起床活动了。1958～1959 年，每次叶先生赴京出席政协全国会议时，他总是邀叶先生去做客，给他开个汤方，此老咳嗽虽未根本清除，但从未发现过如前样的严重症状。

这个病由肺气肿导致心脏病，当然是事实，可是中医诊疗，是从整体着眼的，决不可受到局部病变所拘限，中医辨证治疗的特点，是应用不同方法去解决不同的矛盾，中医诊断，主要在着手抓住特殊"证候群"，因证候是机体病理生理矛盾斗争的具体表现，特别是某种特殊症候群，应用与此相适应的经验方剂时，往往有"立竿见影"之效。

野黄连解毒汤的应用（1961 年）

黄连解毒汤方出自《外台秘要》，为黄连、黄芩、黄柏、山栀子四味组成。《活人书》列于火证门，主治三焦之实火，内外皆热，烦渴，小便赤，口舌疮。《医方集解》主治一切火热，表里俱盛，口燥咽干，大热狂躁，烦心不眠，吐血衄血，热盛发斑等证。笔者曾用此方予咯血、衄血以及诸出血而属阳证实热者，屡获卓效。

1. 一女性患者，发热头疼，鼻出血，出血量甚多。曾用京墨纸卷塞鼻孔，血仍从鼻道流出，咽下或满口吐出。经服中药以及西医注射种种止血针剂，虽得暂时止血，但须臾又复流血。予诊得脉象有力而滑数，外观上虽无重症高热现象，但测量体温终在38℃左右。患者感觉头胀、心烦，并不口渴，大便尚正常，但稍稍倾向于干结。舌布腻苔，因墨汁及血液而染成灰褐色。平时月经正常，此次逾期数天，未见来潮。患者过去既无鼻衄史，现在又无其他兼症，开始时只微觉感冒样头疼、头胀，余反复思考，一时摸不着头绪，初疑为月经之代偿性出血，投以桃仁、红花、茜草根等通经之剂无效，继思既有头疼，又有微热，流血虽多，面色并不苍白，参以色脉，当属阳证实证。故决定以黄连汤加味，嘱冷服。药后，血不复出，只数剂而愈。

2. 一个十来岁的麻疹患儿，发疹期高热，咳嗽气急，麻疹稠密，色赤带紫。疹后身热不退、烦渴、咳嗽、鼻衄、齿龈出血、口臭龈肿，脉细弦数，舌质绛红，根有黄苔，小便赤涩，大便色黑呈恶臭，但不干结。显属麻疹余毒，颇有并发牙疳的危险。初拟用犀角地黄汤，因患儿家庭经济拮据，改用黄连解毒汤加鲜生地、丹皮、赤芍等，数剂顺利治愈。

3. 一肺结核患者，男，40岁，咳嗽，多量咳血，用滋阴降火止血之剂，屡治无效。因头痛发热，有口疮，脉滑数，舌黄苔，改用黄连解毒汤加味，血即止。临床经验证明，肺结核患者之咯血，往往兼有发热。在一般情况下，宜滋阴降火法，但在另一种情况下，即患者咯血发热，兼有头疼、头胀、脉数而滑或带浮、心烦、口渴、睡眠不安，小便色黄，或排尿有热感，大便倾向于干结者，属阳证热证。此时，用滋阴降火法无效，用本方加减，往往应手而愈。一般说来，肺病发热吐血，属阴虚者较多，但事实上确有属阳证实热证的。先前叶先生对肺结核咳血总是以肺肾相关、金水相生、肾虚肝旺、木火刑金等五脏生克来论证，用滋阴降火的方法来治疗，可是有时有效，有时就无效。实践表明，中医辨证，必须参合色脉，根据具体病情，辨别表里虚实寒热而用药。

黄连解毒汤的方义：黄连降心火，黄芩清肺热，黄柏泻肾火，山栀子凉血热，且四味均具强烈的消炎作用，组合一方，协同而奏清热解毒、凉血消炎之功。此方不仅用于吐衄，其他如诸种热性疾患之充血性急性炎症，胆囊炎，黄疸，膀胱及尿道炎，赤淋尿血，眼结膜炎，急性脑充血，烦热躁狂等，如方证相应即有效。中医整体性治疗之所以能够"同病异治，异病同治"，道理就在这里。

江苏医院一位休养员韩某，给出一张多年保留下来的中药方。她说，当年参加革命在苏北打游击时患大病九死一生，就是吃了这个药方治好的。她的病很奇怪，开始月经过多，牙龈出血，后来项间发生疖子样的紫疙瘩，破头流血，涓涓不止，血异常腥臭。经多方治疗无效，一位农村医生给开了这张方子去配药，药铺里的人不肯配，说这药方太凉，女人不能吃。当时因为束手无策，死马当做活马医，请他照配，不料吃了此药病就好了。隔了一年多，因与敌人艰苦战斗，转移阵地，几昼夜没有睡觉，疲劳过度，旧病复发。鼻衄、齿衄，周身发现紫斑，上半身更多，有的斑变成疙瘩出血。再去该地（盐城乡间）请那位中医师诊治，服了他的药又逐渐而愈，因此把那张方子保存下来。她要叶先生研究一下，看看可不可以推广。现录其处方如下：生石膏、鲜生地、黄连、丹皮、黄芩、山栀子、赤芍、黄柏、鲜茅根、芦根。原来这是黄连解毒汤与犀角地黄汤的合方，去犀角加石膏、茅根。那位医生不但有学识，有经验，且具胆量和机智。他运用大方大药治大病，而且能根据病员的环境条件，不用犀角而改用大量石膏和茅根，这殊令人敬佩（已将该方交卫生厅有关处科了解，向当地卫生部门领导反映）。由于这一事，引起了叶先生对黄连解毒汤应用经验的回忆，因而记于此。

痢疾的经验药方（1954年）

痢疾分细菌痢和原虫痢，其主要病变是大肠黏膜的发炎和溃疡，故呈现下痢、腹痛、后重、排泄不畅、下黏液或脓血等临床证候。中医古有"肠澼""滞下""赤白痢""热痢""冷痢""五色痢""水谷痢""噤口痢""休息痢"等说，都是随症状表现的不同而命名的。

《外台秘要》论"天行热痢"云："热气在肠胃，挟毒则下黄赤汁"，又云："热毒伤于肠胃，故下脓血似鱼脑或烂肉汁、壮热而腹绞痛"，这好像是细菌痢。

巢氏《诸病源候论》"赤白痢"，"冷热相交，故赤白相杂，重者状似脓涕而血杂之，轻者白脓上有赤脉、薄血，状似鱼脂。"这类似原虫痢。

又论"水谷痢"云"脾胃气虚，风邪入于肠胃，脾气弱则不能克制水谷，故糟粕不结聚而变为痢也。"这近似急性肠炎。《内科金鉴》云："肠澼者，饮食不节，起居不时，阴受之则入五脏，腹胀闭塞，下为飧泄，久为肠澼，腹痛下血也。"这可能是非传染性的肠炎，也可能是传染性的痢疾。因各种传染病原往往乘饮食不节、起居不时、抵抗力减弱的机会而发病，所以我们对古人的记载，只能供参考，如果认为古之某病即现代之某病，那是不正确的。

痢疾的治疗，和其他疾病一样，分"原因疗法"和"对症疗法"两种。如果查明了病原体，应该用针对性强的特效疗法，但同时也少不了用下剂清除邪毒以及镇痛、收敛、止血、保护肠黏膜等对症疗法。中医对痢疾治疗有很多经验方药，虽然多数尚未明了其疗效的药理机转，但其中经过科学的证实者亦不少，如黄连之于菌痢、鸦胆子之于阿米巴痢等，兹将中医中药治疗痢疾的经验方药择要整理如下：

一、原因疗法

1. 黄连：少量用为苦味健胃药，大量用对于肠道有消炎抑菌之效，适量用于赤痢、肠炎、伤寒、霍乱等传染性肠疾患（阿米巴痢应除外）。用于痢疾，成人每日至少用三至五钱，最好制成浓流膏，再做丸剂内服。

许叔微《本事方》治热毒赤痢，黄连二两，瓦上焙，当归一两焙，为末，每服二钱，陈米饮下，佛智和尚在闽，以此济人。

《经验方》赤白暴痢，下如鹅鸭肝者，痛不可忍，用黄连、黄芩各一两，水二升，煎至一升，一日分三次热服。

葛洪《肘后方》，治下痢腹痛，赤白痢，日夜数十行，脐腹绞痛，以黄连一斤，酒五升，煮取一升半，分两服，当止绞痛也。

《千金方》治热毒血痢，宜黄连一两，水二升，煮取半升，露一宿空腹热服，少卧将息一二日即止。

2. 黄柏：也是苦味健胃药，其成分含有小蘗碱，性状和黄连所含之相似，对于细菌性肠疾患，腹痛下痢，有消炎杀菌作用。

治痢疾须用大量，成人每日生药可用到五至七钱，乃至一两，但须设法改变其剂型，用其浓缩之浸膏剂。

阎孝忠《集效方》治小儿下血，或血痢，用黄柏半两，赤芍四钱为末，饭丸麻子大，每服二十丸，食前米饮下。

《妇人良方》治妊娠下痢，白色，昼夜三五十行，用黄柏根皮黄厚者，蜜炙令焦为末。大蒜煨熟去皮捣烂为丸，如梧桐子大，每空心米饮下三五十丸，日三服，神妙不可俱述。

3. 黄芩：为解热健胃药，对于急性胃肠炎、呕吐下痢等有效，古人治热痢多用《伤寒论》中的黄芩汤。

黄芩治痢，成人每日须用生药七至八钱，为浓缩制剂，效果显著。

《神农本草经》黄芩主治诸热黄疸，肠澼泄痢。

《伤寒论》治太阳少阳合病下痢，黄芩汤（黄芩、芍药、甘草）主之。

陶弘景《名医别录》黄芩主治肠澼脓血。

4. 金银花：含有植物杀菌素，古称解毒治疮药。笔者屡试单味治下痢，成人每日须用至一两，或磨成细粉，每2~3小时服一钱，效果才显著。花之价格较贵，忍冬之嫩叶及茎，功效相同。

《太平圣惠方》治热毒血痢，用忍冬藤浓煎服。

陈藏器治热毒血痢，水痢。

唐·甄权云：治腹胀病，能止气下游。

5.木香：为菊科多年生草本之根，中药市售品有广木香、土木香之分，皆用为健胃整肠，治腹痛下痢之要药。另有一种称"青木香"或"土青木香"，是马兜铃之根，民间用治腹痛。

土木香治痢疾腹痛，常与黄连合用。著名的"香连丸"即为大家都知道的有效验方。唯制剂尚须设法改进，应把它浓缩后制成丸剂或片剂，这才服量小而效力大。

孙兆《秘室方》治一切下痢，不拘丈夫、妇人、小儿，用木香一块，方圆一寸，黄连半两，二味用水半升同煎干，去黄连，薄切木香，焙干为末，分作三服。第一服橘皮汤下，二服陈米饮下，三服甘草汤下，此乃李景纯所传云。

按：木香块根一寸见方，三至五钱，黄连煎汁给木香吸收，确是古人智慧巧妙的浓缩法。值得仿制试用。

6.葱蒜及薤白：大蒜为植物杀菌剂，已为苏联医学界临床实验所证明，对于慢性痢疾，非常有效。葱和薤白与大蒜同类，且系野生植物效用不亚于大蒜，慢性痢疾用葱白，大蒜或薤白煮粥服食，经济简便，有效无弊。

《日华子本草》云，薤白煮食耐寒、调中、补不足，止久痢、冷泻，肥健人。

李杲曰：薤白治泄痢下重，能泄下焦阳明气滞。

陈藏器治赤痢不止，用薤白同黄柏煮汁服。

《食医心镜》治赤白痢下，用薤白一握，同米煮粥，日日食之。

杨氏产乳方，治小儿疳痢，以薤白生捣如泥，同米粉和蜜作饼炙熟与食，不过二三服愈。

范汪方治产后诸痢，多煮薤白食，仍与羊肾脂同炒食之。

7. 乌梅：为清解毒药，有杀菌驱虫之效，中医学称其味酸收敛，痢疾不宜早用此药，其实不然，且本品不含鞣质，对一切细菌性传染性肠疾患，如伤寒、霍乱、赤痢等，早期大量应用本品效果极好，笔者常用乌梅浓流膏（干膏），成人每次 0.5 克，1 日 3~5 次，治肠炎下痢时与黄连并用（小儿则单用乌梅膏加砂糖），辄获良效。

乌梅的成分含有枸橼酸及苹果酸等，多量内服，可能致肠液酸性化而抑制细菌的繁殖，因一切细菌均在碱性液中繁殖，而细菌培养皿中加入酸性液，就不能生成菌落，依此理解，则乌梅的抑菌作用已可概见。由于苏联研究的经验，北五味子治疗儿童赤痢的启示（见后），乌梅可能与北五味子有类似的作用，值得注意。

《必效方》治产后痢渴，用乌梅二十个，麦门冬十二个，每水一升煮七合，细呷之。

《仁斋直指方》，治赤痢腹痛，用陈白梅同真茶、蜜水各半煎饮之。

《太平圣惠方》治赤痢腹痛，用乌梅肉、川黄连各四两，为末，蜜丸梧子大，每服二十丸，日三服。

《圣济总录》治便痢脓血，用乌梅一两去核烧为末，每服二钱米饮下，立止。

《肘后方》治久痢不止，肠垢已出，用乌梅肉二十个水一盏，煎六分，分二次食前服。

《袖珍方》治久痢不止，用乌梅、白梅各七个，去核，取肉捣烂，入乳香末少许，丸如梧子大每服二三十丸，茶汤下，日三服。

《济生方》治大便下血及久痢，久痢不止，用乌梅三两，烧存性为末，醋煮米糊和丸，如梧子大，每空心米饮服二十丸，日三服（同类记载甚多，不胜枚举，故从略）。

桔泉按：乌梅与黄连合制浓缩丸剂或片剂，用于细菌性肠疾患，如肠炎、痢疾、伤寒、霍乱等的预防和治疗，为理想的农村医疗机构的常备药。

8. 五味子：有南五味、北五味两种，以北五味为佳，中医习用为强壮性止咳药。

《大明本草》"治风消食，及胃霍乱转筋"，李杲"生津止渴，治泻痢，补元气"。

苏联伯力医学院曾作过很有意思的试验，他们用北五味子治疗儿童赤痢，效果好。应用此药并没有见到任何副作用，当停止服用时，其效能消失也很迅速。（《药学通报》一卷二期，任国智译，药学硕士 E.IO. IIIQee 著）

桔泉按：我曾以 50% 北五味子酊剂试用于儿童痢疾（包括肠炎），7 岁的每次 1 毫升，1 日 3~4 次，混合于糖浆中给予，有相当效果。

9. 鸦胆子：不是苦参子，是一种黄楝树（一种苦木）科植物之种子，如小豆大，卵圆形，果壳褐色皱缩，内有白色或黄白色如米粒大的核仁，有油，味极苦。本品对于急性阿米巴虫痢已为临床试验所证明，成人每日 3 次，每次用核仁 10 粒至 15 粒，制于胶囊中吞服，能使症状很快消失，即使慢性虫痢（休息痢之属虫性者），亦可治愈。唯因其味苦，易致引起呕吐，故宜于食后服，或胶囊包装吞服，用民间的土法用龙眼肉包裹吞服也很好。

10. 马齿苋：俗称"酱瓣草"，一称"九头狮子草"，为马齿苋科之一年生草本植物，茎及叶肉质多汁，平卧地上。我国各地田野处自生很多，农家煮作饲猪之食料，亦可作救荒充饥之用。

本品用于细菌性痢疾，须取大量新鲜之草洗净后，捣汁，每服半杯（二十至三十毫升），一日数次，或作浸膏。

据汪美先、余锦仁等实验证明，用马齿苋之 25% 稀释液，对痢疾志贺型，弗氏型和丫型细菌，都有抑制生长和杀灭之作用，然以对丫型最敏感，稀释在 10% 以上，细菌即停止发育。

中国预防医学研究所论文第 8 号："对照试验，用马齿苋 25% 稀释溶液，对伤寒杆菌也有抑制生长和杀灭的作用，比对菌痢所需时间为长。"

据临床试验报告，用马齿苋浸膏，53 例细菌痢的病人结果证明志贺型、弗氏型、丫型都有效，但对阿米巴及鞭毛滴虫性痢疾无效。

11. 秦皮：为"苦枥木"之树皮，又名"梣皮"，其皮浸液呈碧色，味苦。本品虽未发现有效成分，颇疑与黄柏等类同样有植物杀菌素，用量成人每日 3～5 钱，为煎剂。

王好古曰：秦皮主治热痢下重、下焦虚。

《千金方》治血痢连年，用秦皮、鼠尾草、蔷薇根等分，水煎去渣，铜器重釜（重汤锅）煎，成丸如梧子大，每服 5～6 丸，日二服，稍增以知为度，亦可煎饮。

《伤寒论》下痢便脓血，用白头翁汤（白头翁、秦皮、黄柏、黄连）。

二、对症疗法

（一）泻下

1. 大黄：痢疾初起，腹痛、排泄不畅的情况下，需用泻下剂，帮助排泄，清除肠内毒素，往往可以很快地减轻症状。痢疾的排便越不畅，痢下的次数越频繁，用适当的泻下剂后，排便较畅而量多，则腹痛及下痢频度均可轻减。这是大家都知道的事实。中医书本上早有"通因通用"的一句名言。

大黄的用法，最好不用煎而用温开水泡浸半至一小时，饮其汤。

桔泉按：我的用法是生大黄2钱，温开水1杯，浸1小时，去渣取汤，再溶化玄明粉20克（6钱），分做3次，必要时饮服1次（成人量），用于痢疾初期，腹胀痛，下痢不畅时，可同时用连梅丸等。

2. 木槿花：木槿为锦葵科之小灌木，用治赤白痢，为民间常用单方，宜焙燥研细粉，成人每次2~3克（5分至1钱）。米饮调服，1日3次或数次，对下痢腹痛后重不畅者，服数次即可减轻症状。本品为黏滑药，有排除肠内毒素、庇护肠黏膜之功效。

《大明本草》，治肠风泻血，赤白痢，并焙入药。

赵宜真《济急方》治下痢噤口，用红木槿花，去蒂，阴干，为末，先煎面饼二个，蘸末食之。

3. 白扁豆花：最近有某学校的一位干部说，她有一单方，治赤白痢疾，非常灵验，用白扁豆花炖蛋食之，大都二三回即愈。

李时珍曰：白扁豆焙研服治崩带，作馄饨馅食之治泄痢。

《必用食治方》治一切泄痢，用白扁豆花正开者，择净勿洗，以滚汤捞过，和小猪脊肉一条，葱一根，胡椒七粒，酱汁拌匀，就以扁豆花汁和面，包作小馄饨，炙熟食之。

以上各方用法，都是把花连渣服之，据笔者个人经验，认为植物花瓣连渣服食，往往能促进通便，此外，或许尚含有鞣质等其他成分，究竟如何还待今后再作进一步研究。

此外如槟榔、牵牛子、枳实、马鞭草、桃仁、麻仁等都可归入本类。

（二）收敛

1. 荠菜：为良好的止血剂，治赤痢下血（肠溃疡、肠出血）有卓效，凡急慢性痢疾，腹痛下血，成人每日用干荠菜或花穗果实 1 两，浓煎，3 次分服，二三次之服药，即可见效。

荠菜治血痢，不仅笔者屡亲试验有效，且有学理可据。

荠菜的成分，全草含有"失水戊糖"、"失水乳糖"及"胆碱"，并有降低血压的"乙酰胆碱"，与有止血作用的"荠菜酸"，此外尚含"肌糖"和"维生素甲、乙、丙"等，种子中含有"配糖体物质"，水解后则生成"鼠李糖"，据 L.Dron 氏研究，谓本品之止血作用，已获证实。

唐·甄权《药性本草》云："荠菜根叶，烧灰，治赤白痢极效。"

2. 鸡冠花：为收敛止血止泻药，中医书本及民间习用，以治赤白痢，肠风下血等证。

花及种子均入药，花之用量成人每日 3～5 钱，作煎剂，或焙燥研细粉，每次 2～5 分，1 日数次，米饮送服。

陈藏器曰：鸡冠花子，止肠风泻血，赤白痢。

李时珍曰：鸡冠花治痔漏下血，赤白下痢，崩中赤白带下，分赤白用（因鸡冠花有红花、白花之故）。

《集简方》治赤白下痢，鸡冠花煎酒服，赤痢用红花，白痢用白花。

3.白头翁：为毛茛科多年生草本植物之根，含有"白头翁素"（Anemonin），为苦味收敛性止泻药，又为止血药，治热性病下痢，赤痢之里急后重，与秦皮、黄柏、黄连合剂，为著名之白头翁汤，详见秦皮项下。用量：本品有毒，应注意极量，成人每日生药2~3钱，不宜超过5钱。

甄权曰：主赤痢腹痛。

《太平圣惠方》，治下痢咽痛，用白头翁、黄连、木香各二钱，水煎分三次服。

4.苹果：小者叫花红，为蔷薇科植物之果实，我国山东烟台苹果很著名，为含有丰富营养之美味果实。以苹果或花红晒干去皮核，磨细粉，每次1匙（3~5克）1日数次，食前服，治痢疾非常好。尤其对于小儿及衰弱者更适宜。用新鲜者洗净消毒去皮，令患者适量食之亦好。

本品含有"苹果酸""枸橼酸""酒石酸"及"鞣酸"等，有收敛抑菌之效，又含"果糖"、"葡萄糖"及"维生素甲、乙、丙"等，并含铁质，有补养之功。

《食医心镜》，治水痢不止，苹果半熟者十枚，水二升煮一升，并苹果食之。

《子母秘录》，治小儿下痢，用苹果，构子（即俗称榖树之果实，形似杨梅者），同杵汁，任意服之。

5.贯众：贯众为厥类水龙骨科植物之根，为驱虫药，有止血止痢之效，中医古来用于血痢肠风，烧存性，每次1~2克，1日3~4次，食前服之，或作煎剂，成人1日可用3~4钱。

本品有驱虫之效，似适用于阿米巴痢，及各种肠寄生虫和钩虫病以及血吸虫病所发之下痢，因其止血作用甚著，痢疾性肠溃疡出血之时，均适用之。

《普济方》，治诸般下血，肠风、久痢、血痔、鼠瘘下血，用贯众去皮毛，焙为末，每服 2 钱，空心米饮下，或用醋糊丸如梧子大，每米饮下 30~40 丸，或烧存性，去大毒，为末，入麝香少许，米饮服 2 钱。

《集简方》，治血痢不止，用贯众 5 钱，酒煎服，此陈解元吉言所传方。

附：凤尾草治痢疾的报告：（见《星群医药》月刊二卷八期广西张伦德）称普通急性肠炎，水泻，用鲜凤尾草约 2 两，切碎煎浓汁，分 2~3 次服，立见功效，或调入蜂蜜同服，普通服一二次即告痊愈。如果确属赤痢，必须改变服法，即用鸡蛋一枚，放入鲜药内同煎，蛋熟后取蛋黄，成人每次用蛋黄一个，和一次用量之药汤同服之，普通只服一次，第二次不必加蛋黄，服药二三次可告痊愈，据称人毛呈有他的堂叔用此治痢甚多，几乎百发百中。又云：此药治阿米巴痢疾则效力不确。

桔泉按："凤尾草"即与贯众同科属的植物，性状和效用大抵相同。

本品也是收敛止血止泻痢的，李时珍曰："凤尾草"解等服热，通五淋，凉血。《本事方》治热毒下血，用金星（凤尾）草，陈干姜各二两，为末，每服一钱，温水下。

6.酸石榴皮：石榴皮焙焦，研细粉，成人每次 1 克，1 日 3~4 次，食前服，治泻痢肠出血（称肠风下血），尝见民间应用，效果极著，大都数次即止，这是酸石榴鞣质的效用。后世本草如《本草从新》《本草备要》等，误认为酸味药有收敛、留邪的后患不敢应用，殊不知对于重症下痢、肠壁有溃疡，鞣质有保护溃疡，止血止痢，促其收敛愈合之功。痢疾除初期宜间用缓泻剂，清除肠内容物及毒素外，收敛药实适用于痢疾的中、末期。水泻、血痢，以及久泻久痢不止者，用酸石榴皮研细粉，服下，效果确实可靠。

孟诜曰：赤白痢、腹痛，用酸石榴一枚，连子捣汁服。

李时珍曰：石榴止泻痢，崩中，带下。

《普济方》，治久泻不止及肠滑久痢，用酸石榴一个，煅烟烬，出大毒，一夜，研末，仍以酸石榴一块煎汤送服，神效无比。

桔泉按：煅烟烬，即烧存性，出大毒一夜，即将药放置一夜待冷之意，所谓"烧存性"，最好将该药放黄泥罐中，外涂绍酒，泥封固，置灰火中，煅至成焦炭，不可泄气，窜入空气则氧化燃烧而变灰烬，其药性也不存在了。

又方，治久泻久痢，陈石榴皮焙研细末，每服二钱，米饮下，患二三年，百方不效者，服之便止，不可轻忽之。

《圣济方》，治痢血五色，或脓或水，用酸石榴五枚，连子捣汁，每服五合，甚佳。

《食疗本草》，治赤白痢下腹痛、食不消化者，用石榴皮炙黄为末，枣肉为丸，如梧子大，米饮服三十丸，日三服。

《肘后方》，治赤白痢，用石榴皮烧存性为末，每米饮服方寸匕，日三服，效乃止。

石榴根皮含有植物膺碱，为肠寄生虫驱除药，主为杀绦虫，果皮含"鞣质"，果肉有"枸橼酸""转化糖""维生素丙"等，止泻痢，止血，当为鞣质收敛作用。石榴花亦有同样效用，最著表现于止血、吐血、鼻衄、外伤出血、肠出血，焙燥研粉内服外用都适宜，可推广应用。

7. 杨梅：杨梅浸烧酒，为民间常用之家庭药，腹痛下痢时，饮一些杨梅烧酒，或吃一二枚酒浸的杨梅，往往就可以解决问题。

杨梅果实含有"枸橼酸""鼠李糖""抗坏血酸"等，也是营养丰富，清凉解渴之佳果，值得推广应用。

孟诜曰：杨梅止渴，和五脏，能涤肠胃、除烦愦、恶气，烧灰服，断下痢甚验。

《普济方》，治下痢不止，用杨梅烧研，每米饮服二钱，日二服。

8. 荷叶：中医习用荷叶蒂，其实荷叶、荷梗、莲蓬壳都可用，每日约1两，煎浓汤，1日3次分服，或焙燥研细粉，每次1钱，1日3次米饮送服，对于泄泻或血痢很有效，本品亦是富含质之收敛止泻止血药。

《普济方》，治血痢不止用荷叶蒂水煮汁服之。

又方，治下痢赤白，用荷叶烧研，每服二钱，赤痢用蜜糖汤，白痢用砂糖汤下。

9. "椿根白皮"及"樗根白皮"：香椿名"椿"，臭椿名"樗"，根皮效用相同，为中医治痢之常用药，每日成人量3~6钱，为煎剂，习惯上每复合其他药用，古称"清热涩肠，燥湿固下"，治赤白痢及女子崩带，其实这是苦味收敛消炎药，并有驱虫之效，含有"苦味质""软脂""硬脂""油脂""鲸腊醇""植物固醇""氧化鞣质"及"苦楝苷"等。

陈藏器曰：去口鼻疳虫，杀蛔虫疥蟹，鬼疰传尸，蛊毒，下血及赤白久痢。

萧炳《四声本草》曰：止疳痢，得地榆更佳。

《外台秘要》，治小儿疳痢，困重得，用樗根白皮捣粉，以水和枣作大馄饨，日晒少时，又捣，如此三遍，以水煮熟，空肚吞七枚，重者不过七服。又方，用樗根浓汁一蚬壳，和粟米泔等分，灌下部（古时也有灌肠疗法，可见先民高度智慧的一斑）。再度即瘥，甚验，大人亦宜。

李东垣《脾胃论》，治休息痢，日夜无度，腥臭不可近，脐腹撮痛，用椿根白皮，诃黎勒，各半两，母丁香30个，为米醋糊丸，梧子大，每服50丸，米饮下。

唐瑶《经验方》，治休息痢，用椿根白皮去外面黄皮，焙为末，每一两加木香二钱，粳米饭为丸每服一钱二分，空腹米饮下。

刘禹锡《传信方》，治水谷下痢，及每至夏秋前后即患痢，兼腰痛，取樗根一大握，捣筛，以好面，捻作馄饨如皂子大，水煮熟，每日空服十枚，并无禁忌。

《经验方》，治脏毒下痢赤白，用香椿洗刮取皮晒干为末，饮下一钱立效。

《普济方》，治血痢下血，腊月日未出时，取背阴地北引樗根皮，东流水洗净，挂风处阴干为末，每二两入寒食面一两，新汲水丸梧子大，阴干，每服30丸，水煮滚，倾出，温水送下，见日则无效，名"如神丸"。

桔泉按：椿樗根皮的治痢，除收敛止血作用外，尚有驱虫之效。似可用于肠寄生虫性痢疾，及慢性阿米巴痢疾等。又《外台秘要》的药液灌肠方法最合理，值得采用，因痢疾病灶大都在大肠下部，药液注射疗法，不但免去苦口之烦，且易使药液直达病灶发生作用。笔者曾以地榆煎汁和鸦胆子乳剂注肠（地榆1两，煮浓汁100毫升，去渣，过滤，和以鸦胆子100粒研成乳剂30毫升，1日分2次，用玻璃水管灌注肛门内）治疗慢性阿米巴溃疡下血，获得良好效果，但樗根皮煎汁注肠却未经试用，希望今后展开试用，并将试用经过提供给大家，以便交流临床经验。

臭椿根皮（此树各地有产，能掘新鲜者更好，中药店亦有干者出售）鲜者刮去表皮，约2两（千者1两）煎浓汁1杯（约120毫升），去渣用纱布滤过，待温（约与体温相等。也可多煎些贮瓶中待用）用30毫升玻璃水管（灌肠用的玻璃水管，药房有售），轻轻灌入肛门内，1次可注2管（60毫升），1日2~3次，初灌时1~2管，习惯后一次可注3~4管（90~120毫升）更好。

这是笔者初步设定的方法，临床实践时，药液的浓度，灌注的次数和用量等，还应斟酌实际情况。

10. 玫瑰花：民间用于赤白痢，每日约十朵，同红茶一撮，煎浓，1日3次，服之有效。

赵恕轩《本草纲目拾遗》云：噤口痢，用玫瑰，阴干煎服。

《民间方》，治急慢性肠炎，腹痛下痢黏液，排便不畅者，用玫瑰花20朵，去萼蒂，生大黄1钱，水煮，1日2~3次分服，有效。

本品含有"精油""鞣质""没食子酸""葡萄糖"等，有收敛止血止痢及镇痉之效，用于腹痛下痢颇合理。

11. 紫参：为蓼科植物之根，又名"牡蒙"，生根黄赤色，干者皮黑肉紫，故名"紫参"，古时供药用，仲景《金匮要略》有紫参汤，为紫参、甘草二味组成，治下痢腹痛。

本品含有鞣质19.7%，亦为收敛止血止痢药。

王好古云：治血痢、温疟、鼻衄，汗出。

苏恭曰：治金疮破血，生肌肉，止痛，赤白痢。

按：本品不仅止血，且有治痛解热之效，对于急性赤痢恰是理想之药，惜现在中药市场已失传。

此外如地榆、棕榈、橡实、诃子、肉果、艾叶、侧柏叶、益智仁等，皆有治泻痢的记载可以归入本类。

（三）滑润

1. 木耳：是一种贵重的营养食品，除含有普通成分，如蛋白质、脂肪、糖、钙、磷、铁及维生素等外，尚有一种黏滑性类胶质，内服不但有滋补之效，且有缓和，黏胶性止血止痢之功。

《御药院方》，治新久泄痢，用干木耳一两炒，鹿角胶二钱，炒为末，每服三钱，汤酒调服，日两次。

《普济方》，治血痢下血，用木耳炒研五钱，酒服即可，或以水煎，盐醋食之，以汁送下。

按："桑耳""榆耳""槐耳"（现代研究，槐耳有治疗肝癌功效）等，功用相同。

2. 阿胶：是大家知道的缓和滋补，促进血凝的止血药，对于胃肠出血，效果最佳。

苏颂曰：阿胶止泄痢，得黄连、蜜蜡尤佳。

《和剂局方》，治赤白痢疾，里急后重，用"黄连阿胶丸"，阿胶一两，水化成膏，黄连三两，茯苓二两为细末捣为丸如梧子大，每服五十丸，米饮下，日三服。

3. 蜂蜡：为蜜蜂腹部轮节处的分泌物，触空气而凝结，用以造筑蜂巢及蜜糟之物，即采蜜后割取蜂房煮沸滤入水中凝结成者，色黄，又名"黄腊"，外用于创伤，为止血药，多作药膏的赋形剂之用。

内服用于胃肠出血，有缓和庇护黏膜创伤之效。

《神农本草经》，主下痢脓血，补中续绝伤、金疮。

《名医别录》曰：白蜡疗人泄澼、后重、见白脓。

《千金方》，"胶腊汤"治热痢及妇人产后下痢，用腊如棋子大两个，阿胶二钱，当归二钱半，黄连三钱，黄柏二钱陈仓米半升，水三升，先煮米至一升，去米后入药煎至一盏，温服甚效。

"调气饮"，治赤白痢、少腹痛不可忍，后重或面青手足俱变者，用黄腊三钱，阿胶三钱同溶化，入黄连细末五钱搅匀，分三次热服甚效。

按：以上两方，对于重症赤痢，溃疡病灶深重广泛而下血多者，颇有推荐应用的价值。

此外，如"无花果""禹余粮""滑石""赤石脂"等，均属本类。

（四）镇痛

1. 罂粟壳：罂粟壳为罂粟果实已被割取浆汁（即阿片）之果壳，中医用为治疗下痢腹痛药，阿片剂原为镇静大脑，制止肠蠕动，治疗下痢腹痛之要药，中药用粟壳，作阿片之代用品。

《普济方》，治热痢便血，用罂粟壳醋炙一两，陈皮一两，为末，每服三钱，乌梅汤下。

《集要方》，治久痢不止，用罂粟壳醋炙为末，蜜丸如弹子大，每服一丸，水一盏，姜三片，煎八分温服。

《全幼心鉴》，治小儿赤白痢下，日夜百行不止，用粟壳半两醋炒为末，另以槟榔炒赤研末各收，每用时二味等分，赤痢蜜汤下，白痢砂糖汤下，此方名"神仙救苦丹"（按：罂粟壳用于小儿，用量必须按照年龄比例计算，不可过量为要）。

罂粟壳之用量，成人每日一钱至二钱，极时为三钱，凡痢疾腹痛剧时，痢下次数频繁时，出血多量时，于治痢方中加本品，即获减轻。

罂粟壳的作用是镇静不是收敛，古时可能误认为收敛药，故用醋炒，意在增强其收敛作用，其实不然。

2. 当归：当归之挥发油能使大脑神经镇静，肠肌痉挛缓解，故有止腹痛之效，痢疾方中加入当归，主在缓解腹痛，如当归芍药散、痢疾散、养脏汤等。

3. 白芍：白芍是缓解挛急，止腹痛之要药，痢疾方中往往加芍药，像养脏汤、黄芩汤等。

此外，如厚朴、延胡索、茅术、羌独活、防风、五灵脂、川草乌、乳香、没药等都可归入本类。

结语：治疗的先决问题，依靠诊断，喻嘉言亦有"先议病，后议药"之训。中药治痢，虽种类繁多，但临床应用时，还须适当选择，如细菌痢而以治原虫痢之药则无效，反之亦无效。还有钩虫病也能发现痢疾样的症状，血吸虫病产卵期也有下黏液血便等症状，这些病非去其病根，不能奏功，钩虫可试用大量榧子或大蒜。

民间验方五则（1954 年）

中医学是我们的祖先在几千年实践经验中积累起来的伟大的文化遗产之一，其中亦包括了一部分民间疗法和民间医药。从实践中证明，具有极大的疗效。对于这些丰富多彩的民间疗法，实有加以推广介绍的必要。

下面介绍五则对于几种常见疾病值得应用的民间验方。

一、头风痛方

来历：日本梅村甚太郎著《民间药用植物志》，我国《普济方》《谈埜翁试效方》等均载之，惟组合分剂，稍有出入。

主治：偏头痛，或左或右。

处方及用法：香白芷、荆芥穗各三钱，加水适量，煎一二沸，去渣，一日分二次温服。大抵二至五服即见效。

注意：若用过大剂量（一日内的加倍剂量）则有促进子宫收缩催生及通经之功效，但依上述处方剂量，则孕妇不忌。

经效事例：叶先生试用有数例见效，记入《经效单方》，曾获读者反映治愈 3 例。

叶先生意见：本方二药，均含芳香挥发油，不宜多煎，可放在热水瓶中，注入沸水半杯，密栓瓶塞 1 小时即取服，或改制酊剂应用。

又本方主效似在白芷，或去荆芥换以川芎钱半，当亦有效。《谈垫翁试效方》系用香白芷二两五钱，川芎、甘草、川乌各一两，共研细粉，每服一钱，细茶薄荷泡汤调服，据称"偏头痛，百药不治者，服此一剂便愈"。

按：前两方试用无效时，此方亦可一试。

二、利尿消水肿外治方

来历：筑田多吉著《家庭看护之秘诀》。

主治：全身浮肿，小便不利（肾炎、腹水、脚气、肋膜炎等症），心源性浮肿也不禁忌。

处方及用法：掘取新鲜的石蒜球根，大者 1 个，小者 2～3 球，蓖麻子 70～80 粒，同捣烂，摊于纸或布片上，贴在患者两脚底中心，用绷带包裹之，约 10 小时，水从大小便下，12 小时换药 1 次，连贴 4～5 日，全身水肿消退，若连用 7 天，病尚未退则应中止，休息 7 日再贴。（石蒜俗称重阳花或蟑螂花，又名一枝箭，为多年生宿根草本，冬春自根部抽叶，形似韭叶，夏季叶枯腐，至秋天再抽茎，一支直上，于重阳间，枝梢顶端开红色伞形美丽之花，此时没有叶，其他下球根形似洋葱，外皮黑褐色，原野自生，中药店不备。）

经效事例：曾将此方载于《经效单方》，湖南衡山第二区卫生所张东同志反映，治愈严重水肿 2 例，另一读者治愈 1 例。

按： 石蒜根可作吐根代用品，其有效成分为祛痰剂，并能治阿米巴及肺蛭虫，是一种有用的中药，我国各地野生很多，但中药店无备，且此物不易被人所识，以致供应上有其缺点。今后希望各省园林管理处留意，亦希各地中药店采备，以利供应。

三、肺痈草药方

来历：常州郑少怀同志得诸于民间。

主治：肺痈、胸痛、咳吐臭痰（肺脓疡、肺坏疽）。

处方及用法：采掘鲜桔梗及鲜鱼腥草，适量煎服（民间口传应用，无一定剂量，各 2~3 两）。

经效事例：其农民患者，曾延郑少怀诊治，投与苇茎汤（原为治肺痈的名方）数治未效，后经老乡介绍，采取这两种鲜草药煎服，呕吐臭痰而愈。

按： 此方中之鲜草药供应亦有问题，幸而这种药，中药店均有备。桔梗本是呕吐性祛痰药，鱼腥草原名"蕺菜"，日本称"十药"，谓有十种药的功效而命名，苏浙乡间俗名"鸡虱草"，生于庭垣墙脚阴湿处，地下茎匍匐横行，蔓延石隙间，嫩叶带紫色，有臭气，后变青色，互生，心脏形，全边，两面有明显的叶脉，茎高数寸，夏季开花，花瓣细绿，花苞四片白色。此草据中医书记载，广用于淋病、化脓病、中耳炎、痔疮、痈肿等疾患。

上海华东师范学院刘约真老先生来函云，用此鲜草叶，纸包浸湿，煨熟取出融化如泥，敷痈疽肿毒，能吸出脓毒；敷治弹片伤，彼亲见日兵治弹片炸伤，用此立愈。后依照此法，均奏良效。桔梗及鱼腥草治肺脓疡，大可试用，如无鲜药，可取中药店的干药，剂量可由小而大，成人桔梗 3~5 钱（至发生呕吐恶心时为极量），鱼腥草自 5 钱至 1 两，以见效为度。

四、颈疬溃烂方

来历：民间土法。

主治：颈淋巴结肿及溃烂（淋巴结核等类）。

药物及用法：活壁虎（守宫）若干条。

（1）把活壁虎切碎，用豆腐衣（或药用糯米纸）包裹之，吞服，每日 1~2 条。

（2）用活壁虎放入鸡蛋内（生鸡蛋先开一孔将壁虎塞入，纸封），蒸熟后食之。

（3）用壁虎在瓦上焙燥，研细粉，外用麻油调涂患处，内服其粉末，剂量则尚无标准，用粉末每次 1~2 分，1 日 3 次。

经效事例：叶先生亲见一农村小姑娘，约十六七岁，颈间左右肿核累累，大者如鸡子，小者如栗子，穿溃后，脓水涓涓不绝。全身状况，面黄肌瘦，发育障碍，犹如十二三岁之女孩，嘱服鱼肝油，因家贫无力购买。隔了两年余，见此女已手抱小孩俨然一少妇，几不信其为颈疬的患者。据云前年得一单方，生吞壁虎 7~8 条而愈，去年结婚，今春已生初胎男孩。如此单方，如此服法，骤闻之下，甚感稀奇，但读《健康报》232期，中国红十字会昆明分会"壁虎刺激素"之报告，以及浩瀚之中国医书、本草书等关于壁虎的种种记载，大部用于颈疬的治疗。

按：壁虎对于颈疬的疗效，初步可以肯定了，但上述（1）项的服法，太不妥当；（2）项服法比较好一些；（3）项的方法，在日本叫作"黑烧"，效果方面是否要减弱，还须作进一步的比较试验。

活的壁虎收集较困难，但江苏的苏沪地区的中药店中备有此物，他们叫"天龙"，是干燥的，先把它消毒（70%酒精洗涤），后再焙燥，磨细粉，装入胶囊中，每次吞服2~3胶囊（0.5~0.8克），1日3次。

五、脑漏方

来历：民间传说，验方各书也有记载，此方名为民间俗名。

主治：脑漏，鼻渊（鼻流臭涕，不闻香臭），这当中包括慢性鼻炎、副鼻窦炎、蓄脓症、鼻生息肉等多种病在内，故此方究主治何病还有待研究。

处方和用法：鱼脑石（即石首鱼或名黄花鱼的头部形似牙齿状之骨，中药店有备）适量，火中煅，研细粉，略加冰片（其量为鱼脑石量之1%~2%，作辅香料），研和，1日数次，频频搐鼻（如搐鼻烟样嗅入）。

经效事例：镇江张禹门同志说，某患者患脑漏，屡经医院专科医师治疗，曾施手术，未能根治，后经乡友传此方治愈。叶先生曾屡闻民间传说，石首鱼头骨治脑漏很有效，惟迄未亲自试验，曾查不少方书记载，有兼用"脑砂"者，亦有用"辛夷"者，然主药专为"鱼脑石"。而脑砂似主治鼻息肉及肥厚性鼻炎，读者试用之际，请先注意诊断鉴别，如鼻塞不闻香臭时，用鱼脑石粉和脑砂等份，略加冰片（不加也可），鼻内无息肉及肥厚病状者，不必加脑砂（氯化钾）。

其 他

论中西医结合（1983 年）

我对中西医结合始终是抱乐观态度的。我国有中医、西医、中西医结合三个队伍，三支力量都要向前发展。关键在于中西医结合这个队伍，担任先遣部队，在最前线架桥、筑路，带头探索"中医现代化、西医中国化"这将更快地形成具有中国特色的新医学和新药学。

阅读了贵刊《中西医结合杂志》使我更加高兴，中西医结合研究会成立不到两年，已经做了如此大量的工作。对此我表示热烈的祝贺。文章内容都是理论结合实际，从实践验证中探讨基础理论，这样就有了说服力。使我特别感兴趣的是：中西医结合治疗急腹症，单味大黄治疗 3 种消化道急症和其他许多临床研究的报道等，内容丰富多彩，美不胜收。我们现在有条件了，有中西医的协作，有了医院和良好的设备。回忆我在中年时代，想搞个中医院搞不起来。写了一则短文，题为《整理中医，须设医院实验说》发表在《明日医药》杂志（1 卷 3 期，1933 年），这不过是主观愿望的呼吁。在旧中国，是很难实现的。谁知却引起了日本汉方医界的同情，寄来了他们的著作，要求交换作品，成了学术交流的神交。那就是合著《汉方诊疗医典》的大塚敬节、矢数道明、清水藤太郎三位先生。大塚先生在其《我对中华民国国医界的意见》一文中说：叶橘泉所提，虽是一篇短文，我无条件表示赞意，希望我国（指日本，笔者注）也有叶氏所提的医院早日实现；清水先生是日本药学权威，东邦大学名誉教授，研究中药，拜汤本求真为师学中医，矢数先生孜孜不倦地努力于医史和临床，著作等身，出版了《汉方百话》5巨册，老当益壮，还在继续努力。日本朋友的治学态度，虚心接受新事物的精神，值得学习。他们对我国新出版的医著，很快翻译过去，他们的医药科学家们研究中医中药不遗余力。近来注目于中药复方的研究，搞了一个"中成药"畅销国际市场，获得经济效益。

　　日本汉方医界非常羡慕我们有中西医结合的良好条件，密切关注着我们研究工作的进展。我们一定要珍惜这种良好的条件，团结奋斗、振兴中医中药，为发展具有中国特色的新医学、新药学而努力奋斗。我提下列几点建议：

一、中西医结合应注意关心中药问题

　　我国地域如此广大，历史如此悠久，实践积累的经验如此丰富，而中药资源又如此繁富，中药品种多，同名异物，同物异名，名实混淆，影响疗效，妨碍总结。何况目前中药存在问题，社会关注，中央极为重视。原因多方面，问题不早解决，就拖着中医后腿。我们有责任协助早日解决。我们科研用药，对于品种来源必须查明，加注拉丁学名。例如：常用的鸡血藤，各地供应有 5 种，另有木通科的大血藤，也混充鸡血藤。还有最普遍常用的柴胡，就有十多种，一些地区习惯不用根而用草，又分春柴胡、秋柴胡，春收的是嫩草，秋收的是老梗。旱莲草应该是菊科的鳢肠，但有些地方习惯用藤黄科的连翘作红旱莲。经调查发现，竟有用红旱莲和女贞子配制二至丸的。大黄的品种也较多，品质高下，作用就相差悬殊。作为一个科研成果，如不查明它的品质来源，研究成果怎能保证？关于大黄，我于 30 年代，读过一位勤工俭学、留欧归来者写的报道说：德国最大的药厂"依默克"，收集我国的大黄，多得惊人，陈列着优质、道地产品，各种各样的规格，品种之多，数量之大，国内最大的药材行，不能望其项背。后读范文澜先生近代史，提到我国大宗出口丝、茶与大黄并列。我们的优良中药那时自己不研究，外国人在代庖，令人痛心。最近中央召开的中药工作会议上，提到中药供应紧缺，质量下降时，有人反映，外国人的性命值钱，我们的高档中药都供外销，这是"要钱不要命"。这是因外国进口中药材，控制严格，不合规格的他们就不要。不能责怪外贸部门。我们要做科研，一定要掌握药品标准，建议搞个常用中药品质规格标准的陈列室，编个简明材料。一方面作为科研用药的统一标准，另一方面还可帮助药材部门研究生产合格中药材。大黄的威力，现在获得进一步证明，不愧有"斩关夺门"、"将军"之称。古方如承气汤类、大陷胸汤、大柴胡汤；新方如清胰汤、排石汤以及治疗急腹症的多种方剂，都少不了大黄。温病学家吴又可早被誉为善用大黄的专家。金元四大家的张子和，也是擅长使用大黄的名家。建议是否以大黄为突破口，集中力量，进行一次"里实热证"的辨证论治的专题研究，探讨它的"证效关系"的理论。

二、建议搞个《临床证候名录》

"证"的研究，是非常重要的。按仲景学说，应该称"脉证研究"。请考虑，是否先搞一个《临床证候名录》或《脉证名录》把重要的证候名词列出来。究竟哪些是标准的"证"，哪些是"型"，严格地讲，证有他觉证、自觉证。例如"心下痞"是自觉证，按之"濡"或"石硬"是他觉证，"胸胁苦满，心烦喜呕，寒热往来"、"腹满燥实坚"等，均有自、他觉的表现。又如心绞痛有偏寒型、偏热型。消化性溃疡胃痛，也有偏寒型、偏热型。这些是否只算是"型"，或是"证"，如何使之统一。我看搞个《名录》是有必要的。"证效关系"的研究，是一针见血的提法，我十分赞成。这实际是"证与治"的关系，也就是"证"与"方"的关系。是不是"胸胁苦满"与柴胡汤、"心下痞"与泻心汤的关系。如果是的话，那就可以从柴胡汤类辨证中，去探索与胆囊炎和胰腺炎等等的关系，从"热结膀胱"、"少腹急结"的瘀血证中，探索与桃仁承气汤和桂枝茯苓丸等的关系。"证"之与"方"，犹如"锁"之与"钥"，"证""方"相应其效始显，"证效关系"的研究是大有可为的。

三、中西医结合研究要抓住方剂

"中西医结合"目的在于中西医各取其长，互补其短，共同提高，最终形成具有中国特色的新医学、新药学。中医应把方药治疗的精华发扬起来，坚持下去，这是一个非常重要的问题。要总结方药经验，发展医疗特点，要把"辨证"与"论治"结合起来。自西医传入中国以后，清代有唐容川搞"中西医汇通"，又有王清任搞《医林改错》，尽管是"汇而未通"，"改而仍错"，但是从"论治"中总结了一些瘀血的治法，给我们留下了一批有益的方剂。例如行之有效的血府逐瘀汤、补阳还五汤等，目前大家常用的活血化瘀疗法，不能不归功于《医林改错》的成果。张锡纯搞的《医学衷中参西录》，也是深入实际，着重临床，探索药效，总结他自己的经验，给后人留下了一些有效方药。我们的老祖宗张仲景教导："勤求古训，博采众方。"这里的"古训"，主要就是《内经》，"众方"是仲景以前的经验方。"临床辨证"主要是"八纲"，提纲挈领，执简驭繁。"论治"就是抓方药，研究药效。处方要求相对地固定，作为临床观察、实验研究。处方选药一定要具体，不可以法代方。方剂中药物配伍、用量不能含糊。古方有桂枝加桂汤、桂枝加芍药汤，都是桂枝汤原方，仅一味加重用量，疗效就不同，方名就变异，仲景这种一丝不苟的精神，对我们有非常重要的指导意义。

什么是中医精华？是辨证施治的医疗成果。例如，往来寒热，胸胁苦满，心烦喜呕，或腹中痛或胁下痞硬，是柴胡汤证。经中西医结合治疗，柴胡汤的处方发展到治疗胆囊炎、肝炎、急性胰腺炎的清胰汤、排石汤等处方，同时也就认识到这一类"证"，包括有肝、胆、胰腺方面的炎症。又如大黄为主的各种承气汤类，被发展为中西医结合治疗急腹症的新方；桃仁承气汤和其他种种逐瘀汤，被用于子宫肌瘤、子宫附件炎，甚至宫外孕等的非手术疗法，取得成功。还有温病学家治疗"高热昏闭"的"至宝丹""苏合香丸"等，现在中西医结合用于急性心衰时的急救，疗效十分明显，并不亚于西药强心剂。新发展的中草药，如大青叶、板蓝根、四季青等，清热消炎，抗菌抗病毒作用，并不亚于西药抗生素，且未见副作用。有的已被用作常规药，在全国普遍使用。建议在中西医结合临床研究中，致力于药物和复方的研究，在现有基础上，如果重点研究在疾病防治方面，更进一步再出现重大突破，才是真正造福于人类，这应是我们最终的目标。是否妥当，仅供参考，我对中西医结合，爱之深，言之切，不妥之处，欢迎批评指正。

仲景学说《腹诊与方证》的研究（1986 年）

"腹诊"就是"望、问、闻、切"四诊之一的切诊，和脉诊同样重要，以医生的指、掌按腹的方法诊查腹部诸证，故称"腹诊"。腹诊在日本发展较早，在辨证诊疗中极为重视。他们在教学、授徒时有一门"腹诊学"。并有不少关于"腹诊"的著作。医师的临证治验报告中，也常常提到"腹证"，有的并附以"腹诊"简图。这对于诊断辨证有极大帮助。日本江户时代的名医吉益东洞说："腹者，生之本，故诊病必须候腹也。"有些人说腹诊的重要性超过脉诊，汉方博士矢数道明先生说："外感证以脉诊为主，内伤病以腹诊为主。"我们认为这是持平之论。《黄帝内经》及《八十一难经》均有腹诊的记载，仲景《伤寒论》对于"腹诊"与"腹证"，更有具体的记述。例如"心下痞，按之濡或按之坚""胸胁苦满""心下满而痛"，以及心下支结、胁下硬满、腹满、小腹急结、少腹弦急或不仁等的"腹证"，都是医生运用"腹诊"的方法所诊得的"腹证"。

腹诊的临床意义是鉴别患者体质的虚实，脏腑、气血的病位，以诊断特定的"腹证"。这些"腹证"是摸得到、看得见的，说明腹诊的客观性和可靠性。众所周知，中医诊治的特点是"辨证施治"。"证"的确诊，是为治疗施方的根本。

仲景学说是把诊断病证与治疗方剂紧密联系在一起的。例如《伤寒论》太阳病，头痛、发热、恶寒、无汗、脉浮紧，属"表实"证，麻黄汤主之。太阳病汗出恶风、脉浮缓，属"表虚"证，桂枝汤主之。少阳病寒热往来，胸胁苦满而呕，属半表半里虚证，小柴胡汤主之。又前证呕吐不止，郁郁微烦，心下急，按之满痛，脉沉实者，属实证，大柴胡汤主之。诸如此类的典型适应证，竟以汤方名其证，如桂枝汤证、柴胡汤证等，即如太阳病下篇云："伤寒五六日，呕而发热者，柴胡汤证具，而以他药下之，柴胡汤证仍在者，复与柴胡汤。"仲景之所以以方名其证，是便于后人学习"辨证施治"的捷径。"方证学"是仲景学说的核心。《伤寒杂病论》是一部"勤求古训、博采众方"、总结前人经验的"临床医学"经典著作。早为后世医家所推崇，咸以仲景经方为众方之祖，忠实于经典，按《伤寒论》条文所指示诊得某某主证，应用某某主方，其效果常常如响斯应。这不是感情用事，是有事实根据，不仅可以言传，并且可以重复的。这里所指的病证，主要是指古代所用的名词，如太阳病等六经病中的表、里、虚、实等证，以及脏腑、气、血、痰饮、瘀血等病所表现的证，这些病证的鉴别诊断，表现在腹诊方面的确与脉诊同样重要。这里简单地谈一些体会：笔者曾治一位少女精神分裂症，患者狂躁有力，目赤、面红、鼻血，月经闭止。诊得脉实，"小腹急结"（压痛）证属"蓄血"。投予桃仁承气汤，不数剂而愈。凡同类疾病而非蓄血者，本方无效。临床所见胆囊炎、胆结石或胰腺炎，诊得心下急，郁郁微烦，腹满痛，呕吐，寒热往来等大柴胡汤证，投予柴胡汤为主，随证加减，往往应手奏效，体会到大、小柴胡汤类之对于肝脏胆道诸炎症，以及泻心汤类之对于胃肠炎等，对中西医结合理论研究，似可提供重要线索。又如水气病之与五苓散，如"有表里证，渴欲饮水，水入即吐者名曰水逆"，按法治之以五苓散，确有不可思议之疗效。凡微热、口渴、小便不利者，为五苓散证，依证使用五苓散，无不应手。妇科病月经障碍，诊得下腹急结属瘀血证，予桂枝茯苓丸方，屡获奇效。他如神经症，郁怒急躁者，用抑肝散加减；气噎干噎（俗称梅核气）予四七汤。气管炎剧咳、面红、头热、足冷者，属"上实下虚"证，予苏子降气汤，往往出现奇迹似的效果。中医辨证施治，如何执简驭繁，是否按照仲景方式"博采众方"，不拘经方、时方，或自己创方，通过中西医合作于临床，反复实践，总结出更多更好的常规处方，重点进行证（包括腹证）的研究。方证结合，既便于青年人学习，又便于推广普及群众，对振兴中医不无裨益。

自然医疗——奋斗抗病之理、强身保健之方（1938 年）

　　按语：21 世纪的今天，随着社会的进步，科学的猛进，医学的发展，疾病谱的变化，医学模式的改变，全人类追求"回归自然"、"效法自然"的趋势也日益明显。自然医学也就更显示出其重要意义，其发展步伐也与日俱增，受到人们的关注。中国科学院学部委员（院士）叶橘泉教授十分重视保护与调动人体的自然防卫疾病的能力，以抵抗疾病，达到健体的目的。叶老早在 1938 年就出版了《自然医疗》一书，他极力提倡自然医学，强调人体内的"自然疗能"在防病治病中的重要意义。这是 60 多年前，有代表性的呼声，代表着当时广大医患的共同心声。可见人们对自然医学的真心追求，回归自然的深切期望是何等的迫切与深刻。

叶老是自然医学的开拓者，在60多年前，他不仅倡导自然医学，而且以深入浅出、简明易懂的文字，把自然医学的科学道理，带给了人们。

现特摘录《自然医疗》的部分章节，供大家了解。

一、绪言

"医疗"原是专门的学术，固非"素人"所能全知，但是疾病而经医疗，全赖我人体内之有伟大的自然良能供其驱使方可奏效。这些自然机能的作用，生理卫生的知识，则我们应该自己明了自己，况且积极的抗病，实远胜于消极的医药，若行合理的养疗，则小病多半可以自愈，而慢性疾患，尤赖于自身的抵抗，即使体质虚弱者，能行适当的锻炼，自可期体质的改善，如心理的修养、体格的强练、自然良能的运用、奋斗却病的精神、合理的自疗、家庭护理、疾病预防等常识，能普及于国民，使未病者知所预防，已病者知所摄养，以精神体力来斗胜病魔，以呼吸运动来练强体格，人人知此，而蔚成风气，不难臻国家民族于健康之境。当时，凡我国民，奋发图强，人各有责，作者本医人的立场，愿为一般国人贡呈一些生理的常识，尤其为平民大众介绍一些不花钱的疗法，况值此物价高昂，生活威胁之秋，与其临时担医药之重负，曷不平时究心及此，因写《自然医疗》一百则，其中虽有关于心理者，亦有涉于物理者，然皆赖于自身体内神秘莫测之自然良能的功效也，旨在与读者研讨"奋斗抗病之理，强身保健之方"。挂漏舛误之处，知所难免，希望读者有以指教为幸。

二、何谓自然医疗

自然医疗者，为广大的医疗方法（不拘外科的、内科的一切疗法）中之一种最基本的原则，即生物体内自然所赋予的医疗能力，我们应该从而锻炼之加强之，发挥而光大其作用，藉为医疗之助。凡一切疾患，尤其是慢性衰弱的疾病，如神经系、消化系、呼吸系、循环系，以及结核病等，利用自然医疗最为适宜，如能热心努力进行不懈，其功效远超过于药物之上，此非著者故神其说，读者须知宇宙间的一切生物体中，确实存在一种伟大无比的能力，达尔文的进化论，固谓世间一切生物的演进，都逃不出这个自然因果律，凡是生物，无论动物植物，上至万物之灵的人类，下至单细胞的微生物，莫不借此自然的伟力以求生存。

三、伟大的自然良能

昆虫为什么具有保护色，乌贼鱼为什么逃避不及时能放烟幕，寒带地方的兽类何以会被一身很浓厚的绒毛，蜂蝎何以会有藏于尾际含有毒液的"机关枪"，还有那些单细胞的微生物，它们的生命短促得可怜，但是它们会有惊人的非常快速的繁殖，以及那些宿根植物，入秋而凋，经冬而枯萎，可是它们会把全身的精液，收回到地下的根部，储待来年春季，又发芽抽枝蓬勃地生长了，像诸如此类的例子，实在举不胜举，它们究竟为什么有这样的聪明，可是它们没有知识，哪里来的聪明，这是它们要求生存，不得不拼命地利用生命所赋予的自然良能，恒久地修炼而成的。

谢谢"上帝"，她老人家是一视同仁的，凡世界上一切生物，她均赐予这一种自然的良能，人类为动物之最进化者。这种良能亦最为完备，而且最为复杂，只要不自暴自弃，在健康时，他能防御疾病；在病时，他能抵抗细菌和病毒。若能好好地扶植这种机能，充分利用，不但可作医疗上的资助，且可以改善体质，而达到健康长寿的目的。

四、自己体内的良医

我们的身体内，都有一位很忠实的良医，就是前节所述自然良能之一种，亦可称它为"反应力"，或"抵抗力"。人们在患病的时候，它就毫不迟疑地起来行使其职权，譬如我们一时的不当心，多吃了一些，或吃了不易消化的东西，它就命令胃壁起来收缩而发恶心呕吐，把胃中的东西驱逐出来；倘使那些东西，已经达到肠内时，那它就指挥肠壁加紧蠕动而起泻下，把肠内的不消化物逐出而后已。所以，如果单纯的伤食或冒寒，只消静静地卧床一二天，饮一些热开水，勿瞎吃东西，让体内的自然疗能发挥其作用，原可不必服药自然而愈的。

皮肤偶然受创伤，细菌乘隙侵入的场合，它（自然良医）就调动全身的血液集中到该部，创伤附近的血管就充血，而发红肿热痛的炎症，忠勇的白血球跑出来，吞噬细菌，肉搏杀敌，前仆后继，奋不顾身，誓死奋斗的结果，得到最后的胜利，细菌扑灭，脓疡破溃而愈（脓球，即为死难烈士——白血球的残骸）。

发生传染病的细菌，大抵耐不起高温，所以要完成灭菌，都用煮沸消毒的方法。试观细菌传染性疾病，它（自然良医）会行使职权，指挥体温，急速增高而发热，其发热之目的，是企图把侵入体内的病菌活活烧死，最低限度，亦可以制止病菌的活动和繁殖，但是人体究竟不是煮沸消毒的器具，热度过高，病菌没有烧死，而人体的生活细胞，已感到吃不消了，在这种场合，就需要解热药来帮助了。

中医疗法与自然（1957年）

人们体内的自然良能，平时无法查测，惟在患病的时候，才能显其作用，这时可叫作"抗病力"。人们病中所表现的症状，即是"抗病反应"的表现，这种抗病反应，多少包含自疗和自救的意义，当机能反应势力太过或不及时，就需要医疗来帮助。

我们应该承认中医治疗，只认病中所表现的证候而辨别阴阳虚实表里寒热以施治疗，是合乎自然的，能帮助抗病机能充分发挥它的作用。例如抗病势力倾向于表时，称为表证，则用发表药方；抗病势力倾向于里时，称为里证，则用清里药方。势力强烈而太过时，称为阳证实证，则用攻泻剂，势力衰弱而不及时，称为阴证虚证，则用强壮补益之剂。《素问·阴阳应象大论》曰："因其轻而扬之，因其重而减之，因其衰而彰之，形不足者温之以气，精不足者补之以味。其高者因而越之，其下者引而竭之，中满者泻之以内。其有邪者渍形以为汗，其在皮者汗而发之，其慓悍者按而收之，其实者散而泻之。"等种种随证治疗的方法，主要在诊断上辨别表里虚实阴阳寒热等种种参互错综的症候群；依据证候而运用适当的方剂，目的只是帮助自然疗能，从而调节或加强其机能，以充分发挥它的作用。希腊医圣希波克拉底有言曰："医者自然之仆也。"中医治疗，足以当之。中医虽不讲杀菌与灭菌，亦能治愈传染病，似系直接帮助机体抗病，间接消灭病原的结果。这种治疗，最近在国际上已为一般学者所重视，尊称之为"生物学的医学"。因其符合于生活有机整体的临床医学故也（当然，中药里含有抗菌作用的药物还是很多很多的）。

中医食疗史文献考（1985 年）

我国历史悠久，地大物博。勤劳智慧的祖先，始创耕种，以农立国。相传神农尝百草而医药兴。《淮南子·修务训》云："古人之茹草而饮水，采树木之实，食'蠃'（音鲁，裸虫）、'蚗'（音龙，蚗蝼、蝼蛄类）之肉，时多疾病伤毒之害，于是神农乃始教民播种五谷，相土地燥湿肥硗高下之宜，尝百草之滋味，使民知所避就。"采食物以养生，采药物以治病，药物与食物同出一源。我国第一部药物书《神农本草经》收载药物 365 种，其中至少一半以上既是药物又是食物。《周礼·天官》有"食医""疾医""疡医"之属。"食医"掌调和饮食；"疾医"掌五味、五谷、五药以养病；"疡医"以五毒攻病，五气以养之，五药以疗之，五味以节之。郑玄注云：五味为醯（醋）、酒、饴、蜜、姜；五谷为麻、黍、麦、稷、豆；五药为草、木、虫、石、谷；五毒为五药之有毒者；五气为五谷之误。于此可知，除寒热邪气，破积聚，及疡医用以攻病者，是狭义的药物。而五药中的谷类、草类、木类、虫类（动物）、石类（包括微量元素）、日常饮食物之对疾病防治有用的，是为广义的药物。广义的药物，在防治疾病方面具有积极的意义。此为中国医药之特点。

历代有关"食疗"的文献很多，下面分朝记述。

一、隋朝以前

《汉书·艺文志》著录《神农黄帝食禁》七卷，贾公彦《周礼疏》亦引有《神农黄帝食药》七卷（孙星垣氏以为

"食禁"系"食药"之误)。另《汉书·艺文志》有《汤液经方》二十二卷。皇甫谧《甲乙经》序云:"伊尹以亚圣之才,撰用神农本草以为《汤液》。"《汤液》为我国医方之鼻祖,早已失传。一说:"汤液",为谷类煎熬之汤汁,古时以为补剂,从饮食疗养发展到汤液、汤药。《素问》即有"汤液醪醴"之篇。

梁《七录》有《黄帝杂饮食忌》二卷,又《食经》二卷,又《食经》十九卷。有《刘休食方》一卷,齐·冠军将军刘休撰,又《太官食经》五卷,又《太官食法》二十卷。

《隋志》有《老子禁食经》一卷,又《崔氏食经》四卷(一说《食经》四卷,崔禹锡撰,《通志》:"崔浩注"。《宝素堂书目》有《食经》一卷,唐·崔禹锡撰。《旧唐志》:《食经》九卷,崔浩撰。《魏书》卷三十五有北魏高官崔浩著《食经》之说)。《食馔次第法》一卷,又《四时御食经》一卷(《通志》:《四时御膳经》一卷),《食经》三卷马琬撰,又《会稽郡造海味法》一卷,又《膳馐养疗》二十卷。《淮南王食经并目》一百六十五卷,大业中撰(《旧唐志》、《淮南王食经》一百二十卷,诸葛颖撰,《淮南王食目》十卷、《淮南王食经音义》十三卷,诸葛颖撰)。

按: 汉初淮南王刘安和其众多的门客、方士辈,共同编撰《淮南子》二十一卷,其大旨原本道德,纵横曼衍,多所旁涉,《汉志》列为杂家类,安好长生之术,遍礼方士,《食经》殆亦同时编撰之书。

《玉海》:《魏武四时食制》。《和名抄》即引有《四时食制经》。

《通志》有《刘休食经》十卷。《七录》:《杂酒食要方白酒并作物法》十二卷,又《家政方》十二卷,又《食图》

一卷,《四时酒要方》一卷，又《杂藏酝法》一卷,《白酒方》一卷,《七日面酒法》一卷,《酒并饮食方》一卷,《鲢（鳅）及铛（酒铛）蟹方》一卷,《羹嚯（肉羹）方》一卷,《鲃（鲊）腰朐（祭脯）法》一卷,《北方生酱法》一卷。

二、唐五代

《唐志》:《食疗本草》三卷，又《补养方》三卷，孟诜撰。《嘉祐本草》说：张鼎补八十九种，共二百二十七条。一说，孟诜《补养方》张鼎增补，改名《食疗本草》。孟诜，汝州（河南）人，垂拱初（公元685~688年），为凤阁舍人，累迁次台州司马，相王侍读，长安中为同州刺史，神龙初（705年）致仕，归伊阳，从事药饵。诜幼少好方术，师事孙思邈，传其医术，平时潜心于食物疗养。睿宗（相王）即位，召赴京师任用，以衰老固辞。景云二年（711年）赐锦百段，且每年春秋给羊酒糜粥。卒年93岁。《补养方》是其晚年所作。

《食医心镜》三卷，唐昝殷撰。此书见于《崇文总目》，原名《食医心鉴》,《通志》称其后因避宋太祖父讳，改“鉴”为“镜”，书早失传。朝鲜之《医方类聚》引其中论文13首，方309首，日本多纪元坚将其录出，1924年东方学会有铅印辑本。

《食性本草》十卷，五代·陈士良撰。掌禹锡说：伪唐陪戎副尉、剑州医学助教陈士良以古有“食医”之官，因食养以治百病，集《神农本草经》、陶隐居、苏恭、孟诜以至陈藏器诸家之药，有关饮食者类集之，附以己说。有集贤殿学士徐锴序（序《通志略》)。《宋志》亦作十卷。徐春甫《古今医统大全》谓其内容“采摭诸书”。可见此书明代尚有传本。《嘉祐本草》引有陈士良的 34 条。

《旧唐志》：《四时食法》一卷，赵氏撰。《唐志》：《赵武四时食法》一卷。《食经》三卷，卢仁宗撰。

《唐志》：阳晔《膳夫经手录》，四卷（《和名抄》引有《膳夫经》；《说郛》：《膳夫录》唐一作宋·郑望之；《碧琳琅丛书》：《膳夫经》一卷）。《严龟食法》十卷，《新唐书》注曰："震之后，镇西节度使谍子也，昭宋时宣慰汴寨。"

《新撰食经》七卷（《医心方》），《食禁》一卷，《食注》一卷御注，《食疗注》，《食谱》韦巨源（《说郛》、《唐人说荟》同），《食经》朱思简（《医心方》），《孙真人食忌》（《证类本草》），《千金食治》（《本草纲目》）。

三、宋朝

《宋志》：《养身食法》三卷，《萧家法馔》三卷，《侍膳图》一卷，《江餐馔要》一卷，黄克明撰，《馔林》五卷，《经食草本方》一卷，《正元饮略》三卷，窦常撰，（以上《崇文总目》同）又《救谷方》一卷，《珍庖馐录》一卷，《诸家法馔》一卷，《续法馔》五卷，曹子休撰，（《秘书省目》同）又《王氏易简食方》五卷，（《秘书省目》十卷）又《草食论》六卷，郭晏封，《高仲食禁经》三卷。

《通志》：《珍庖备录》一卷，《古今食谱》三卷，《食治通说》一卷，东骁娄居中撰（《书录解题》、《宋志》同）。

《玉海》：郑樵《食鉴》四卷，赵自化《四时养颐录》。王应邻云：赵自化以医术称，献所撰《四时养颐录》，真宗改名《调膳摄生图》，仍为制序。

又《说郛》：宋·黄庭坚《食时五观》，宋·虞悰《食珍录》，宋·司膳内人《玉食批》，宋·陈达叟《本心斋食谱》

一卷（《百川学海》同）。

《欣赏编》：陈达叟《中朝食谱》。

四、金元时代

《饮膳正要》三卷，元·忽思慧撰。

元始祖忽必烈，因《周礼·天官》有"食医"之制，乃置饮膳大臣四人，选本草中无毒、无相反、久食补益有效之药味调理。忽思慧，延祐年间任饮膳大臣之职，其间进用珍奇异膳，汤饮膏煎之制法，诸家本草名医之方术，日常之果菜谷肉补益有效者，集成三卷。聚贤大学士赵国公臣普兰奚进呈。命中政院史拜住刊梓，有翰林学士卢集序，及忽思慧自序。其内容为：卷一有三皇胜记，养身避忌，妊娠食忌，乳母食忌，饮酒避忌等。其次题为"聚珍异馔"，记有马思荅吉汤以下九十七种珍馔的主效和调制法。卷二为诸般汤煎，156种，诸水3种，神仙服饵25种。次为四时所宜，五味偏走记。又次题为食疗诸病，叙述生地黄鸡以下61种料理，制法和治病效果。余如食物之利害，服药宜忌，食物相反，食物中毒，禽兽变异等。卷三为米谷品三十种，附酒十三种，兽品十二种，禽品十七种，料物二十九种。著者是蒙古族人，其中某些食品有些民族特征。如马思荅吉汤、必思荅八担杏、八二不汤等。其"五味偏走"，是受金、元时代医学家的影响。"食品与调理"诸法，中国少见，大多是西方传来，此书富有异城色彩，有元刊本，见于陆心源《皕宋楼藏书目录》有1920年商务印书馆印行本。

《日用本草》八卷，元·吴瑞撰（《医藏目录》）。《经籍访古志》"聿修堂所藏嘉靖本"载：元·天历（1328～1330年）间，新安医学吴瑞编《日用本草》八卷。其七世孙镇校补重刊，首列嘉靖四年（1525 年）李汎序，旧版残缺。其六世孙景，欲刻未果，其子镇，遂其初志，清序于汎，内容收载 540 余品食物，编类入卷云云。

《东垣食物本草》七卷，附《日用本草》三卷（《医藏书目》）。

《食物本草》二十二卷，李杲撰，附《救荒谱》（《元治书目》）。

五、明朝

《食物本草》二卷，明·卢和撰（《医籍考》）。

《食品集》二卷，明·吴禄撰（《聿修堂书目》）。吴氏《家传食物本草》四卷，明·吴文炳撰（同上）。

《救荒本草》四卷，明·朱橚撰。李时珍说：洪武初周定王因念旱涝民饥，咨访野老田夫，得本草之根、苗、花、实，可备荒者四百四十种，图其形状，著其出产，苗、叶、花、子、性味食法，凡四卷，亦颇详明可据，王号诚斋，性质聪敏，集《普济方》一百六十八卷、《袖珍方》四卷、诗文乐府等书（《本草纲目》）。

《野菜谱》一卷，嘉靖中高邮王盘著（《本草纲目》）。

《救荒野谱》一卷，《救荒野谱补遗》一卷，（聿修堂书目）明·姚可成著。

《食物本草》二卷，明·汪颖著（李时珍说：正德时，九江知府江陵汪颖撰，东阳卢和字兼夫，曾取本草之系于食品者，编次此书，颖得其稿，厘为二卷，分为水、谷、菜、果、禽、兽、鱼、味八类云）。

《食物本草》四卷，吴文炳撰（《医籍考》）。

《食鉴本草》二卷，明·嘉靖间，京口宁原编（《本草纲目》)。

《食物辑要》八卷，穆世锡（《医藏书目》）。

《食物本草》二十二卷，明·李时珍。（《医籍考》说："此书为明季姚可成编辑，托名李时珍耳。"）

《日食本草》"益府长史著"（《古今医统》）。

《食说》一卷（《菉竹堂书目》）。

《食物辨真总释》岳甫嘉（《医学正印》）。

《山东医旨食物类》五卷（《聿修堂书目》）。

六、清朝

《食物本草会纂》十二卷，沈云将著（《中医书目》）。

《食物本草集要》（同上）。

《日用药物》一卷，汪昂著（《清史稿》）。

《食物本草》三卷，夷白堂主人（《医籍考》）。

《食鉴本草》二卷，尤乘（《寿世青编》）。

《食宪鸿秘》二卷，年希尧编（《续中医书目》）。

《本草医旨食物类》五卷，施永图编（《医籍考》）。

《随息居饮食谱》一卷，王士雄（《续中医书目》）。

《食鉴本草》一卷，费伯雄著（同上）。

《饮食须知》一卷，朱本中著（同上）。

《饮食书》六卷，宋公至（《医籍考》）

《增补食物秘书》一卷（《中医书目》）。

综上所述，可以看出我国研究食疗历史之悠久，内容之丰富，乃居世界之首位。就以上所列举的文献中，隋以前，33种，340卷；唐五代，18种，56卷；宋朝，34种，58卷；金元时代4种，40卷；明朝，12种，56卷；清朝，12种，36卷；共计113种，586卷。这些还不能说包括中医食疗的全部文献，还应继续进一步收集。

食疗，是中医治疗疾病的方法之一。众所周知，食物是人们赖以生存的重要物质基础，它不仅为人体在发育、生长、成熟等生命过程中提供必需的"原料"和"能源"，而且在各种食物代谢中，相互起着重要的协调作用，以促使人体生理活动的正常进行。但是食物与疾病的关系更是引人注目，一些食物不仅在患病时可以治病，而且可以更广泛地用在平时防病。许多日常生活中的实例，就可以清楚地看出一些食物的质与量，以及摄取的方法与许多疾病的发生与防治，有着极为密切的关系。如食物中缺少碘，就可能引起"单纯性甲状腺肿"（大脖子病）。这种病可以用含碘的海藻一类食物进行治疗。如果在平时就注意到含碘食物的摄取，那就完全可以预防这种病的发生。又如人体缺少钙或铁质的时候，吃了含钙的或含铁的食物，就可以预防软骨病、骨质疏松症和缺铁性贫血。与此类似的例子还可以举出许多。食疗，就是运用食物种类的巧妙调配，摄入量的适当控制，烹调方法的合理运用，以达到保健、防治疾病的目的，可以避免一般药物治病的副作用，是一种非常自然而安全的方法。

通过考证中医食疗史，使我们认识到：中医食疗在我国起源早，历史长，内容丰富多彩，并且向我们启示，今后要更好地从中医学这个伟大宝库中，发掘出宝贵的食疗经验，进一步深入研究，为人类的健康事业作出更大的贡献。

中日友好医学交流史话（1981 年）

一、佛学与医学

佛学慈悲，医学济人，自古有深切的关系。鉴真大师是僧而兼医药学者。大师渡日后，日本医学广泛流传于僧侣中。据记载：日本室町时代后期（约当于我国明朝景泰成化间），田代三喜来中国，留学12年，当时中国医学盛行金元四大家。三喜从钱塘医僧月湖学李朱医学（李东垣、朱丹溪学派），归国后成为李朱学派的倡导者，于是日本医学兴起了流派。其门人曲直濑道三和曲直濑玄溯等，著作很多，这时道三派医学在日本风靡一时。但其弟子辈，后来又有所发展，认为李朱医学偏于补，古方派又有所抬头，于是形成了古方派、折中派等流派。论者认为日本古方的复兴，道三派是一次导火线。三喜是僧而兼医者，道三则脱离了宗教医，逐渐纠正其师之李朱医学之偏而复兴古方医，成为折中派。

钱塘医僧月湖，是日本人定居中国者，著有《全九集类证辨异》4卷，明·景泰三年，维扬陈叔舒序云："月湖为当时良医，其声闻海内……经言上工治病，十全其九，故名曰《全九集类证辨异》。"该书中国版已失传，南京古籍图书馆尚保存一部，弥足珍贵，此亦中日医学交流之一证也。

月湖当时在钱塘行医，与中国医僧交往频繁。明清间，杭州一带寺院僧侣兼医者，颇不乏人。杭州天竺山就有几个寺院医僧，医道高明，当时嘉兴湖州一带，常有病人去杭州中天竺集庆寺求医；萧山竹林寺女科，更为著名，且有著作行世，殆亦与日本医僧有一定的关系。

二、《万里神交》传佳话

日本亨保间（约当我国清雍正间），日医香月牛山著《药笼本草》一书，通过竹林和尚道本，请中国名医赵玉峰作序。当时赵氏适旅居长崎、牛山、道本、玉峰，书札往来，诗酬唱和。牛山门人问庵藤将其往来诗文刊载于《药笼本草》书后，题为《万里神交》，留下了中日友好医学交流的一段佳话。其文辞古雅，读之味颇隽永，节录如下：

（牛山致道本书）大禅师震艮清福手（"震"、"艮"，均卦名，梵语称中国为震旦，"震艮清福"，称颂中国高僧），不佞在京之日，尝与岛本宗吾者，相得而欢，熟闻大禅师之道风也旧矣。响金锡过寿山（"金锡"，锡杖也，僧行必携锡杖，称僧之行踪为驻锡。"寿山"是日本之一地名）之日，欲走谒左右，因被碍病魔，卒不果，为快已。不佞尝著《药笼本草》，盖欲先达之一言。闻贵国良医玉峰赵君来寓长崎，其学也博，其术也精，其人与大禅师有方外之谊（僧俗结交，谓方外交），乃因广寿和尚以烦大禅师而求赵君之序，以大禅师之慈惠，得遂所愿。大禅师爱人之心，一何至此也如彼，书所谓兔园册耳（"兔园册"为备忘录之意），得伯乐之一顾，价值十倍，是大禅师之赐，终身之荣也。未知所谢，赠赵君书，并致无极浮沉为幸。不佞既老矣，天假数年，一得接毫光（"毫光"，称仙佛顶上之光）之末，实迷途之津梁哉，夙夜所愿言是矣。线面一函，日本扇一柄，笺存，惟祈缕缕在广寿和尚致意上。茞亭老大禅师猊下（"猊"，音倪，"狻猊"，传说中的一种猛兽；佛座，称猊座）。牛山香月启益拜。

（道本复牛山函）久闻老居士以仁术济世，功当不在良相下也。曷胜欣羡，但未得识荆为憾耳。兹得瑶函下教，喜出望外，兼赐佳箑（"箑"，音霎，扇也）与索面，拜登谢谢。所云敝国赵先生，才学并优，乃吴中高士，改业为医，颇称国手。适尔来游贵国，虽救济病苦众生，亦寄遨游豪兴耳。故所医者未有不效，复高吟畅饮，磊落襟怀，真神仙中人也。与衲弟雅相唱酬，为方外之交，诚如所言。故尊函到日，即袖而告之，彼亦即裁便答礼，并赠言矣，谅已即达之左右矣，无庸衲弟复赘。兹具白糖一盒，聊申谢意，肃此奉复，并候近祉不宣。牛山老居士大国手，竹林山衲道本拜启。

（牛山致道本）辱获遥答，就审大禅师衣钵无恙之状矣，众生之庆也，白糖一盒见附归函，钦拜其赐。小诗一篇，聊谢厚意。胜幢渡海青于蓝，怀入云霓未一参，禅味尝闻黄柏苦，赖师识得白糖甘。

（牛山致赵君函）人之相识非识面之谓，识心之谓也，何必眉毛相接，文酒论心而后称知己者也。不佞向闻足下来崎港，乃时时翘首西望，曰，长桑君复出乎，寿域可开乎，上池水可饮乎，日耿耿一日，其意未尝不在巨鹿（"巨鹿"，这里是称大陆，古泽薮名，亦作泰陆或巨鹿）也，欲一识其面闻其馨咳，途阻且长，遂无奈之乎也。不佞齿既七十有三，日暮途远，百般嗜好悉废矣，唯读书之癖，欲罢不能，读而至佳即抄之，以备他日之遗忘，且欲以门人弟之据之有进焉耳，《药笼本草》之作，亦如是也。宁胡在当高明之心哉，兹季夏五，莒亭老禅师过敝邑也，因介之请足下一言以序之，幸得不遐弃而蒙允许，辱手书以赐，乃焚香批诵，则文章雅训，义理深远，使人头风顿愈（引曹操读陈琳檄而愈头风之典）。况乎推与过当，荣出望外，不佞闻之昔皇甫谧序三都而非贰者定矣。方今不佞与足下，将有似之乎（引皇甫士安为太冲作序之典）。繄（"繄"音医，等于惟）足下实可比士安，而我岂可比太冲乎。使不佞之作不朽于千岁者，足下耶彼其知己者，果如何哉。然则不交臂一堂以论心，亦何伤也。铭感何敢忘，绤布一端，敝邑所出，以表寸忱，希服之无斁（"斁"，音亦，厌也。《诗周南·葛覃》服之无斁）。

非敢报德，永以为好，临楮不胜耿耿。时气凄肃，万万自爱。玉峰先生几右，牛山香月启宇拜。

（玉峰致牛山）前接《药笼本章》，知先生德高望重，不胜敬仰。序言奉命，不能表扬万一，深愧才疏。近接华翰，兼蒙推觊，何以克当。弟寄迹天涯，神交万里，情难过却，拜登之后，徒增惭愧而已，谢谢。尊庚已稀古有三，尚博览群书，手不释卷，其所论远迈古人，良由海邦山川灵秀独钟先生一人也。今禀松鹤之姿，具神仙之体，天将其寿世者，转而寿之矣。余年亦六十有五，回唐后必将有拙刊寄览以报相知。先附俚言一律呈政。

牛山耆老古稀三，学究轩岐未肯闲，弘景前身同相业，稚川今日共仙班。神交远隔云天外，市隐常居世俗间，深愧称扬知未称，忽蒙佳觊一时颁。

（牛山致赵君）谨答玉峰先生见寄：自爱牛山平旦气，悠悠世路信忙闲，菲才愧我桑榆景，大器期君鸿鹤班。万里神交飞梦里，一方幽思暮云间，名高他日攀龙阙，定识夏虫应与颁。

（赵君复牛山函）《阳常有余阴常不足辨》高论下颁，捧读之余，令人神往，去冬即便以拙作写就，未遑寄复。四月尽本舶（回国之船）已到崎港，即日进馆逗留，大都在秋间返棹，敢将尊作并鄙论呈览。（文略）

（牛山致赵君）己酉（1927）之秋，赵君将回唐，余赠以日本扇及小诗，并色于行（送行）。

八月天高万里云，快帆南北指挥分，清风不背郑公意，小扇微凉何足云。贞庵香月牛山书。

（赵君致牛山）承惠佳篦，又赐赠别之章，种种推爱，何以克当，惟有临风遥谢而已。今依韵奉答，以慰离怀，兼祈斧政。

极目牛山日暮云，华桑万里海天分，临行佳篚遥相赠，惠我仁风报所云。（余略）

按：香月牛山著作很多，如《医学钩玄》《卷怀食镜》《萤习余话》《国字医丛》等。《药笼本草》是其晚年所作，搜辑颇精，此书在日本，已成稀有孤本。1974年，富山医科药科大学和汉药研究所所长难波恒雄博士，重价搜求原本，加注编集重行，承赠予得此书，喜读这一中日友好医学交流的一段佳话，因志之。

叶橘泉主要学术思想

一、中医研究必须设医院实验，必须坚持中西医结合。这样才能提高中医药的临床疗效，更好地继承、发展中医，促进中医现代化

1935年，叶橘泉先生曾写《整理中医须设医院实验说》一文，发表于北京的《明日医药》杂志上。文中提出建立设备完善的医院，集中中西医两方面的医师，采用中医的辨证论治，结合西医的科学诊断，根据临床观察和病历记载统计治疗成绩。他希望能总结出一套全新的经验和研究方法，教授给年轻医师。

日本汉方医学家大塚敬节和矢数道明博士对叶先生的观点深表赞同，渴望同他亲密携手，交流经验。

1954年他参加了江苏省中医院的筹建工作，并担任该院第一任院长，并兼任江苏省中医进修学校（南京中医药大学的前身）副校长。全国各省市也相继成立了中医院，许多综合性医院设立了中医科。从此，中医有了自己的正规医院，

这为中医中药的科学研究提供了非常重要的条件。叶先生为此撰写了《几十年的愿望实现了》一文，发表于1954年10月29日的新华日报上。

1954年他编写出版了《中西病名对照表》一书，1983年又在《中西医结合》杂志上发表文章，重申中西医结合的道路是发扬光大中医特色，实现中医现代化的道路。例如，中药青蒿抗疟是《肘后方》介绍的经验，但从公元300年到现代，相传一千余年而未能进入抗疟药行列推广应用，关键在于未掌握其有效成分因而疗效不确切。经过中西医结合的研究，在不到十年的时间里就发现了青蒿素这一具有速效低毒优点，对抢救危险型脑型疟有特效的化学结构独特的新药，为国际上进一步设计新药提出了新方向。

大量实践材料已经证明，中西医结合对不少疾病的疗效，确实比纯中医或纯西医高。可以说，叶橘泉先生的一生，是为发展中医，为中西医结合而不懈奋斗的一生。

二、中医必须把握辨证论治规律

中医辨证，主要是捕捉"主证"，同时要找到"主方"。什么是主方？《伤寒论》"某某证，某某方主之"或"宜某某方"是也。"某方主之"是绝对的，"宜某方"，则是相对的。仲景反复指导，以方剂辨证，主证用主方，竟以方名其证。如柴胡汤证、桂枝汤证等都是。我们常习惯于临床上辨证论治、自由处方。辨证施治当然是重要的，但临时组合的处方，往往不如古人反复实践传承下来的成方。另一方面，如无相对的固定处方，用药变化太大，即使疗效显著，总结、学习起来也大为不易。因此，如何能动地把握中医的辨证论治规律，是确保中医治效、继承发展中医的重要课题。

　　叶先生遵循医疗经典——《伤寒论》的六经辨证,依照特定之证,使用特定之方,通过临床实践,总结主证主方。方与证相适应,即以方名其证。例如"胸胁苦满"为柴胡汤的主证,"胃家实"为承气汤的主证。证有六经八纲,方有大小复合。叶先生强调,仲景《伤寒论》不是教条,重要的是学习其观点和方法。不拘古方、时方,均须相对固定。据证,据方,对一些有效的验方,也可说怎样是"防风通圣散证",怎样是"平胃散证"等。

　　叶先生认为"方剂辨证"是"执简驭繁"的办法。以方测证,可知小柴胡汤病位仅在胸胁,大柴胡或柴胡加芒硝汤病位波及胃肠。小陷胸汤胃部炎症有黏液渗出,大陷胸汤则挟痰食等有形之滞。栀子柏皮汤证及茵陈蒿汤证则属胆囊炎或急性黄疸型肝炎之类。以此类推,则泻心汤类之治胃部诸证,承气汤类之治各种急腹症,近年来中西医结合产生的胆道排石汤、清胰汤等,均是在柴胡汤基础上发展起来的。从而进一步阐明了"古方治今病"的理论根据。

　　"勤求古训,博采众方",方证学(方与证结合研究)是仲景学说之核心,《伤寒论》是公认的临床医学经典著作,我们所要继承的,首先是仲景经方,其次是局方、金元诸大家和清代温病学家的时方。不拘何方,都要反复实践,核定其适应证,把方与证相对地稳定下来。"辨证论治"要克服烦琐化,要求简明具体,例如桃仁承气汤证之"少腹急结",柴胡加龙牡汤证之"胸满烦惊",承气汤证之"胃家实",四逆汤证之"手足厥冷"等,这样不仅有利于后学,也便于自己反复实践和总结。这是叶先生的经验。

三、中医必须坚持辨证与辨病相结合

叶先生认为，在"中医辨证，西医辨病"相结合的方式中，辨证应在中医基本理论的指导下进行，应保持中医的特色。西医辨的病，如肝炎、肝硬化、肝癌等是客观存在的疾病实体。通过现代分析检测手段，西医可以比较确切地诊断出若干疾病实体，这是西医之长、中医之短。但是，临床实践证明，同一疾病在不同个体或同一个体在不同阶段，其表现可以不同。中医的辨证论治是通过整体规律起作用，而不完全像西医只针对某一疾病实体、某一已知的局部规律起作用。因此，"辨证与辨病相结合"的做法，可以发扬"辨证论治"这一中医理论体系精华的特点。

在医疗实践中，叶先生坚持中西医结合、辨证与辨病相结合。

他早年在临床上曾遇到一些便血的病人，按中医之法疗效欠佳，便介绍到西医外科会诊。经肛检、钡灌肠或直肠镜检查，发现一部分是直肠癌患者，立即入院做了手术，术后服用中药，从而挽救了患者的生命。又如，20 世纪 40 年代后期他在苏州开业时曾遇一病例，为头痛，朝轻暮重，按中医治疗，症状无改善。经作脊髓液检查，诊断为脑膜结核，立即注射链霉素，内服抗结核药和中药，挽救了这个年轻的患者。

另外，临床上常见的发热、胸痛、腹痛等症状，结合辨病，也就是现代医学的鉴别诊断，可以大大提高中医中药的疗效。这就是辨证必须与辨病相结合的道理。

四、中医应该深入研究中药与方剂

　　叶先生不仅撰写了大量中医临床诊疗的著作，而且出版了多部中药专著，藉以唤起中医界人士对中药的重视。正如钱信忠部长指出："他站得高、看得远，一针见血地指出了问题之所在及今后的努力方向。"

　　叶先生认为，中医治病，应该准确地应用中药与方剂，深入研究复方方剂。一般说，当然先要认识单味药的药性，如寒热温凉，四气五味，归经等，这些还比较容易。但是要全面认识它的医疗功能，就比较困难了。因为中药含有多种成分，一味药相当于一个"复方"。而目前人们对大部分中药的认识还在感性阶段。需要再实践，再认识，不断深化。譬如柴胡，过去仅知是升散药，疏解少阳；五味子过去只作酸性敛肺药，丹参功同四物汤等。近年来通过临床再实践，再认识，始知柴胡有解热、消炎、镇静等功能。五味子有滋养、强壮、镇咳作用，并能恢复肝功能。丹参具活血化瘀、调经、消肿、镇痛作用，广泛用于心血管病等。诸如此类的中药，经临床验证及现代药理、化学的研究，有了进一步认识。方剂的研究，更为艰巨，也更重要。众所周知，一个复方的作用，并不等于各药的总和，从仲景经方中，可以看到药物配伍后能使其作用方向转变，例如麻黄配桂枝为发汗剂，麻黄配石膏变为平喘剂，麻黄配附子则为镇痛剂。

　　叶先生经验认为药物配伍后可能产生"协力"或"拮抗"（缓冲）等作用。如大黄配芒硝，泻下作用更可靠。显然"硝黄""姜附""归芎""苓术"等"对药"是协力作用。硝黄与枳朴配合大承气汤，除去芒硝其导泻作用就小，则为小承气汤。大小承气汤都用枳实、厚朴，意义深长。厚朴宽中，枳实对肠有兴奋作用。单用枳实于脱肛、子宫脱垂有效。大黄配甘草，可能起拮抗（缓冲）作用。调胃承气汤不用枳朴，殆系专泻胃热。硝黄、甘草配桃仁、桂枝则为桃仁承气汤，主治"蓄血似狂""小腹急结"，这是瘀血的主证，本方是代表性的祛瘀血剂，运用恰当有很好的疗效。可治多种疾病，如经闭、精神分裂症、高血压、脑血管意外、头痛、急性球结膜炎、眼底出血、牙周炎、齿槽脓漏、妇女月经不调、子宫内膜炎、附件炎、盆腔炎、痔疮、肛周炎、急性前列腺炎及跌打损伤等，伴有瘀血证者。根据辨证论治，辨证与辨病相结合，往往有奇迹般的效果。

又如柴胡桂枝汤，即小柴胡汤与桂枝汤合方，对癫痫有效。当归四逆加吴茱萸生姜汤，防治习惯性"冻疮"、闭塞性脉管炎脱疽等有效。柴胡加龙骨牡蛎汤，主证为"胸满烦惊"，用于癔病性惊厥，更年期综合征、癫痫、精神分裂症、白塞病、心律不齐、高血压、动脉硬化及便秘等，具有多方面的疗效。其他如桂枝茯苓丸、当归芍药散，对于妇科病，半夏厚朴汤之治神经官能症，芍药甘草汤之于痉挛性腹痛、腓肠肌痉挛，炙甘草汤之于期外收缩等，疗效均佳。金匮肾气丸是"虚劳腰痛"，"少腹拘急"，即"挛急"或"不仁"，小便不利或反多，以及老年肾气虚弱的主方；对于夜尿、尿频、老年前列腺炎、慢性肾炎等为有效的验方。后世的济生肾气丸、杞菊地黄丸、六味地黄丸等，都是该方加减而成的。可见经方是众方之祖，此不诬也，时方同样有许多好的经验方，如五积散之于寒冷性关节炎、腰痛，防风通圣散之治高脂血症和肥胖症，瓜蒌枳实汤之治胃热积结，苏子降气汤之治上实下虚、剧咳、面热足冷，辨证得当，常有不可思议的功效。

　　叶先生的经验告诉我们，中医临床单凭熟读药性是不够的，必须博闻强记，掌握方剂。临床遇到的病证，如果没有成竹在胸的经验处方，临时凑集药物自由处方，其疗效远远不如常用验方之有把握。反之，临诊治病时，如自己掌握有纯熟的经验处方，那就较有把握期待出现较好的疗效。

五、中药剂量剂型改革，是中医中药发展的不可缺少的一环

　　中药是中医师诊治疾病的重要武器。中药的给药途径，大体可分内服与外用两大类，尤其内服更为突出。而内服药又以汤剂为主，自古以来除汤剂之外还有丸、散、膏、丹等剂型，便于服用。尽管如此，仍然不能解决现代中医药治病的需要。内服汤剂为目前极为常用的剂型之一，但其饮片的直径，几乎同原药材的大小相差无几，如地黄、当归、大黄等，甚者几乎用原药材入汤剂，如芦根等。叶先生力主仿照宋代《和剂局方》的锉散剂，其用量同现代度量衡比较，每服 10~15 克。只要辨证准确，即使剂量轻也会有效。如用锉散剂则可大大节约药材。每人每天以 90~100 克为计，仅一个省的中医院每天 3000 号门诊中，就可节约 270 千克饮片药材，每年可节约 97 吨药材。仅此一项在全国范围内将是一个多么惊人的数字！

　　叶先生在 20 世纪 60 年代初期就与当时江苏医院中医科的大夫们将定型的方剂和它适应的证候作了小剂量的临床观察，初步肯定了它的疗效，并总结、撰写了《临床观察定型方剂及小剂量的体会》一文。

　　叶先生很早就主张中药剂型要改革。对于一些有效的中药复方和单方应相对固定，制成方便患者的剂型。他在

60 年代初期搞小剂量锉散剂科研成果的基础上，于 70 年代初期在江苏省五七干校又和同行进行过中药剂型改革的研究。试制成功消炎宁胶囊、珠光层胶囊、气管炎冲剂、肝炎冲剂、跌打损伤冲剂、水飞蓟冲剂和遐龄滋补浆（口服液）等，受到广大患者的欢迎。再就是口服液剂型，服用、携带、保存方便。另外，中药注射液也应加紧研制，例如丹参和黄芪注射液有很好的疗效。这一剂型如正式研制成型，并在全国推广，对中医治疗急病的研究与发展，将起到巨大的推动作用。

六、医疗重点应放在常见病、多发病上，尤其是广大农村的常见病与多发病

　　叶先生出身于农家，少年与青年时期都是在农村度过的。进入壮年以后在苏州市行医二十多年，接触的病人相当一部分是贫苦农民，亲历亲见过广大农民深受疾病的折磨，甚至被疾病夺去生命。于是，他把主要精力投入防治常见病、多发病，尤其是农村的常见病多发病上。50 年代初期，为了帮助农村的医务人员防治传染病，提高业务水平，他根据自己的临床经验，先后编写出版了农村医疗丛书，其中有《传染病提要》《钩虫病》《疟疾与痢疾》《伤寒与副伤寒》《肺炎》《麻疹》《霍乱》《医学问答汇编》等。

　　20 世纪 50 年代末，叶先生兼任江苏省血吸虫病防治委员会副主任时，经常下乡蹲点，去镇江、丹徒、丹阳、昆山等当时的血吸虫病流行区，与当地的医务人员一起开展中医中药防治血吸虫病的研究工作。他在参加全国血吸虫病防治会议和全国政协视察团到各地去时，总是抽时间去现场了解血吸虫病的防治情况，了解、收集农村常见病、多发病的防

治方法。到农村医疗队回来或老家的乡亲来探望时，他总要仔细询问，了解情况并一丝不苟地记在笔记本上。

七、应该用现代通俗语言编写中医药学论著，以利普及与提高

中医中药学有数千年的历史，其古今典籍，浩如烟海。有待后人去学习、研究、运用、发展，但是其文字尤其古籍，往往深奥，单从字面上不易被一般人读懂与理解。现在有许多西医学者很想学习中医中药，常因文字难懂而降低了学习兴趣。叶先生自己在这方面就有亲身体会。他有许多西医朋友，他们曾对叶先生说过："想要读点中医书，可中医书很深奥，不易读懂，最近读了你写的《合理的民间单方》就容易懂了，希望你多写点此类中医药书。"如果有更多通俗的中医药著作，就可以让更多的人学习、研究、运用中医中药，就会有更多的人和中医中药有共同语言，也可以使更多人成为发展中医中药学的有生力量。

从国际上来讲，编写中医药普及读物，也有同样的意义。中医药国际化的关键之一在于中医药书籍语言国际化，有了用通俗现代语言编著的中医药学论著，把中医药论著翻译成世界各种文字，就减少了难度，从而大大加快中医药学国际化的进程，扩大中医药学对世界的影响，以便使中医药在更大范围内服务于全人类。

八、应该继续收集、应用、研究、整理、总结、发展民间单方、验方

我国国土辽阔，人口众多，民间单方、验方中记录下来的，口口相传继承下来的治病经验数以千万计。这同样是祖

国医药学宝库中的一颗明珠，特点是药味少，用法简便，疗效明显。

20世纪30年代，在近代民主革命家、思想家章太炎先生的热心支持下，叶先生在行医同时兼任了苏州国医专科学校的中医学教学工作。名誉院长章先生为该院医刊题词曰："取法方东，不震远西，下问铃串，不贵儒医。"他又指出："道不远人，以病者之身为宗师；名不苟得，以疗者之口为依据。"就是说，要学习民间和国外好的经验，要以病人的客观病情变化为检验医术的依据。这使叶橘泉先生深受启发和影响。在临床诊疗中，他常采用民间之单、验方，如选用鱼腥草、木芙蓉、野菊花、蒲公英以及千里光等大剂清解草药，充分发挥它们的抗菌消炎作用。还有报春花科的金钱草治疗胆道结石，唇形科的金钱草治疗泌尿系统结石；蔷薇科的天青地白草用于止痛、止泻，荨麻科的天青地白草用于安胎、止血，菊科的天青地白草用于消炎，治疗妇女白带等等，在数以千计的中草药里，同名异物、同物异名的混淆现象很严重。由于叶先生有很好的药用植物分类学基础，故能辨别种类，善用适当的中草药，所以大大提高了疗效。

早在30年代，叶先生就编写出版了处女作《合理的民间单方》，50年代出版了《实用经效单方》，60年代出版了《本草推陈》，70年代出版了《食物中药与便方》，80年代出版了《本草钩沉》。叶先生还创制了不少内服外用的中草药验方，其中有些已被有关制药厂作为正式产品投入生产。叶先生认为，应组织一定的力量去继续收集、应用、研究、整理、总结、发展我国民间有效的单方、验方，使之造福于人类。

九、加强人才培养，中医药教学关键在于理论联系实际

中医教学首先必须解决"理论与实践"的问题，要使理论与实践紧密结合，重点应放到临床上去，因为中医来自实践，应继承传统医疗的实践经验和理论，可以把教学基地设在中医医院或综合性医院的中医科及门诊部。中医学院和附属医院应设在一起，由同一系统的中医师资组成，授课教师同时也是临床导师，这样，理论与实践就容易结合。

教学课程可以精简，尤应扼要。叶先生很早就一直坚持认为中医学院应该讲授"本草学"这门课。"本草学"不被重视是造成中医中药脱节的主要原因（曾在全国政协会议上作为正式提案提出）；因为"本草学"是我国古代的药物学，因其中大多数是植物药，故名本草。它是我国古代医药文化宝库的重要组成部分，集中了我国古代医药家的智慧和广大劳动人民同疾病作斗争所获得的光辉成就。因此，其内容丰富，涉及各门学科，是一门集我国古代科学之大成的古老科学，也是一门具有很强生命力的科学。

叶先生认为中医的最大特点是"辨证施治"。"证"是中医理论的重要组成部分，所以对"证"的研究应非常重视。如中医的"八纲辨证"、"六经辨证"等，应作为主要研究对象。研究"证"的同时，必须结合"方与药"的研究，也就是"方与证"的研究。例如发热、恶寒、头痛、脉浮等叫作"太阳病表证"，这些表证之与麻黄、桂枝、葛根汤等的关系，都是理论联系实际的重要部分。这些方面的研究，还要进一步使之具体化。譬如"活血化瘀"是概括的说法，有桃仁承气汤、桂枝茯苓丸、血府逐瘀汤等，要求具体的证和具

体的方。这是中医理论研究的最实际的工作，也应作为中医教学的重点课题。

仲景学说，为历代医家所尊崇。《伤寒论》和《金匮要略》是中医的经典著作。中医教学对于张仲景的"方证学"，也就是"证治学"，应当作为重点，突出起来。"八纲辨证"是指提纲挈领的辨证，其他种种辨证都不要辨得太烦琐，太复杂，使学生接受不了。至于理论如何研究，研究些什么，学术问题让大家自己去讨论。真理愈辩愈明。

叶先生深信中医在我国已是树大根深，它扎根于人民群众之中，是群众自己的医学，它永远不会被人家吃掉或被消灭。有人说：现在的中医变质了，中医学院毕业出来的不像一个中医了，强调抢救老中医。其实老中医也在变，也在发展，他们遇到病号，开口闭口都是"冠心病"、"胃溃疡"或"肾炎"、"肝炎"等等，现实使他们不知不觉跟着变。这些语言文字和名词变一些是难免的。中医在历史发展中经常出现这种情况，如古代把急性热病叫作"伤寒"，后来又叫作"温病"等，不是也变了么？在中医的教学中也会出现这种情况，这不必害怕。抢救老中医，同时也要抢救重实践有价值的中医药文献。还要有计划有目的地撷取其中的精华。这个精华就是实事求是的治病经验与理论。

十、加强国际交流，发展中医事业

叶橘泉先生一生著述颇丰，对中医内科、妇科以及中药、民间药的研究造诣尤深。

重温先生之《近世内科国药处方集》《近世妇科国药处方集》《现代实用中药》《食物中药与便方》等著作。先生不拘门户研究现代医学知识，倡导中西医结合的思想溢于言表，且在其著作中大量引用日本历代医药学家的论述。纵观历代中医药著述，像叶先生这样广泛深入地研究如此众多的国外医学资料的，在医学史上实不多见。

叶先生从年轻时起，一直坚持刻苦学习日文和英文。他从三十年代始，先后翻译出版了《腹诊考》《方证论》《动植物民间药》《中医基石》等日本汉方医药书。在科技信息交流还不甚发达的当时，叶先生能够重视研究如此众多的日本医药学资料，这是下了很大功夫的。

叶先生不以国度之别而抱有成见，不以中国乃中医药学发源地而轻视或否定日本医药学家对中医药应用、研究和创新的成果。他以实事求是的态度充分肯定了日本医药家在研究中发现中国之所未发现的有价值学说。例如，他在1951年编写出版的《临证实用方剂》的前言中写道："……本书选取《伤寒》《金匮》中的经方及唐《千金》《外台》，宋《太平惠民和剂局方》与日本汉方医家常用的方剂，汇为一篇，以利临证检查的需要……"

叶先生在积极介绍或引用日本医药家论述时，不是一味崇外、全部肯定。例如，1953年他翻译出版的《动植物民间药》的序言里提道："虽然这本书是日本人的著作，也不能把它看成十分成熟的作品。但他们的民族，文化、医学、卫生、生活习惯等，都和我们比较接近，而书中收载的药物，大部分是根据我们祖先的劳动创造，由我们伟大祖国医药传统经验发展而来的，很可补本草书之不足，因此就有把它介绍过来的价值……"

叶先生在临床诊疗中，经常应用日本医家的经验处方，如治疗肾性高血压的七物降下汤，消化道恶性肿瘤手术后的WTTC（薏苡仁、诃子、紫藤瘤、野菱角），治疗心脏疾患的变制心气饮，以及治疗乳腺疾患的十六味流气饮等。五十多年来，除"文革"中止了数年而外，他始终与日本同道们保持着联系，经常交流经验。

叶先生还撰写了《中日友好医学交往史话》《中国医学在日本的变迁》等文章。1986 年 11 月，日本东亚医学协会理事长、世界卫生组织日本传统医学研究中心主任矢数道明先生专程来宁拜会叶老。由于叶先生长期致力于中日医学文化交流，深受日本同道尊敬，1988 年，他被日本东亚医学协会尊为名誉顾问。

对自己用无私的奉献、毕生的心血建筑起来的这座丰碑，他直到迟暮之年还在精雕细琢，拾遗补缺。

在案头高高垒着的叶老的著述中，有多本留下他校阅、增补的文字，有的天头和两侧空白处写着密密麻麻的蝇头小字。有行文、字词的勘误或更改，有药性、医理的进一步阐述，有医案、验方的充实等。

半个世纪以来，他将几十部著作的稿酬，大多捐献给了医药研究机构。

1987 年 12 月 8 日，91 岁的叶老挥毫给苏州市人民政府，写下了捐房文书：

我是浙江省吴兴县人，为了执教行医，旅苏二十余年。当时自以为医生应当存心济世，因把自己的诊所命名为"存济医庐"，在苏州西美巷 9 号自置的一所房子墙上制有"存济医庐"四字。我对苏州人民有着深厚感情，现在我年老矣，不打算回苏州居住，决定把此房屋前后共 13 间，全部捐献给苏州市人民政府。

这位著述等身的学者跨鹤仙去时，留给子女的除了许多书籍、笔记和尚待整理的几部书稿外，唯有两袖清风，一身正气。

1989年7月7日，这位中医药学界的一代宗师走完了他93年的人生旅程，安卧于鲜花、松柏丛中。他是"用小跑步走完人生"的，他太累、太累了。

生前，他是中国科学院学部委员（院士）中的中医代表、一级教授，曾历任江苏省中医院第一任院长、南京中医学院副院长、中国医学科学院江苏分院副院长、江苏省中医研究所所长、江苏省卫生厅副厅长、南京药学院副院长、江苏省中医学会副会长、中国农工民主党中央委员会副主席、全国政协常务委员会委员等职。

身后，他七十余年从医执教生涯中治愈的万千患者，培养的满天下桃李，传颂着他那传奇式的精湛医术，圣贤般的高风亮节，与他高达五百余万字的笔耕成果，成了中医药学宝库中一座泽被后人的不朽丰碑。

1996年12月18日，江苏省委统战部、省政协、中国药科大学、农工民主党江苏省委在宁隆重集会，纪念叶橘泉先生诞辰100周年，省委副书记顾浩代表江苏省委、省政府在纪念大会上讲了话。他指出：

我们今天纪念叶橘泉先生，就是要学习他孜孜不倦、锲而不舍、治学严谨的科学态度和求实精神；学习他救死扶伤、治病救人、全心全意为人民服务的良好医德医风；学习他一心为公、不谋私利、作风俭朴、勤政为民的高尚情操。

是的，作为中医药学界的泰斗，叶橘泉先生的人品、医德、医术，是永远值得我们学习和发扬光大的。

年

谱

1896 年　农历八月二十八日出生于浙江省吴兴县（现湖州市）双林镇鹔泊乡叶家圩。

1903 年　7 岁　就读于本村私塾。

1913 年　17 岁　经塾师张天源介绍，拜本县夹塘村三代祖传名医张克明为业师。

1917 年　21 岁　学成返乡，独立开业行医。

1920 年　24 岁　行医的同时，参加上海恽铁樵创办的函授中医学校学习。

1921 年　25 岁　与塾师商量后，改村塾为吴兴县鹔泊蓉湖区第 14 国民小学校，任校长。

1930 年　34 岁　应聘为湖州双林救济院院医，同时为该镇开业中医，其诊所命名为"存济医庐"。

1933 年　37 岁　创办"国药丹方实验研究社"。

1934 年　38 岁　出版叶氏医学丛书之一《中国医药卫生常识》。

担任当时中央国医馆的名誉理事。

1935 年　39 岁　在上海《大众医学》副刊上陆续发表文章。后积集为其新著作《合理的民间单方一百则》，为叶氏医学丛书之二。

在北京《明日医药》杂志上发表《整理中国医药须设医院实验说》一文。

受聘为苏州国医专科学校中医学讲师。

寓居苏州市铁瓶巷。

1936 年　40 岁　1 月，出版成名作《近世内科国药处方集》，为叶氏医学丛书之三，共 6 集，被誉为"划时代的佳作"。

1937 年　41 岁　抗战爆发，国医专科学校等被迫停办，移居浙江省双林、严墓等处。继续开业行医。

1938 年　42 岁　出版《临证实用药物学》《自然医疗》等著作。

1939 年　43 岁　设私人诊所"存济医庐"于苏州市西美巷九号，兼苏州国医医院医务主任医师。

翻译、出版《腹诊考》《方证论》等日本汉方医学家的著作。

1947 年　51 岁　出版《校注日本康平伤寒论》。

1949 年　53 岁　出版《中医直觉诊断学》。

1950 年　54 岁　创办"农村医疗进修社"，编印农村医疗丛书。

当选为苏州市政协委员、市中区人民代表，出任市卫生局卫生委员会委员等职。

1951 年　55 岁　出版及译著《中医基石》《解剖生理与病理》。其后三四年中陆续出版系列化《农村医疗丛书》——《传染病提要》《钩虫病》《疟疾与痢疾》《伤寒与副伤寒》《肺炎》《麻疹》《霍乱》《医学问答汇编》等。

1952 年　56 岁　出版《古方临床之运用》《临证实用方剂》和译著《动植物民间药》。

1953 年　57 岁　1 月，出版《现代实用中药》，被誉为"科学化的《本草纲目》"。

1954 年　58 岁　出版《中西病名对照表》《近世妇科国药处方集》。

筹建江苏省中医院，为该院第一任院长，兼江苏省中医进修学校副校长。

自是年始，当选为 1、2、3、4 届江苏省政协委员，3、4 届全国政协委员，其后多次列席全国人民代表大会会议。

1955 年　59 岁　翻译出版日本汉方医学讲座教科书《中医诊疗》；7 月，《临证实用方剂》第 9 次印行。

受聘为中国科学院生物学地学部委员（即院士），江苏省科学技术协会副主席。出席全国科学规划会议。

1956 年　60 岁　出版《实用经效单方》新 1 版。

出任江苏省卫生厅副厅长，兼江苏省中医学校（南京中医学院的前身）副校长。

1957 年　61 岁　出版《江苏中药名实考》。兼任江苏省中医研究所所长，中国医学科学院江苏分院副院长。

1958 年　62 岁　加入中国农工民主党，后出任中国农工民主党江苏省委副主任委员。

1959 年　63 岁　兼任江苏省血吸虫病防治研究委员会副主

任。迁居南京高楼门 79 号。

1960 年　64 岁　2 月，出版《本草推陈》。

1963 年　67 岁　4 月，出版《本草推陈续编》。

受聘为卫生部医学科学委员会血吸虫病专题委员会委员。

1968 年　72 岁　先后去江苏省金坛县农村和位于句容县桥头镇的江苏省"五七"干校接受"斗批改"。

1970 年　74 岁　6 月，作为下放干部，携妻李志英再赴江苏省"五七"干校，在校部中心医务室工作，并担任该干校制药厂的技术顾问。

迁居高楼门 26-1 号。

1971 年　75 岁　7 月，《临证实用方剂》由香港艺美图书公司出翻印本。

1972 年　76 岁　4 月，《中西病名对照表》由香港艺美图书公司再版。

1973 年　77 岁　8 月，出任南京药学院（后改名中国药科大学）副院长、一级教授，院学术委员会副主任。

1978 年　82 岁　商务印书馆香港分馆翻印《食物中药与便方》。被香港文汇报誉为"值得家备一册的好书"。

自 1978 年始，当选为 5、6、7 届全国政协常务委员。

1979 年　83 岁　7 月，《近世妇科国药处方集》由香港大光出版社再版。

当选为中国农工民主党中央委员会副主席。

1980 年　84 岁　出版《食物中药与便方》增订本；编撰《临床经验医案》、《古方今用》、《续本草推陈》（三、四、五辑）等，存遗稿。

加入中国共产党。

4月，出席中国科学院学部委员会议。

1981年　85岁　受聘为中央卫生部医学科学委员会委员。

1982年　86岁　迁居南京市汉口西路200号。

1984年　88岁　6月，受中国药学会聘为该会第17届名誉顾问；9月，受中国科学技术咨询服务中心聘为花粉讲习班顾问兼教授；10月，受《中医药研究》杂志社聘为该社顾问。

因"担任第十六届理事会理事期间对学会工作做出贡献"而受到中国药学会表彰；因"担任本会第十届理事会理事期间对学会工作做出贡献"而受到中华医学会表彰；因"长期从事科普创作活动，为繁荣科普创作事业辛勤劳动，成绩显著"而受到江苏省科普创作协会第2次代表大会表彰。

1985年　89岁　1月，受北京第六制药厂、北京龙华保健营养剂厂聘为技术顾问；5月，受光明日报社、国家医药管理总局之聘，担任光明中药函授学院名誉院长；同月受聘为中国科协咨询部花粉开发中心总顾问；6月，受中国民间中医药研究开发协会聘为名誉顾问；8月，受江苏省卫生厅、江苏省老龄问题委员会之聘，担任江苏省老年医学研究中心技术顾问。

因"担任本会第二届委员会副主席期间对科协工作做出贡献"，而受到江苏省科学技术协会表彰。

1986年　90岁　受杭州保灵有限公司聘为杭州花粉应用研究所名誉所长。

因"多年来从事编委工作中做出了贡献"而被

《江苏中医》编辑部授予荣誉证书；因"担任本会第四届理事会副理事长期间对学会工作做出贡献"而受到中国药学会南京分会表彰。

1987 年　91 岁　受聘为中国医药科技出版社名誉社长。

《食物中药与便方》开始被译为日文，其书名定为《医食同源の处方笺》。在"株式会社中国汉方"出版社前社长犀川龙先生主持下，由日本"株式会社 中国汉方"出版社出版发行。于 1997 年 4 月 15 日，初版第 1 次印刷。介绍本书是中医本草学的泰斗集 60 年的经验，以现代医学科学的实例编著的原著的初版译本，书中从便、验、廉的宗旨出发，选择了食用药品 340 种，日常处方 900 条。监修者、补译者为日本国立富山医科药科大学和汉药研究所所长难波恒雄教授。由日本汉方医学大家、医学博士、文学博士矢数道明先生为本书的日文版作序，并推荐说：当然，要向日本汉方医学界，而且更要向国际汉方医学爱好者大力推荐这本领先于时代的汉方医学的精华——《医食同源の处方笺》。

6 月，受中国社会福利有奖募捐委员会聘为该会名誉委员；10 月，受《健康报》之聘，为该刊振兴中医刊授学院顾问。

11 月，出席中国科学院生物学部第 2 次学部委员会议。

1988 年　92 岁　出版《本草钩沉》，被誉为"现代版之《本草纲目拾遗》"。

9 月，受中国中医研究院院长陈绍武之聘，担任该院图书馆名誉顾问。

11 月 27 日，受聘为日本东亚医学协会名誉顾问。

因"担任本会第十七届名誉顾问期间，对学会工作做出了贡献"，而被中国药学会授予荣誉证书。

1989 年　7 月 7 日病故于南京，享年九十有三。

附

录

怀念情意　铭记故友
钱信忠
（中华人民共和国卫生部前部长）

　　中国科学院学部委员、中医药学大师叶橘泉，离开我们已有两年了。我和医药卫生界同道、他的学生和患者，深切怀念这位学识渊博，治学严谨，热情诚恳，对病人极端负责的我国杰出的一代名医。

　　叶先生是一位值得敬重、值得推崇的伟大学者，他是我国传统医学发展历史长河中医德高尚、医术精湛、襟怀坦白、团结友爱的著名中医之杰出代表。

　　30 年代，叶先生就提出整理中国医药学须设立医院，治疗注重实践和总结经验，主张中西医结合，运用近代科学整理祖国医学文献。50 年代中期，叶先生担任江苏省卫生厅副厅长，中国医学科学院江苏分院副院长，领导医药卫生工作，卓有成效。当时我在卫生部主持工作，与他的接触，交往较多。对他的了解也越来越深。

为了振兴中医药学，叶先生一生呕心沥血，从自身七十多年的实践中悟出一个道理：中医药学的发展必须像其他一切科学一样，依靠现代科学技术。他发展中医药学的真知灼见，早年虽还未被所有的同道理解和接受，但多数人理解他、支持他。他发表学术论著不下 500 万字，表达了他发展中医药学事业的赤诚之心。

叶先生不但善于继承，而且善于发扬。他对祖国中医药学的发展起到了承上启下、继往开来的作用。他超越了中医"只可意会不可言传"的旧观念，代之以"既能意会又能言传"的新观念。他非常重视参加医疗实践，在实践中不断总结新的经验并著书立说，给后人留下了宝贵的医学财富。

叶先生力主同行相亲、博采众长、互相交流、互相促进。他不仅深入乡间，广集民间医疗经验，即使是自己的学生中间有疗效高的经验疗法，他也不耻下问、不拘形式地收集，通过自己的实践总结提高。为借他山之石，他在西医界也结识了许多知心朋友，以取长补短、互通有无，收中、西医之精华。

叶先生深知个人的作用是有限的。1954 年受命筹建江苏省中医院时，他广招贤达，任人唯贤，秉公办事，不谋私利，两袖清风，一身正气。

叶先生从事中医药学的教学、医疗、科研工作七十余年，融身于祖国的中医药学事业之中。他认为医药一家，不可分割，也无法分割，既不可有医无药，也不可有药无医。他提倡中医必须纠正只搞医不问药的偏向，研究中药、掌握中药并身体而力行之。他不仅撰写了大量中医临床诊疗的著作，而且出版了多部中药专著，藉以唤起中医界人士对中药的重视。他站得高、看得远，一针见血地指出了问题之所在及今后的努力方向。

叶先生在长期的医疗实践中，勤求古训，博览群书，广采众方，遵古而不泥古，带着实际问题，怀着科学态度，不断钻研，在中医药事业中建立了不朽的丰碑。叶橘泉先生是一位集精、诚于一身的医家典范，堪称医药学界的楷模。

我非常佩服叶先生，这不只是因为叶先生是我多年合作共事的同志和挚友，更因为他确是我所敬重的著名学者。他不但以精湛的医术，更以高尚的医德、正道直行的人格赢得了广大患者的赞誉和社会的普遍尊重。他不仅给我们留下了28种著作，丰富了我国的中医药学宝库，而且以他无私的奉献，给我们留下了宝贵的精神财富。这一财富对于今天坚持社会主义道路、坚持改革开放的中国人民，对于正在成长的广大青少年尤为重要。

我想，他的学生、患者、朋友、包括我对叶老深感怀念之情，怀念这位爱国的中医药大师，我愿借此写点怀念情意，以此来铭记故友。

1991 年 6 月

（本文系中华人民共和国卫生部前部长钱信忠为《中医药大师叶橘泉传》所作序文）

缅怀叶橘泉同志

盛立

（原江苏省卫生厅厅长、江苏省医学会名誉会长）

1989 年 7 月 7 日，叶橘泉同志与世长辞。噩耗传来，熟悉和了解他的同志无不深感痛惜。

叶橘泉同志是我国中医药界的一代宗师。他为继承、发展和振兴祖国中医药事业奋斗了一生，作出了卓著的贡献他的逝世，是中医药事业的一个重大损失。

记得桔泉同志在花甲之年出任了江苏省卫生厅副厅长，在那段日子里，作为正副厅长，我们有机会朝夕相处，共商我省卫生工作的方针大计。我们相互支持、相互切磋，桔泉同志勤恳工作，见地精到，给我留下了深刻的印象。数十年过去，弹指一挥间，往事仍历历在目，难以忘怀。

桔泉同志出身农村，长在贫苦农家。长期的生活磨难，使他深切体会到广大农民的贫病之苦。新中国成立后，桔泉同志以极大的热情积极投入医药学的研究和临床工作中去。他对人民卫生工作面向工农兵、中西医结合、把医疗卫生工作的重点放到农村去的各项方针政策，都是坚决拥护、积极支持，并用自已的实际行动认真加以贯彻。每当他给农民治病时，都坚持开最精炼、最经济、最有效的"小处方"。为了早日建成中医药的临床、实验基地，他奔走呼吁，作了不懈的努力。1954 年我省第一所中医院——江苏省中医院在南京成立时，桔泉同志为多年夙愿的实现而无比欣慰、无限喜悦。"文革"期间，我们都遭受到同样的命运，但桔泉同志身处逆境，仍念念不忘挖掘祖国医药宝库的丰富遗产。他亲手培育了许多珍贵的中草药苗，观其成长，探其药性，孜孜不倦，令人敬佩。

桔泉同志一贯重视中医药的科学研究工作。在旧中国歧视和取消中医的情况下，他积极主张开展中医药的科学研究，并率先在上海发表了研究成果《合理的民间单方一百则》。30年代，他就正式发表了《整理中国医药须设医院实验说》一文，受到国内外医药界的高度重视和称赞。同年，在章太炎先生的热情支持下，他在苏州参与创办了国医研究院，并任药物学和方剂学教授。他还力主中医药各家互相流取长补短，以促进祖国医药学的发展。1933年，他又创办了"单方实验研究社"。此外，他还主张开展国际间学术交流，以促进中医药推陈出新。1936年，叶橘泉的《近世内科国药处方集》第一集出版传到日本后，被日本汉方医药界老前辈大塚敬节博士誉为"划时代的佳作"。他还一贯注视着日本汉方医药界的研究动向和方法，并及时地将其引入中国。早在1939年，他翻译出版了《动植物民间药》《腹诊考》《方证论》等日本医药名著。桔泉同志在本世纪初期的这些思想、主张和实践，实在难能可贵。这对继承和发展祖国传统医药学，推动中医药学的发展产生了很大的影响。建国后，他认真学习毛主席的《矛盾论》与《实践论》，结合自己多年的实践经验，运用毛主席的哲学思想，遵循实事求是的科学态度，提出重实效、戒空论的主张。他积极倡导中西医结合，倡导祖国的传统医学与现代科学论证相结合，并身体力行，用科学的态度和方法对祖国的传统医药学进行整理和提高。他坚信在百花齐放、百家争鸣的方针指引下，祖国的传统医药学一定会得到弘扬和发展。

祖国的中医药学有着几千年的历史，经典古籍浩如烟海，但其文字古奥，难于推广。于是他博览群书，考证文献，揣摩得失，潜心研究，结合数十年的临床经验和科研成果，辛勤笔耕，力求创新，撰写了大量中医药学专著。先后出版了医药著作 28 种 36 册计 500 多万字。即使到了 90 高龄还坚持著书立说，为发展中医药事业做出了贡献。他不仅重视科学研究，而且重视科学的普及。他认为如果科研成果不能被群众掌握，为人民的健康服务，那就失去了应有的意义。所以，他十分重视科普创作工作，带头撰写了大量科普性读物，受到了江苏省科普创作协会的表彰。与此同时，还翻译大量的医药著作，扩大了中医药在世界上的影响，促进了中医药研究的国际交流与合作。

桔泉同志的医德人品，堪称楷模。他品德高尚、光明磊落、谦虚谨慎、严己宽人、作风俭朴、事业心强、群众观点好。从医执教七十余年，桃李遍天下，且大都成为我国在医药界的栋梁之材。他把出版著作的稿酬几乎全部捐献给了医药研究机构。他还把自己三百多平方米的私房捐给了政府。他担任很多社会工作，但不因工作繁忙仅挂虚名，而是脚踏实地努力工作，以求最佳效果，因此多次受到省医学会、科协、中国药学会等学术团体的表彰。

桔泉同志的一生是为医药事业忠诚奋斗的一生。他无私地把自己全部的知识和毕生的精力奉献给了祖国的医药学事业，鞠躬尽瘁，死而后已。

桔泉同志离我们而去已有两年了，但他的音容笑貌、高尚医德和优良作风，将长留在人们的心中。

两度周年忆叶公

干祖望

（南京中医药大学附属医院教授、主任医师）

《寒笳集》："人不难相爱，难于相知。"弘一大师此语，恰似为叶公与我而言。神交、识荆、共事历48年。这漫长的岁月间，我们一直保持着倾心置腹无话不谈的真诚友谊，也是在"友如作画须求淡，山似论文不喜平"中度过的。"友"，虽然接触频繁，而且一个时期里朝夕相处，但的确是"君子之交淡若水"。"淡"到怎样地步？两人从来也没有送过除书籍以外的一点点礼物。谁也没有请过一次客，几次碰杯斗筷都是以宾身份在东道主的盛筵上。叶公文章多，我也不示弱，但从来没有过我抬举你、你吹嘘我以博得微妙的资本。

1933年春，我师满悬壶，适值摧残中医之年月。病假，中医无权给；诊断书，中医不能开；医疗事故及法律纠纷中医无置喙之地……怀着一团高兴的小伙子，方才入门而受浇冷水。因之迷惑、彷徨、踟蹰、懊丧……的情绪，终朝困绕着我。引以为万幸者，有一个清醒的想法在脑海里蟠踞着重要的位置：除非甘作逃兵，否则只有冲杀突围。但如何突围？心中无数。

参加了"陆渊雷遥从弟子班"后，在朦胧中发现了一线曙光。1938年避难寓居于孤岛上海天潼路，终日无所事事，乃借书店作消磨时光之地，那时秦伯未经营的山东路上海中医书局为我最多去之所。从此一个乡村中医，大开眼界。叶公的《近世内科国药处方集》《临证实用药物学》等，都是先读后买而至结缘难解。只要一读 1947 年第 21、22 期《中医药周刊》拙著《如何挽救中医外科药之没落》一文，就可证实其受叶公影响之深了。在崇拜之下，力求叶公地址以通函，惜乎遍访不得。

1945 年上海龙文书店出版许尚文辑著《当代医家传略》，叶公与我之名，并列其中，但叶公无住址。介绍叶公史略谓：

叶橘泉，吴兴双林人，致力中西医学研究者，垂二十余年。所著《近世内科国药处方集》，即为其代表作。近年主持苏州国医院，历愈重症危候，其学验并富可知矣。

（按）叶氏淡于名利，无时下习。编者去函征求小传辞谢者再，可知其雅怀高洁。兹悉叶氏已函致其挚友钱今阳道长，为撰小史，再版时当可加入。

当此之时，群医挣扎，求"名"即是求"生存"，而叶公高风朗节，在我心目中深深铭刻到今天。

1941 年在钱兄今阳处获悉"存济医庐"。斯年也，公年45，我与钱氏同庚 30。我即执弟子礼以邮叩程门，公以同道谊而即还书驿。从此又一部曹仁伯《琉球百问》在我们鱼雁往来中"写成"。

1956 年叶公以副厅长身份将一个缘无一面、素昧生平、心通灵犀于文字的小人物，从遥远的地方，调来南京。我也认为此举乃执政者"任人唯贤"的天职所在，何"恩"之有！唯有努力工作，就是最好的酬答，所以连口头上也没有表示过"栽培"的谢意。

共寓金陵，朝夕相处，常常议古评今、涉夷及夏、谈文论史、说药言医而不知斗转星移。"文革"时更达到了顶峰。

为什么？美·克罗韦尔早就作出了答案，是"友谊之光，如同萤火，周围越黑，显得越亮"。

叶公与我倾心置腹无话不谈的真情纯谊，是经历了漫长时日考验的，绝非"倾盖如故"，这也是缔成金兰刎颈之交的又一个重要因素。正符合于美国本杰明·富兰克林一句"选择朋友要慢"的名言。

"寒柏交情老更坚"的挚友叶公永别，屈指将近两年，这700天中，我一直终朝惶惶然若有所失。失什么？自己也说不出来。不过的确失去了一位学说上同道、工作上同志、语言上同调、品格上同辙的知心人。

值斯两度周年之际，屡拟执笔抒情来写些纪念文章，但终以难于滴墨挥毫，因之也多次展楮而掩卷。歌功颂德吗？我终生鲠介，不会这一套，叶公地下有知也不会接受；言事业成就吗？早已誉满国内外，再加桂冠是绝对的多余；论高风高节吗？也是松柏独秀，金石弥坚，有口皆碑。唯有梳查处世之道，则缺点殊多，最突出之处是没有"识时务者为俊杰"的聪明智慧。

虽谓爱之深则责之严，但身后指短，毕竟一般朋友间所罕见。不过君尚有幸，还有人来找你缺点。而我则后顾茫茫，纵有许多缺点，有谁来找！因之在这里借哭君之泪，一涤我内心的创伤。我也虚度八十寒暑，到今天方才体味到钟子期谢世，伯牙毁琴绝弦心头是什么样的滋味！

1991年6月于白下

悼叶橘泉医师

谢永光

（香港中国针灸协会会长、联合国针灸学会顾问）

今年 5 月初，笔者陪同台湾陈绁艺兄访问南京，2 日上午顺便探望老友叶橘泉先生，在叶老家中，大家为两岸中医同道能够聚首一堂而特别感到高兴。返回香港之后，还收到叶老寄来题赠绁艺兄的墨宝一帧，随即转寄绁艺兄。讵料不旋踵间即接到来自南京的讣报，惊悉叶老已于 7 月 7 日上午 11 时 10 分因病不治去世，享年 93 岁。叶老已届高龄，随时驾鹤西去，已属意料中事。但骤失良朋，不无苍凉、落寞之感！

认识叶橘泉兄已近 40 年，早年香港医界经常与叶老鱼书往还的共有 3 人，除了笔者之外，还有庄兆祥、张公让二兄。庄、张二人已于 80 年代初期作古，能与叶老会面只有笔者一人。笔者第一次与叶老晤面是于 70 年代末期，那时候叶老出任南京药学院副院长，笔者抵达南京之日他去了外地开会，获悉之后立即赶来相见。第 2 次访南京时他派出女婿马永华医师来接。叶老其时已八十多岁，早已谢绝应酬，甚少外出活动，和我见面时大感高兴，嘱马永华医师设法找一部车子，载大家到外边饭店晚膳。频说“难得啊！难得啊！”喜悦之情，溢于言表。那天晚上大家畅谈了三个多钟头才各自赋归，这件事实在使我毕生难忘！

叶老是中国中医药界的一代宗师，为继承、发展和振兴中医药事业奋斗一生，作出了卓越的贡献。叶老于 1896 年

8月28日出生于浙江省吴兴县的一个农民家庭，年轻时代随名医研修中医，勤奋好学，深得三代祖传名医张克明的赞赏。1917年秋叶老开始独立悬壶，以精湛的医道，闻名乡里。在旧中国歧视和蓄意取消中医的情况下，他积极主张开展中医药的科学研究，并率先在上海发表了研究成果《合理的民间单方一百则》。同时还提出了"整理中国医药必须开设医院，进行科学实验"的主张。30年代就正式发表了《整理中国医药须设医院实验说》一文，受到国内外医药界的高度重视和称赞，日本著名汉医学家大塚敬节撰文予以推崇。在章太炎先生的热情支持下，叶老在苏州参与创办了"国医研究院"，并任药物学和方剂学教授。叶老还极力主张中医药各家之间互相交流，取长补短，以促进中医药学的发展。1933年，他创办"单方实验研究社"，编辑经验单方，征集临床实验的疗效，互相交流。同时还主张开展国际间学术交流，以促进中医药推陈出新。1936年，叶老的《近世内科国药处方集》第一集出版传到日本后，被日本汉医学家大塚敬节先生誉为"划时代的佳作"。1939年间，叶老翻译出版了《动植物民间药》、《腹诊考》和《方证论》等日本医药名著，对促进中日两国医学交流起到一定作用。叶老在20世纪初期具有这样思想、主张和实践，确属难能可贵，对继承和发展我国传统医药学，推动中医药学的发展，产生了很大的影响。

中共建政后，50年代初期，叶橘泉先生在苏州联合志同道合的朋友创办"农村医疗进修社"，编印农村医学小丛书和教科书，普及医疗卫生知识，培养了大批医药人材。1954年叶老调南京出任江苏省中医院院长，兼任江苏省中医学校副校长（校长是承淡安先生），一年后调任江苏省卫生厅副厅长。从 1955 年起，他先后担任中国科学院学部委员（此职称相当于院士，在中国科学院 400 名学部委员中，仅得两位中医学者榜上有名，除叶老之外，另一位是已故针灸学家承淡安先生）江苏省中医研究所所长等职，这是叶老一生事业的巅峰时期。

"文革"期间，知识分子受尽凌辱，叶老被打入牛棚，下放干校制药厂，身处逆境。几十年来积累的书稿、笔记、资料及珍贵藏书，都因被抄家而致荡然无存。叶老在这样恶劣的环境下，仍然坚持写作，25 万字的《食物中药与便方就是在这种艰难困苦情况下写成。这本书特别受到读者欢迎，被称为"家庭必备"书，几经再版，仍然供不应求。此书在我国香港、台湾也有翻版。

从 1973 年起，叶老复出任南京药学院（现改名为中国药科大学）副院长，还担任了社会上许多学术组织的重要职务。在此期间，他曾多次向有关方面建议，要重视发展中药，集中力量研究中药，改进中药制剂，开发药材资源。在他的努力下，沉睡了数千年的罗布麻、刺五加、花粉等资源得到了充分有效的利用。

叶老在七十多年的医药生涯中，不仅为成千上万的病人解除过痛苦，向众多的学生传授过医术，还先后出版医药著作 28 种，共 36 册，发表科学论文和科学普及文章数百篇，五百余万字。近几年来，他编写了《临床经验回忆录》，《古方今用》，《本草推陈》第三、四、五、六辑，《腹诊与腹证》，《方剂辨证与临床》，《本草钩沉》等。他在九十多岁的高龄还坚持著书立说，直至病重住院期间还反复提出"应加强中医药学的研究，要增进与台湾和国际中医药界之间的学术交流"。他无私地把自己全部的知识和毕生精力奉献给了中国的传统医药事业，鞠躬尽瘁，死而后已。

叶老的医德人品，堪称楷模。他思想高尚，光明磊落，襟怀坦白，严于律己，作风俭朴。叶老出身贫苦，幼年上私塾时因无钱购买纸墨，常用毛笔蘸着清水在方砖上练字。后来在中医药界有了名气，仍然戒奢从俭，衣食不求肥甘、不务华美。他把出版著作的稿酬几乎全部捐献给了医药研究机构，还把自己的三百多平方米私有房产捐给了政府。就在他逝世前几个月，还把新出版的一部专著的稿酬捐给了药科大学。他一生勤勤恳恳地工作，从不计较个人名利得失，充分现了中国知识分子的高贵情操和典型的学者风范。叶老哲嗣加南先生继承父业，在日本富山医科药科大学攻读博士学位，克绍箕裘。女婿马永华博士现任南京中医学院科学研究部部长、江苏省中药研究会理事、日本富山医科药科大学和汉药研究所客座研究员等职，堪称一门俊彦。

叶老的一生，是光辉的一生，是为医药事业忠诚奋斗的一生。他的逝世使我们失去了一位为中医药事业辛勤耕耘了七十多年的老朋友，失去了一位德高望重的老前辈和老师长，这是我国中医药界的重大损失。叶老虽然离开我们而去，但他那种孜孜不倦、锲而不舍的治学精神、高尚的医德和人品，永远可以作为我们的榜样，永远活在我们心中。

叶橘泉老先生永垂不朽！

1989 年 8 月 19 日写于香港

悼南京国医前辈叶橘泉教授

陈绌艺

（世界自然疗法学会总会会长、台湾自然疗法学会
理事长）

中国科学院学部委员、南京药学院副院长叶橘泉教授，不幸于本年 7 月 7 日上午 11 时 10 分，在南京逝世，享年 93 岁。

先生为我国硕果仅存之著名老中医，著述宏富，驰誉国际。即在台湾年轻一代中医，亦莫不知其大名，敬慕有自。今年 5 月，余在南京，曾专诚拜谒，蒙其热情接待，并惠赠最新出版之巨著《本草钩沉》一册。辞别后，又托香港谢永光会长，将其亲书题词"以自然之道养自然之生（集欧阳句）"为赠，已在本刊本年 6 月第 68、69 期封面里页刊出。早在去年 6 月，本刊第一次大陆行专辑，曾转载先生大作《论中西医结合》一文，藉垂楷模。蒙其不弃，又亲撰《应当重视中医方证学的研究》一文投寄，当即发表于本刊第六十五期（1988 年 10 月）。不但篇幅增光，且为两岸学术交流作出贡献。

先生仙逝之日，南京方面有讣闻寄来，日本中国医药学研究会会长大草敏郎先生，亦驰函告知。奈海天遥阻，消息到时，均已过大殓之期，不及致奠。嗣永光兄亦有信来，谓先生晚年惟一希望，能在生前亲与台湾同道把晤交流，而余幸在其仙逝前两个月，偿其夙愿，实属有缘。呜呼！先生地下有知，果能无憾乎？谨赋芜词，以当吊唁，伏维冥鉴！

376

曾从鲁殿接灵光，一沐慈晖永不忘！
翰墨有缘留典范，文章无价惜芬芬。
钩沉本草平生志，企望河清落日长！
此去九原应弗憾，交流两岸愿终偿。

1989 年于台湾

忆叶橘泉先生

日本　矢数道明

（医学博士　文学博士）

（日本东亚医学协会理事长

世界卫生组织日本传统医学研究中心主任）

　　49 年前，也就是昭和 15 年 11 月 15 日发行的东亚医学协会杂志《东亚医学》里记载有"新机构一览表"，这是当时我制作的协会的新蓝图。在表的左上侧记载有海外学术的交流机构和代表的姓名，其中在中国一栏里记载有苏州国医医院叶橘泉、北京国医砥柱社杨医亚、新京（现为长春）……张继有三位先生，这是非常值得怀念的 49 年前的三位海外的同道和朋友。

　　1949 年，新中国成立后的首届全国中医学会的名单里，我又找到了三位先生的名字，知道三位先生都健在，并都担任了理事的要职。从那以后随着时代的飞逝，又有了许多的变化。1973 年，叶橘泉先生担任了南京药学院的副院长，后来南京药学院升格为中国药科大学。

　　在此之前，叶先生还曾担任过江苏省卫生厅副厅长，他在担任该职时曾来函邀请日本汉医医师团访问中国。但因种种原因未能成行。

　　杨医亚先生当时在北京发行中医学杂志《国医砥柱》，并曾与我们的《东亚医学》进行交换，互相就汉方的问题进行学术交流。杨先生现任河北省中医学院教授，他是《伤寒论》研究的权威，曾主编过各种中医书籍。

张继有先生长期担任吉林省中医药研究院院长，4年前担任了该院的名誉院长，直到现在还在做研究和指导工作。

当时这三位先生作为东亚医学协会的理事，最早是和大塚敬节先生进行学术交流的，其后又与清水藤太郎、龙野一雄、和田正系、木村雄四郎先生以及我进行学术交流。我先后得到叶先生的著作二十多册，寄来的信件约有几尺厚。我也先后将自己的全部著作寄给了叶先生。49年前，在辽阔的中国作为同道和同志的只有这三位先生。

……

1986年11月上旬，我作为日方代表团团长赴北京参加了中日友好医院主持的首次中日中医学学术讨论会。回国前，我去南京拜望了中国三位老朋友中最老、交流也最密切的叶橘泉先生。

11月6日，我们住在南京一流的金陵饭店……下午4时，到达了南京药科大学，由副校长安登魁教授接待。在会客室稍事休息后，我渴望见到的叶橘泉先生在家属等亲人的簇拥下来到了。我立即起立，趋步向前迎接叶先生，握手拥抱。当时的场面异常感人：50年来愿望终于实现了。接着互相赠送礼品。叶先生展开纪念物，我看到的是一幅精美的中国手工艺品——彩色双面刺绣，两只仙鹤高高站立在松柏之中。而我带来的一只景泰蓝匾额上，恰恰也腾飞着两只白色的仙鹤。不约而同，肝胆相照，大家鼓掌欢呼，经久不息。报社记者的照相机频频闪光。

这天会面的情形，《新华日报》《扬子晚报》《中国药科大学报》都有报道。

次日，叶先生到火车站为我送行。由于火车晚点1小时，我们坐在软席候车室，叶先生就中医药学的现状，日中交流的展望等方面畅谈着自己深思熟虑的独到见解，我们毫无拘束地进行了交流，然后在欢笑声中握手告别。

那时，叶先生 91 岁，笔者 81 岁，这是我一生中印象最深的一天。

去年 10 月 27 日在日本东京召开了东亚医学协会创立 50 周年纪念大会。在大会上向中国代表颁赠了聘请叶橘泉先生为协会名誉顾问的推戴状。叶先生坚持中日汉方医学交流长达 50 年之久，他是具有非凡功绩的。

今接到先生仙逝的消息，我们谨表深切的哀悼并祈祷冥福。

1989 年 7 月 15 日

（节译自日本《汉方的临床》杂志）

怀念叶橘泉先生

难波恒雄

（日本国立富山医科药科大学和汉药研究所所长、
教授）

1989 年 7 月 7 日傍晚时分，面色发青的大学院生叶加南君急步来到教授室，告诉我说："据南京来的电话说，父亲今日 11 时 10 分病逝了。"叶橘泉先生 1896 年 8 月 28 日出生于浙江省吴兴县，享年 93 岁，虽顺天命，但是，如果再有一年，加南君顺利获得博士学位回国之时还健在，该有多好，实在是深感遗憾

1988 年 11 月，我访问南京时，先生正在住院治疗之中，未能会面。1987 年 8 月在南京丁山宾馆与叶先生一家人共进午餐，竟是和先生的最后一次见面。

叶先生的阅历与为人，在《中药通报杂志》的"药学人物像"栏目中有详细的介绍。很久之前，叶先生就和当时在日本推进汉方医学复兴运动、为日本汉方界所瞩目的先生们结下了深厚的友谊，并且极力提倡日中汉方医药学界进行学术交流。我第一次知道叶橘泉先生是在我进入大阪大学研究生院时，即真正开始汉药研究工作的 1959 年前后。当时要得到中国的书刊是不容易的，我从大阪的大安书店买到了《合理的民间单方》。此书是叶先生的处女作，出版于 1935 年，当然，我买到的是战后再版的。

1963 年，对我来说是幸运之年：我结了婚，进行了最初的海外学术调查，中国多位先生给我寄来了索取文献的信

函，我的汉药研究工作真正起步了。这一年，也是现在我正在工作的富山医科药科大学和汉药研究所的前身——富山大学药学部和汉药研究所的起步之年。就是在这年初，我收到了叶先生的来信。从那时起，我和叶先生的书信往来，除了"文革"期间，一直没有间断过。虽然那时信件的内容如今记不真切了，但还记得信中提出过"请交换您发表的旋覆花、胡黄连、附子等论文的单行本"等。

到了1966年，我们间的书信往来完全断绝了。此后不久，得知是"文革"之故。13年以后，突然间收到了叶先生寄来的信件与书籍。其时粉碎了"四人帮"，"文革"风暴平静下来了。在那13个年头里，与日本有学术往来的先生们，想必是会遇到麻烦的。

1980年，我初次访问中国时，拜会了当时任南京药学院（现中国药科大学）副院长的叶先生。从1963年开始通信以来，经17年之久，才有幸会见了叶先生。当时，叶先生虽已84岁高龄，却亲自陪同我们参观了郊区的药用植物园，令人感激之至。他那魁梧的身材遗传给了他的子女，他的温和面貌、伟人风采，却使我们感到他是我们大家的一位了不起的父亲。记得先生的苏州口音，连北京带来的翻译也难听懂，只好由其子叶加南君作二重翻译，真不容易呀！我的印象里，当时谈起"文革"中的事情，他只淡然一笑，没有正面作答，只是说，藏书几乎散失完了。我从先生那里得到的中草药书籍，至今一直作为珍品保存着。

1980年，对我来说是加强与中国交流的转机之年。感谢中国的青年学子对我的信任，我决心担当起教育者的责任。从那时起，到我研究室来的留学生、客座研究员的人数逐年增加。现在，我带过的中国研究者已有12名。取得博士学位的有马永华、舒跃中、蔡少青、王璇、王本祥、叶加南、车庆明、黄圣伦等8名。其中马永华氏是叶橘泉先生的女婿，现在南京中医学院担任教授。叶先生的儿子叶加南君是1990年9月取得博士学位的。再者，由于叶先生的缘分，中国药科大学徐国钧教授的生药学教研室和我的资源开发部门之间，缔结了合作研究的姐妹研究室协定，今后这一合作关系将继续下去。

叶橘泉先生实践了古人的遗训"无论怎样有名的名医，如果不能判定药物的真伪，即使开出正确的处方，也不能取得理想的疗效"，立志于进行药物、方剂以及临床药效统计的研究。著有《近世内科国药处方集》《现代实用中药》《临床实用药物学》《近世妇科国药处方集》《古方临床之应用》《临床实用方剂学》《本草推陈》等著作，到今日为止，已出版的著作达28种36册。近年来，从药食同源的观点出发，出版了《食物中药与便方》第3次增订本（1980年出版）。我接受了"中国汉方出版社"犀川龙社长的委托，担任了其日语翻译本《医食同源の处方笺》的监修，虽然从数年前就进行译文的修改，但是，没有看到出版，先生就与我们永别了，我深感对不起他老人家。几年前，先生集江南等地民间流传的药物之大成，亲自执笔著了《本草钩沉》上、中、下三卷，1989年出版了上卷。我作为晚辈受叶先生委托为是书作序。幸运的是叶橘泉先生生前亲眼看到了该书的出版。中卷的原稿也已完成，近期内也将出版。

叶先生不仅在治学方面，而且在教育、行政方面的成就也很卓著。他担任过许多重要职务。因此，先生逝世时，中国重要报纸《人民日报》及《新华日报》等发表了追悼纪念文章。继承、发展叶先生的学问与事业，我认为，这是我们后辈对先生给我们厚爱的最好报答。我还想进一步综合编辑先生的著作，出版《叶橘泉先生中医药全集》。这个计划已对马永华教授、叶加南博士谈了，可望在近期实现。

　　叶橘泉先生离开我们已经两年了。有志之士为纪念叶先生一生的光辉业绩，撰写了这本传记。我敬作此回忆录，以祈祷冥福。

1991 年 8 月于日本富山